Christopher Bollas
Genese der Persönlichkeit

Das Anliegen der Buchreihe Bibliothek der Psychoanalyse besteht darin, ein Forum der Auseinandersetzung zu schaffen, das der Psychoanalyse als Grundlagenwissenschaft, als Human- und Kulturwissenschaft sowie als klinische Theorie und Praxis neue Impulse verleiht. Die verschiedenen Strömungen innerhalb der Psychoanalyse sollen zu Wort kommen, und der kritische Dialog mit den Nachbarwissenschaften soll intensiviert werden. Bislang haben sich folgende Themenschwerpunkte herauskristallisiert: Die Wiederentdeckung lange vergriffener Klassiker der Psychoanalyse – wie beispielsweise der Werke von Otto Fenichel, Karl Abraham, Siegfried Bernfeld, W. R. D. Fairbairn, Sándor Ferenczi und Otto Rank – soll die gemeinsamen Wurzeln der von Zersplitterung bedrohten psychoanalytischen Bewegung stärken. Einen weiteren Baustein psychoanalytischer Identität bildet die Beschäftigung mit dem Werk und der Person Sigmund Freuds und den Diskussionen und Konflikten in der Frühgeschichte der psychoanalytischen Bewegung.

Im Zuge ihrer Etablierung als medizinisch-psychologisches Heilverfahren hat die Psychoanalyse ihre geisteswissenschaftlichen, kulturanalytischen und politischen Bezüge vernachlässigt. Indem der Dialog mit den Nachbarwissenschaften wiederaufgenommen wird, soll das kultur- und gesellschaftskritische Erbe der Psychoanalyse wiederbelebt und weiterentwickelt werden.

Die Psychoanalyse steht in Konkurrenz zu benachbarten Psychotherapieverfahren und der biologisch-naturwissenschaftlichen Psychiatrie. Als das ambitionierteste unter den psychotherapeutischen Verfahren sollte sich die Psychoanalyse der Überprüfung ihrer Verfahrensweisen und ihrer Therapie-Erfolge durch die empirischen Wissenschaften stellen, aber auch eigene Kriterien und Verfahren zur Erfolgskontrolle entwickeln. In diesen Zusammenhang gehört auch die Wiederaufnahme der Diskussion über den besonderen wissenschaftstheoretischen Status der Psychoanalyse.

Hundert Jahre nach ihrer Schöpfung durch Sigmund Freud sieht sich die Psychoanalyse vor neue Herausforderungen gestellt, die sie nur bewältigen kann, wenn sie sich auf ihr kritisches Potenzial besinnt.

Bibliothek der Psychoanalyse
Herausgegeben von Hans-Jürgen Wirth

Christopher Bollas

Genese der Persönlichkeit

Psychoanalyse und Selbsterfahrung

Aus dem Englischen von Brigitte Flickinger

Psychosozial-Verlag

Titel der Originalausgabe:
BEING A CHARACTER:
Psychoanalysis and Self Experience

Bibliografische Information der Deutschen Nationalbibliothek
Die Deutsche Nationalbibliothek verzeichnet diese Publikation
in der Deutschen Nationalbibliografie; detaillierte bibliografische Daten
sind im Internet über http://dnb.d-nb.de abrufbar.

Unveränderte Neuauflage der Ausgabe von 2000 (Stuttgart: Klett-Cotta)
Deutsche Übersetzung von Brigitte Flickinger © Klett-Cotta, Stuttgart 2024
© 2025 Psychosozial-Verlag GmbH & Co. KG
Gesetzlich vertreten durch die persönlich haftende Gesellschaft Wirth GmbH,
Geschäftsführer: Johann Wirth
Walltorstr. 10, 35390 Gießen, Deutschland
06 41-96 99 78 0
info@psychosozial-verlag.de
www.psychosozial-verlag.de

Umschlagabbildung: Odilon Redon, *Beatrice*, 1897
Umschlaggestaltung nach Entwürfen von Hanspeter Ludwig, Wetzlar
Druck und Bindung: Majuskel Medienproduktion GmbH
Elsa-Brandström-Str. 18, 35578 Wetzlar, Deutschland
Printed in Germany

ISBN 978-3-8379-3369-7

Für Mark und Blair

Danksagung

Ken Bruder, Edward Corrigan, Berthe Ficarra, Pearl-Ellen Gordon und Murray Schwartz waren so freundlich, einen früheren Entwurf des ersten Teils dieses Buches zu lesen; ich danke ihnen für ihre Kommentare. Mit zwei Kapiteln aus dem ersten Teil haben sich auch die Teilnehmer des *Santa Barbara Summer Workshop* für Psychoanalyse gründlich auseinandergesetzt; ich darf den Mitgliedern dieser Gruppe unter Leitung von Laurie Ryavec herzlich danken.

Linda Mason, die die vielen Manuskriptfassungen tippte und mir wichtige editorische Ratschläge gab, war mir eine große Hilfe. Ebenso danke ich Alison Wertheimer, deren geschicktes Lektorieren gerade im richtigen Augenblick kam.

Danken möchte ich auch meinem Verleger Arthur Rosenthal: für den uneingeschränkten Enthusiasmus, mit dem er dieses Buch von Anfang bis Ende begleitet hat, sowie für seine klugen und trefflichen Anregungen.

Auch an Suzanne und Sascha: Danke!

Inhalt

Einleitung

Wir alle kennen dieses Innehalten, wenn uns ein bestimmter Duft aus einem fernen Dorf unserer Kindheit anzuwehen scheint und es fast so ist, als könnten wir durch die Vergangenheit hindurch auf den Kern vergangener Selbsterfahrung zurückgreifen und sie berühren. Manchmal hören wir ein Musikstück, das in einer ganz bestimmten Phase unseres Lebens in Mode war, und auch das ruft in uns weniger eine Erinnerung wach als vielmehr einen inneren seelischen Zustand voller Bilder, Gefühle und starker körperlicher Empfindungen. Wir können uns noch so sehr bemühen, jemandem zu erzählen, was in uns vorgeht – „Ach, dieser Duft, solche Blumen standen in unserem Garten, als ich ein Kind war!" –, es wird uns nicht gelingen, die Textur unserer inneren Erfahrung zu vermitteln.

Aber derart intensive, erinnerungsträchtige Augenblicke verraten uns einiges über die Natur der Selbsterfahrung. Denn ohne viel darüber nachzudenken, belegt jeder von uns die Welt mit seiner eigenen Subjektivität, verleiht ein jeder Menschen, Orten, Dingen und Ereignissen eine Art idiomatischer Bedeutung. Indem wir in dieser, unserer Welt leben, schlendern wir zwischen lauter bedeutungsträchtigen Objekten umher, die alle zu den dichten psychischen Texturen beitragen, aus denen unsere Selbsterfahrung besteht. Sehr häufig wählen und gebrauchen wir unsere Objekte unbewußt gerade so, daß solche Prägungen zustande kommen; tatsächlich tun wir das tagtäglich viele Male, wir denken uns gewissermaßen selbst aus, indem wir innere Erfahrungsmomente evozieren. Zugleich aber stoßen uns die Begegnungen mit Menschen, Dingen und Ereignissen unserer Welt einfach zu, und wenn sie das tun, dann sind wir zu anderen, zufälligen Daseinsformen aufgerufen. Deshalb pendeln wir zwischen dem Uns-selbst-Ausdenken – indem wir Objekte wählen, die unsere innere Erfahrung fördern – und unserem Ausgedachtwerden durch unsere Umwelt, die auf der Klaviatur unseres Selbst spielt.

So gesehen, sind also die Objekte unserer Welt potentiell Formen der Veränderung. Wenn wir irgendeine Reihenfolge von Objekten wählen – wenn wir zum Beispiel eine bestimmte Platte anhören, dann mit einer bestimmten Person telefonieren, danach in einem bestimmten Buch lesen –, transformieren wir unsere innere Erfahrung, indem wir neue psychische Texturen mobilisieren, die uns in andere Bereiche potentiellen Seins führen. Indem wir untersuchen, welche strukturelle Wirkung der Einfluß eines Objekts auf das Selbst hat, das heißt, indem wir genauer über die verschiedenen potentiellen Transformationswirkungen eines Objekts nachdenken, können wir unsere Kenntnis vom Wesen des menschlichen Lebens vertiefen. Ich finde es daher erstaunlich, daß die „Objektbeziehungstheorie" der eigentlichen Struktur des Objekts so wenig Aufmerksamkeit widmet und daß sie das Objekt gewöhnlich nur als ein Gefäß für die Projektionen des Individuums ansieht. Gewiß tragen uns die Objekte in sich. Doch paradoxerweise wird die strukturelle Eigenart jedes einzelnen Objekts für uns gerade deshalb noch wichtiger, *weil* die Objekte unsere Projektionen beinhalten, denn wir geben uns einem Gefäß anheim, das uns, wenn wir es neuerlich erleben, je nach seiner natürlichen Integrität weiter prägen wird. Wenn ich zum Beispiel ein Gefühl der Freude, das ich bei meinen Baseballerfolgen als Jugendlicher hatte, mit einem Musikstück verbinde – sagen wir mit Schuberts Symphonie in C-Dur – und wenn in derselben Woche meine Freundin bei mir eine erotische Reaktion hervorruft, die ich auf Salingers Roman *Der Fänger im Roggen* projiziere, dann kann es sein, daß, wenn ich diesen Objekten als Erwachsener begegne, Selbsterfahrungen wachgerufen werden, die sich in den Objekten bewahrt haben; zugleich aber sind die musikalische Erfahrung und der literarische Prozeß unterschiedliche Objekttypen mit jeweils eigenem „Wirkungspotential"; ich werde also, je nachdem, welchem der beiden ich mich zuwende, einer unterschiedlichen subjektiven Transformation ausgesetzt sein, die von der Integrität der Struktur des Objekts abhängt. Meiner Ansicht nach wäre es eine Bereicherung für die Psychoanalyse wie für andere Disziplinen, wenn wir eine Philosophie der Integrität des Objekts entwickelten, die es uns ermöglichte, darüber nachzudenken, welche Formen wir für die psychische Textur des Selbst wählen.

Im ersten Teil meines Buches untersuche ich zunächst, wie wir durch unsere Wahl besonderer Wirkungsobjekte in spezielle seelische Zustände versetzt werden, dann richte ich meine Aufmerksamkeit auf die psychoanalytische Situation, denn gerade hier, in diesem überaus interessanten Raum, den zwei Menschen besetzen, wählt jeder von beiden narrative und mentale Objekte, um beim anderen innere Zustände herbeizuführen. Wenn mir eine Patientin vom Mittagessen mit ihrer Mutter erzählt und die Mahlzeit in allen Einzelheiten beschreibt, dann versetzt mich das in die Erfahrung des Essens, und wenn sie mir danach erzählt, sie habe eine Flugstunde genommen, habe ich ein anderes Bild vor Augen. Ich behaupte in diesem Buch, daß fast alles, was in einer Psychoanalyse hervortritt – wie im Leben selbst –, unbewußt ist. Obgleich der Psychoanalytiker ein Experte für die Dekonstruktion spezieller Symptome ist, für die Übertragung von Darstellungen wie für geistige Prozesse, bleibt er doch letztlich von der inneren Erfahrung des Patienten ausgeschlossen. Das ist für den Therapeuten nichts Neues. Schließlich besagt eine der Freudschen Hauptthesen über das Unbewußte, daß es nur vermittelt zu erkennen ist, und wenn wir seine Theorie über die unbewußten Prozesse auf die Selbsterfahrung ausdehnen, dann heißt das im Grunde, daß auch diese nur bruchstückhaft durch das Bewußtsein des jeweiligen Subjekts erkennbar ist und daher einem anderen noch weniger vermittelt werden kann. Da Analytiker und Patient aber an Aufgaben arbeiten, die vorbewußt bestimmt sind, befassen sie sich mit Abertausenden unbewußten Verständigungsversuchen, die, was beide anerkennen werden, nur zum Teil für den Nutzen, den der Patient aus der Psychoanalyse zieht, entscheidend sind. Mit der Zeit wird die Psychoanalyse von beiden Beteiligten gemeinsam geschaffen, und bei beiden Personen ereignen sich tiefgreifende Veränderungen, auch wenn wir gewöhnlich dem Wandel des Analysanden mehr Aufmerksamkeit schenken als dem des Analytikers. So sollte es zweifellos auch sein. In diesem Buch jedoch werde ich einige Kapitel der Frage widmen, *wie* denn Analytiker und Analysand unbewußt zusammenarbeiten, um neue psychische Strukturen zu entwickeln, die der Patient oder die Patientin dann benutzen können, um ihr Leben grundlegend zu ändern.

Der zweite Teil meines Buches besteht aus einzelnen, voneinander unabhängigen Kapiteln; sie greifen Themen aus dem ersten Teil noch einmal auf und können in beliebiger Reihenfolge gelesen werden. Jeder dieser Essays versucht, eine ganz spezielle Art der Selbsterfahrung zu formulieren, sei es die eigenartige Erfahrung des homosexuellen Cruisers an Orten der Promiskuität, sei es die tragische Verrücktheit der „Cutterin", die sich selbst Verletzungen beibringt, sei es die wahnsinnige Brutalität des faschistischen Bewußtseins oder auch die Selbsterfahrung eines jeden als Teilhaber der eigenen historischen Epoche, was ich hier Generationsbewußtsein nenne. Der Leser wird merken, daß ich hin und wieder aus meiner eigenen Lebensgeschichte und von mir sebst erzähle, um ein bestimmtes Thema zu untersuchen und zu diskutieren. Das mag daran liegen, daß ich in gewissen Augenblicken meine eigene Selbsterfahrung heraufbeschwören mußte, um über ein Thema schreiben zu können, – um gewissermaßen von innen her informiert zu sein, statt am Beispiel eines Patienten über den speziellen Zustand eines Selbst nur nachzudenken. Immerhin empfahl Freud diese Art des psychoanalytischen Schreibens in der *Traumdeutung*, einem Werk, das seine eigenen Träume und die Träume seiner Patienten in einer evolutionären Dialektik verbindet, die sein Theoriengebäude stützt. Ich meine, daß dies für das psychoanalytische Schreiben eine einzigartige literarische Form ist, denn sie ermöglicht es dem Leser, die unbewußte Bewegung, die zur therapeutischen Arbeit eines Psychoanalytikers gehört und die in seine psychoanalytische Theorie einfließt, nachzuvollziehen.

Natürlich wußte Freud, daß er damit einer Interpretation Tür und Tor öffnete, die seine Selbsttäuschungen aufdecken konnte, aber gerade die Entlarvung einer solchen Blindheit ist ein entscheidendes Kennzeichen dieser literarischen Form. Selbstverständlich bin ich mir bewußt, daß ich mich einer ähnlichen Situation aussetze, doch wenn wir das psychoanalytische Schreiben öffnen wollen, um es dem Wesen psychoanalytischer Praxis – und dem Hin und Her von Blindheit und Einsicht – anzunähern, dann ist das literarisch riskant, aber lohnend.

Erster Teil

1. Aspekte der Selbsterfahrung

„Ich habe selbst an eigenen Träumen erfahren", schreibt Freud vielleicht ein wenig doppelsinnig, „wie sehr man mit der Aufdeckung der Herkunft einzelner Traumelemente vom Zufalle abhängig bleibt." Er erinnert sich an ein „häufig wiederkehrendes Traumbild einer gewissen merkwürdigen Lokalität", das ihm „geradezu lästig" geworden war, und schreibt: „Ich sah in bestimmter örtlicher Beziehung zu meiner Person, zu meiner Linken, einen dunklen Raum, aus dem mehrere groteske Sandsteinfiguren hervorleuchteten." Eine dunkle Erinnerung sagte ihm, daß sie den Eingang zu einem Bierkeller markierten, aber erst 1907, nachdem er sein Buch über Traumdeutung veröffentlicht hatte und Padua wieder besuchte, das er 1895 zuletzt gesehen hatte, *sah* er seinen Traum! Er schreibt:

> Mein erster Besuch in der schönen Universitätsstadt war unbefriedigend geblieben, ich hatte die Fresken Giottos in der Madonna dell'Arena nicht besichtigen können und machte mitten auf der dahin führenden Straße kehrt, als man mir mitteilte, das Kirchlein sei an diesem Tage gesperrt. Bei meinem zweiten Besuche, zwölf Jahre später, gedachte ich mich zu entschädigen und suchte vor allem den Weg zur Madonna dell'Arena auf. An der zu ihr führenden Straße, linker Hand von meiner Wegrichtung, wahrscheinlich an der Stelle, wo ich 1895 umgekehrt war, entdeckte ich die Lokalität, die ich so oft im Traume gesehen hatte, mit den in ihr enthaltenen Sandsteinfiguren. Es war in der Tat der Eingang in einen Restaurationsgarten. (Freud, *G.W.*, Bd. II/III, S. 16)

Freud fügte diese Passage in die 1909 erschienene zweite Auflage der *Traumdeutung* ein, ohne sie zu interpretieren – vielleicht, weil der Sandsteintraum für ihn ein Dilemma enthielt, vor dem er bei der Abfassung seiner Arbeit gestanden hatte. Im Jahre 1895 hatte er mit der Arbeit an der *Traumdeutung*, seinem größten Fresco, gerade erst begonnen; im Unterschied zum Werk Giottos war sie noch nicht vollständig. In Padua machte Freud auf halbem Wege kehrt. Wer überbrachte ihm die schlechte Nachricht? Das erfahren wir nicht. Wer auch immer es gewesen sein mag, der die Erfüllung seines Wunsches im Keim erstickte, er wurde zu einem dunklen Fleck mit „mehreren grotesken Sandsteinfiguren", die den Ort der „Restauration" signalisierten. Versinnbildlicht dieser Traum, der bis zur Fertigstellung der *Traumdeutung* warten mußte, um seinen Ort zu finden, das Problem eines Mannes, der vergeblich versucht, sich seines Ödipuskomplexes bewußt zu werden? Dieser Ort, der ihm keine Ruhe läßt und der das ödipale Drama enthält, kann eine Metapher für Freuds Selbsterfahrung, ein Ausdruck des Unbewußten sein, jenes dunklen Ortes der Traumwelt, der die Mysterien des Innenlebens umfaßt.

Es ist interessant, daß Freud seinen Traum zufällig wiederfand. Wäre er nicht noch einmal an den Schauplatz dieser Tagesreste zurückgekehrt, hätte er seinen beunruhigenden Traum vielleicht nie verstanden. Auch interpretiert er ihn nicht. Aber die „Bedeutung" dieses Traumes (und zweifellos vieler Träume) haftet noch an der Umgebung, an den Objekten, die sich von nun an dadurch von allen anderen Objekten unterscheiden, daß sie „in" einem Traum vorgekommen sind.

Freuds zufällige Entdeckung seiner Traumrequisiten ist bezeichnend für ein zwingendes Merkmal unseres Lebens. Da wir ständig Objekte mit seelischer Bedeutung belegen, wandern wir inmitten unserer eigenen Sinngebung umher, und manchmal kommt es vor, daß wir, lange nachdem wir einer Sache eine Bedeutung zugeschrieben haben, dieser Sache wieder begegnen und ihre Bedeutung freisetzen, obwohl solche Signifikate, wie ich zeigen werde, selten ins Bewußtsein treten. Daß Freud seinen beunruhigenden Traum beiseite schob, ist daher in anderer Hinsicht interessant. Diesen wichtigen Teil des Alltagslebens, unsere Reise in eine bearbeitete Welt psychischer Signifikanten, die im Subjekt eine Mischung von Gefühlen, Bildern, somatischen Zuständen und Erinnerungen aufkommen lassen und jene sexuellen Zustände wiedererwecken, die zum Teil die anfängliche Sinngebung betrieben haben, wollte er nicht in die psychoanalytische Theorie aufnehmen.

Wie aber belegen wir Dinge mit unseren seelischen Zuständen? Denn das geschieht nicht bewußt intentional, sondern ist eine zutiefst unbewußte Instantiation des Selbst in der Welt der Objekte. Wenn ich untersuche, wie wir konkrete Objekte benutzen, um unser Selbst erst in sie hineinzulegen und es dann in ihnen wachzurufen, dann hoffe ich, auf dieser Grundlage verständlich zu machen, wie der Mensch geradezu *zur Traumarbeit seines eigenen Lebens wird*, ein Thema, das ich in späteren Kapiteln weiter ausführen werde. Beginnen wir mit einem Aspekt des Traumes selbst.

Einschlafen

Das Traumleben spiegelt ein wichtiges Merkmal der Selbsterfahrung, vor allem die notwendige Spaltung zwischen zwei Orten des Subjekts: dem Ort, an dem das anfänglich tätige Subjekt über das Selbst reflektiert, und der Position des Subjekts, über das reflektiert wird und das sich für einen kurzen Augenblick in den Gegenstand des Denkens verwandelt. Im Traum bin ich zugleich Akteur in einem Drama und jemand, der von außerhalb der Bühne die Logik der Ereignisse dirigiert. Selbsterfahrung ist im Grunde eine Art unbewußte Reflexivität, die durch psychische Arbeitsteilung zustande kommt. Sie ergibt sich daraus, daß der Träumer notwendig zwei Positionen einnimmt: Er bringt das unbewußte Denken als Regisseur im Off und gleichzeitig als Dramengestalt auf die Bühne.

Wenn ich in einen Traum versunken bin, dann nimmt mich diese Halluzination derart gefangen, daß ich gewöhnlich meine Traumerfahrungen, wie bizarr sie auch sein mögen, nicht hinterfrage. Zuweilen jedoch – sei es, daß ein nächtliches Geräusch mich beinahe aufweckt oder daß der Trauminhalt über die Bereitschaft und Fähigkeit meines Ichs, in andere Rollen zu schlüpfen, hinausgeht – ziehe ich meine gänzlich subjektive Beteiligung an meinem Traum ein wenig zurück; dann erblicke ich mich auf einmal selbst als Protagonisten dieses Dramas. Wenn das geschieht, versichere ich mich meiner selbst (das dort bin ich!), und zwar in dem psychischen Raum, den die Logik des Ichs hergestellt hat.

In einen Traum zu gelangen, ist wie durch ein Fenster zu schlüpfen. In manchen Nächten schlafe ich ein und gleite in das Meer der Bilderwelt. Vielleicht lasse ich ein Ereignis des Tages wiederaufleben oder stelle mir eine Situation vor, dann aber lasse ich den Tag hinter mir. Manchmal versuche ich, ein vorbeiziehendes Bild festzuhalten, in der Hoffnung, ich könnte es in ein Traumereignis verwandeln und einen verstohlenen Blick in das System dieser faszinierenden Welt werfen, aber solche Bilder und hypnagogischen Phänomene sind nur die Vorboten der Dunkelheit, die für Schlaf und Traum erforderlich ist.

Der Traum ist eine Geistesverfassung, die uns hält, bewegt, stimuliert und prägt. Wenn ich in die Welt der Träume eintrete, werde ich dekonstruiert: Ich verwandle mich aus einem, der seine innere Welt im Bewußtsein trägt, in einen, der mit seinen Erfahrungen der Dramaturgie des anderen untersteht. Von der Traumsphäre und den Traumereignissen eingenommen und bearbeitet, scheint es mir, als lebte ich an einem Ort, an dem ich mich bereits früher befunden habe: in der magischen und erotischen Umarmung eines formenden Geistes, der mich trägt. Im Traum zu sein erinnert daher beständig daran, wie es war, als teilweise rezeptives Wesen in einer in sich geschlossenen Umwelt, innerhalb der mütterlichen Welt zu sein. Die produktive Intentionalität, die den Traum, in dem wir uns befinden, bestimmt, ohne sich zu offenbaren (im Sinne von: Wo ist der Träumer, der den Traum träumt?), schafft meiner Ansicht nach tatsächlich auf unheimliche Weise neuerlich so etwas wie die kindliche Beziehung zum mütterlichen Unbewußten, das, obwohl es „sich selbst“ nicht offen zeigt, dennoch die mütterliche Fürsorge in Gang setzt. So gesehen, erscheint der Traum strukturell als eine Erinnerung an das kindliche Unbewußte, eine Objektbeziehung der Person, die im Unbewußten des anderen bearbeitet wird und Nacht für Nacht die kindliche Situation wieder aufleben läßt.

Winnicott war der Meinung, daß wir alle zu Beginn unseres Lebens desintegriert sind, daß wir mit einem inselartig verstreuten Organisationspotential zur Welt kommen. Vielleicht kehren wir mit dem Traum in den Zustand der Desintegration zurück, verlieren dabei dieses Selbst in einem Archipel von vielerlei Wesen und spielen verschiedene Rollen, die das Ich im Theater der Nacht für uns geschrieben hat. Wenn wir aufwachen, tauchen wir aus diesen regressiven Zuständen wieder auf und begeben uns sowohl vom Ort des Fetus in die aufrechte Haltung als auch aus der Vielfalt möglicher Selbste ins urteilsfähige Ich, das über seine sonderbaren Subjekte reflektiert.

Von Freud wissen wir, daß die Traumerfahrungen – die im Traum auftretenden Menschen, Orte und Ereignisse – in dramatischer Form die unbewußten Wünsche und Erinnerungen des Schlafenden wiedergeben, daß jedoch das Selbst im Traum, ohne es selbst (als einfaches Selbst) zu wissen, in seinem Rollenspiel lebendig wird. Doch gerade aus seiner Unkenntnis ergibt sich dann die überaus reizvolle Begegnung, die stattfindet, weil das einfache Selbst buchstäblich in seinem Unbewußten haust. Die Verwirklichung der Selbsterfahrung in der Traumsphäre setzt also voraus, daß man das Bewußtsein verliert und als ein einfaches Selbst da ist, das sich nicht bewußt ist, wo es ist.

Das einfache, erlebende Selbst und das komplexe, reflektierende Selbst ermöglichen es der Person, das Leben auf zwei verschiedene, aber miteinander zusammenhängende Weisen zu bearbeiten: sich ins Leben zu versenken oder das Leben zu reflektieren. Wenn ich mich „in“ einem Traum befinde, dann nehme ich, auch als einfaches Selbst, Traumobjekte wahr, ja, wichtiger noch, ich mache im Traum wesentliche Erfahrungen durch. Die Erinnerung an die Bedeutung meines Traumes und deren Interpretation richten sich nicht unbedingt auf das Wesen der Selbsterfahrung, die ich dadurch mache, daß sich mein einfaches Selbst durch die Traumereignisse hindurchbewegt, mein komplexes

Selbst hat vielmehr ein anderes psychisches Programm: Das Ziel dieser Position ist es, so gut wie möglich zu objektivieren, wo man war und was die eigenen Handlungen zu bedeuten haben.

Diese Oszillation findet sich nicht nur im Traum; man kann sich auch auf andere Weise in einfacher Selbsterfahrung verlieren.

Sich verlieben

Nehmen wir an, ich bin allein und suche eine Partnerin. Eines Tages sehe ich auf einer Party (dem intermediären Raum für Trieb und Objekt?) am anderen Ende des Raumes X. Von ihrer Schönheit betört, nimmt der Eros mein Bewußtsein in Beschlag, und ich verliebe mich. Ich bin nicht mehr objektiv, gerate in einen mächtigen Strudel, einen Zustand reduzierter Wahrnehmung, der nötig ist, um sich in den Gefilden der Liebe zu tummeln.

Es ist traurig, aber auf Dauer können zwei Menschen nicht in einem solchen freien Fall in die paradiesische Einfachheit verharren, und Paare finden allmählich ihre eigene natürliche Balance zwischen komplexen geistigen Zuständen und dem Sichfallenlassen. In mancherlei Hinsicht ist die Liebe zwischen zwei Menschen der Inbegriff mentaler Einfachheit, da Liebende sich der Dekonstruktion der Erotik unterwerfen: Der Körper des anderen hört auf, bloß ein Objekt der Wahrnehmung oder inneren Vorstellung zu sein, er wird zu einem Mittel der Transformation, wobei aus dem Subjekt, das zuvor auf der Suche nach dem erotischen Objekt war, ein Subjekt wird, das sich „am" Ort des Begehrens in ein Objekt verwandelt. In einem solchen Augenblick kommt anstelle des komplexen Selbst (das reflektierend die Teile des Selbst im Bewußtsein objektiviert) das einfache Selbst zum Zuge, das sich instinktiv in erotischem Wissen verliert.

In ein Gespräch vertieft sein

Ich bin auf einer Party, schlendre durch den Raum, treffe verschiedene Leute, und wir reden über dies und jenes. Ich merke, daß mich die Themen nicht besonders interessieren, und beteilige mich nicht an den Gesprächen. „Abitur", „steigende Hypotheken" und „Margaret Thatcher" eröffnen mir keine Möglichkeit zur Transformation meiner Erfahrung, die mich in ein teilnehmendes

Subjekt verwandeln würde. Doch dann erzählt mir Y, er schreibe ein Buch über Zigeuner (worüber ich nur wenig weiß), es kommen mir Fragen, Assoziationen, Gedanken, und schon bin ich in ein Gepräch vertieft. Ich vergesse mich selbst.

Bestimmte Objekte wirken wie seelische „Schlüssel“; sie öffnen Türen zu unbewußt intensiver – und reicher – Erfahrung, in der wir das Selbst, das wir sind, durch unsere produktive Reaktion zum Ausdruck bringen. Auf dieser Auswahl beruht *jouissance*, die *Lust* am wahren Selbst, ein Glücksgefühl, das freigesetzt wird, wenn wir spezielle Objekte finden, in denen sich unser Idiom artikulieren kann. Meiner Ansicht nach liegt in solchen Freisetzungen die Erotik des Lebens: Diese Objekte dienen unserem instinktiven Bedürfnis nach Darstellung, und zugleich verschaffen sie dem Subjekt bereits durch ihr Vorhandensein Genuß.

Das Leben ist ein Kreislauf reziproker Transformationen vom komplexen zum einfachen Selbst, von intrapsychischen Dialogen und Gedanken (komplexen Zuständen) zu einer scheinbaren Aufhebung solcher inneren Dichte, wenn wir uns einer Gelegenheit überlassen, in der wir zu einem partikularen Beteiligten werden. Ich lese ein Buch, das mir zuerst Schwierigkeiten bereitet, dann aber komme ich hinein und verliere mich in seiner „Textur“. Ohne Erfolg versuche ich, einen Aufsatz zu schreiben, eines Tages aber setze ich mich hin, bin sofort „drin“ und verliere mich in meinen eigenen Gedanken.

Solche Objekte und Erfahrungen, Schlüssel zur Freisetzung unseres Idioms, gestatten es uns, die Tiefe unseres Seins auszuloten und von neuem die innere Logik jener Kultur zu erfahren, die aus dem Zusammenspiel zwischen der Bewegung unseres eigenen Idioms, das von den Mächten unserer Triebe geleitet wird, und dem unbewußten System der Sorge, die uns unsere Eltern zuteilwerden ließen, entstanden ist. Ständig finden wir Objekte, die das sich objektivierende Selbst in mehrere produktive Subjektivitäten verteilen, in denen die vielen „Rollen des Selbst“ für einen Augenblick in unbewußten Handlungen einzelne sexuelle Bedürfnisse, Vorstellungen, Erinnerungen und Gefühle ausdrücken, bevor sie sich – verursacht durch eine disseminierende Kraft, die uns in Regionen jenseits des Denkens rückt – in eine transzendentale Dialektik verdichten.

Die dritte Ebene

Als Freud wieder nach Padua kam und die Sandsteinfiguren vor dem Restaurant erblickte, sah er etwas, das für ihn eine besondere Bedeutung besaß, hatte er es doch unbewußt in einen wiederkehrenden Traum eingebaut. Waren die

Sandsteinfiguren anfangs bloß ein Objekt der Wahrnehmung gewesen, so wurden sie in seiner Traumwelt zu geheimnisvollen Gestalten und unterschieden sich dann von allem anderen auf dieser Straße in Padua, weil sie ein objektives Korrelat zu einer früheren Erfahrung bildeten.

Jeder von uns lebt inmitten von Tausenden solcher Objekte, die unsere Welt erhellen – Dingen, die keine Halluzinationen sind (sie existieren wirklich), deren Substanz jedoch für das, was Lacan die Wirklichkeit nennt, nicht wesenhaft ist. Ihre Bedeutung liegt, wie Winnicott sagt, im „intermediären Bereich" oder „auf einer dritten Ebene", dort nämlich, wo das Subjekt dem Objekt begegnet und ihm in dem Augenblick Bedeutung beimißt, in dem es selbst vom Objekt transformiert wird. Die Objekte des intermediären Bereichs sind Kompromißbildungen zwischen dem Bewußtseinszustand des Subjekts und dem Charakter des Objekts.

In der australischen Wildnis nennt man den „Walk-about" der Aborigines „das Träumen". Bevor die Götter die Welt erträumt haben, war sie eine gesichtslose Fläche, jetzt aber ist die Landschaft eine materialisierte Metaphysik, und jeder Baum oder Felsen oder Hügel ist Teil des Geträumten. Wenn der australische Ureinwohner durch diese Welt wandert, begegnen ihm geophysikalische Objekte, durch die er sich selbst denkt, denn sie inspirieren ihn, eine Vorstellung von seiner Götterwelt, seiner Kultur, seinem Volk und natürlich auch von sich selbst zu entwickeln. Nach Cowan ist das eine „imaginierte Wahrnehmung" (S. 31).

Ist diese Ausstattung der Welt das Werk des „ersten dichterischen Sinnes in unserm Leben", wie Wordsworth in seinem *Prelude* (2. Teil, S. 68, Z. 305 f.) sagt, wenn die Imagination des Kindes die Welt mit Bedeutung belegt, wenn sie dafür sorgt, daß „die Oberfläche dieser Erde/von Freud und Glück, von Furcht und Hoffnung wogte/Wie Meeresfluten"? (*Prelude*, 1. Teil, S. 48, Z. 295 f.) Hat Wordsworth nicht, wenn er über die Hügel und durch die Täler des Lake District wandert oder sie im stillen erinnert, dichte Texturen der Selbsterfahrung beschworen und so eine bekannte, aber nur beiläufig denkbare Erinnerung hervorgerufen? Es ist außerordentlich schwer zu erfassen, welchen Sinn ein jeder von uns dem Ort beimißt, an dem er sich in der Welt zu Hause fühlt. Wenn Seamus Heaney durch sein Irland wandert, dann mischen sich Legende und Natur zu einer besonderen Art von „Zwischenwelt".[1] „Alle diese

[1] Den Begriff „Midworld" (Zwischenwelt) gebraucht der Philosoph John William Miller in seinem aufschlußreichen Buch *The Midworld of Symbols and Functioning Objects*.

Orte sind jetzt in der Phantasie lebendig, sie alle rufen in uns mehr als nur nur visuelle Reaktionen hervor", sagt er und setzt hinzu, „unsere Phantasien überlassen sich dem Stimulus der Namen, unser Sinn für Orte ist geschärft, unser Verständnis von uns selbst als Bewohnern nicht nur einer geographischen, sondern auch einer geistigen Region wird zementiert." Und er schließt, daß „gerade diese Vereinigung von geographischem und geistigem Reich den räumlichen Sinn am stärksten prägt". (S. 132)

Wir alle bewegen uns in einem metaphysischen Konglomerat aus unseren privaten Idiomen, unserer Kultur, Gesellschaft und Umgangssprache sowie unserer historischen Epoche. Ob wir nun aus eigener Wahl, aus Pflicht oder, weil wir unerwartet dazu aufgefordert wurden, durch unsere Objektwelt wandern, es werden dadurch Zustände des Selbst geweckt, die von den einzelnen Objekten, denen wir begegnen, gefördert werden. In einem ganz speziellen Sinne verbringen wir unser Leben in unseren eigenen privaten Träumen.

Mnemische Objekte

Ich habe an anderer Stelle (1987, S. 99) konservative Objekte als konservierte Selbstzustände bezeichnet; sie kommen im Leben eines Kindes dann vor, wenn das Kind eine Erfahrung in der Familienatmosphäre nicht begreifen kann, von ihr aber dennoch geprägt wird. Eine solche Selbsterfahrung wird, weil sie nicht ausreichend verstanden ist, um symbolisch verarbeitet oder verdrängt zu werden, unverändert bewahrt; und sie bleibt als eine immer wiederkehrende Stimmung erhalten, um vielleicht in Zukunft verstanden zu werden.

Ein Kind kann einen konservierten Selbstzustand mit ganz bestimmten Objekten verbinden, die zu seiner früheren Erfahrung gehören. Als ich etwa zwei Jahre alt war, kehrte mein Vater aus dem Zweiten Weltkrieg zurück; bald danach kam mein Bruder zur Welt, und ich wurde ungefähr ein halbes Jahr lang täglich für einige Stunden die Kinderkrippe gebracht, solange meine Mutter meinen Bruder stillte. Obgleich sich meine Eltern vor dem Krieg sehr geliebt hatten, empfanden sie nun eine verwirrende Distanz zueinander, so daß zu Hause eine Zeitlang eine traurige Bedrücktheit herrschte. Ich bin sicher, daß ich als Teil dieser Szenerie irgend etwas davon wußte, doch ich war nicht imstande, über das, was ich wußte, nachzudenken. Ich nenne ein solches Wissen ein unreflektiertes Wissen (1987, S. 277). In meiner Krippe aber bestimmte ich ein Objekt, und zwar eine Schaukel, dazu, einige Züge dieses Selbstzustandes zu bewahren.

Ich weiß eigentlich nicht, warum, aber im nachhinein stelle ich mir vor, daß gerade die Schaukel, ein Gegenstand, der so viel Freude gemacht hatte (war die Schaukel doch ein Objekt für eine unbeschwerte Zweierbeziehung), nun, da er leer und ungenutzt blieb, den Mangel an Lust signalisierte. Vielleicht verlegte ich meine leichte Niedergeschlagenheit in dieses Objekt. Tatsache ist, daß in mir bis heute, wenn ich einen bestimmten Typus von Kinderschaukel auf einem Spielplatz sehe, etwas von der damaligen Selbsterfahrung wieder auflebt.

Diese „subjektiven Objekte“ – um, wenngleich in erweitertem Sinne, den Ausdruck Winnicotts zu gebrauchen – sind ein lebendiger Teil unserer Investition in die Welt. Durch diese besondere projektive Identifikation verleihen wir den Objekten seelische Bedeutung; da sie aber zugleich ihren eigenen immanenten Wert behalten, kann man sagen, daß sie einen intermediären Bereich zwischen dem konventionellen und unserem persönlichen Gebrauch beziehungsweise Verständnis einnehmen. Oft tauchen sie zufällig in unseren Gedanken auf, doch sie werden einzig und allein durch die Umstände evoziert, nicht etwa durch unsere Allwissenheit. Die rote Stadtbahn, die bis in die späten vierziger Jahre zum südkalifornischen Leben gehörte, ist für mich ein subjektives Objekt, das, als es mir vor kurzem in einem alten Film begegnete, Teile meines Selbst wachrief. Die ersten vier Jahre meines Lebens verbrachte ich in einer Kleinstadt am Fuße der Sierra Nevada, an der Endstation der roten Bahn nach Los Angeles. Als diese Bahn plötzlich auf der Leinwand erschien, weckte sie bei mir eine ganz bestimmte, nur mit ihr verknüpfte Selbsterfahrung, die von meiner kindlichen Selbsterfahrung gekennzeichnet und mit meinem Großvater verbunden war; er liebte es, mit mir zusammen mit dieser Bahn zu fahren, wenn sie an Orangenhainen vorbei, mitten durch amerikanische Kleinstädte ratterte. Ich hatte nicht damit gerechnet, diesem Objekt zu begegnen; es tauchte zufällig auf. In einem solchen Fall fühlen wir uns wie in einem Traum: Die Gegenstände spielen mit uns, unser Bewußtseinszustand ist das Resultat von Ereignissen.

Kann es sein, daß die Traumerfahrung *dieses Kennzeichen* des Wachlebens *repräsentiert*, daß wir, wenn wir Objekte mit unseren seelischen Zuständen belegen, in einer Welt umherwandern, die uns aufgrund der Gegenwart solcher Gegenstände anlockt, ein Akt, der dann im Traum seinen Widerhall findet, wo wir die Erfahrung von Objekten machen, die besonders evokativ sind?

In gewissem Sinne sind wir Intermedien, Beteiligte an dem Zusammenspiel zwischen unserem Idiom und dessen subjektiven Objekten. Manche Selbsterfahrung beruht ebensosehr auf dem Spiel des Gegenstandes mit dem Subjekt wie auf dem Gebrauch, den das Subjekt vom Objekt macht. Denn wenn wir uns in Raum und Zeit bewegen, tauchen viele Dinge zufällig (als aleatorische Objekte) auf und fördern ein Erfahrungsmoment in uns, das sozusagen bereits im Wirklichen enthalten war.

Das Lexikon der Objekte

Man kann von Objekten sagen, sie besitzen eine lexikalische Funktion, wenn wir sie einsetzen, um mit Hilfe der „Syntax der Selbsterfahrung" in unserem Idiom zu „sprechen". Das mnemische Objekt ist ein subjektives Objekt besonderer Art: Es enthält eine projektiv bestimmte Selbsterfahrung, und wenn wir es gebrauchen, tritt etwas von jenem Selbstzustand zutage, der in ihm bewahrt ist. Wie wir jedoch im nächsten Kapitel sehen werden, wirken Objekte einerseits in unterschiedlicher Weise auf uns ein, andererseits benutzen wir sie oft, um eine einzelne Erfahrung heraufzubeschwören, wenn es darum geht, bestimmten Vorstellungen unseres Idioms Ausdruck zu verleihen und diese Vorstellungen begrifflich zu fassen. Die Objektwelt ist daher für das Individuum ein außergewöhnliches Lexikon, in dem sich die Ästhetik seines Selbst in seinen gerade so getroffenen Entscheidungen und seinen speziellen Gebrauchsformen der in ihm enthaltenen „Stichwörter" ausdrückt. Wenn ich mich beispielsweise entscheide, eine Platte zu hören, statt ein Buch zu lesen, so wähle ich damit etwas, das innere Erfahrungen mobilisiert, die für die Wahl eines musikalischen Objekts typisch sind; hätte ich mich hingegen für ein Buch entschieden, dann hätte ich damit etwas vorgezogen, das eine andere Art der inneren Erfahrung befördert hätte. Jeder Gegenstand im Lexikon der Objekte hat potentiell eine andere evokative Wirkung, und zwar aufgrund seiner spezifischen Form, die zum Teil die innere Erfahrung des Subjekts strukturiert und den Eros der Form im Leben konstituiert.

Wir können das näher betrachten, wenn wir überlegen, was es für uns bedeutet, im Tag zu leben.

Das Wachleben

Häufig stellen wir fest, daß eine projektive Identifikation leider meist einen Verlust derjenigen Teile des Selbst mit sich bringt, die in ein Objekt projiziert worden sind, daß aber die faszinierenden geistigen Prozesse, die mit der Subjektivierung einer Objektwelt verbunden sind, uns veranlassen, deren positive Aspekte hervorzuheben. Freuds Theorie über die Tagesreste im Traum legt jedoch nahe, daß wir während des Tages bestimmte Personen, Objekte und Ereignisse als psychisch signifikant verbuchen, so daß sie zu Tagesresten werden und schon als Teile der möglichen Traumausstattung bereitstehen. Um einen Tagesrest zu schaffen, projiziert der Mensch meiner Ansicht nach einen Teil seiner selbst in das Objekt und macht es so psychisch signifikant. Das verleiht dem Objekt Bedeutung, verwandelt es in ein mögliches Werkzeug des Denkens, und zwar eines für den Traumzustand typischen Denkens.[2] Um das tun zu können, muß das Subjekt aber in den Augenblicken, in denen es Erfahrungen macht, nämlich wenn es in Objekte Bedeutung projiziert, „sich selbst verlieren". Dies ist eine Art erotischen Handelns, das unbewußt sein muß, ein Handeln, in dem die Person gewissermaßen „unreflektiert" ist.[3] Ja, sie muß ein recht vereinfachtes Bewußtsein haben, muß sogar für einen Augenblick den Kontakt zu sich selbst verlieren, um die Objektwelt mit psychischem Potential zu versehen. So gesehen, ist eine derartige projektive Identifikation letztlich eine Bereicherung des Selbst, indem materielle Dinge in psychische Objekte verwandelt werden und auf diese Weise eine unbewußte Matrix für Träume, Phantasien und tieferes, durch Reflexion gewonnenes Wissen geschaffen wird.[4] Ein Mensch, der dazu nicht in der Lage ist, wird ein geringeres psychisches Vokabular besitzen, ihm werden weniger Requisiten für das Träumen von gelebter Erfahrung zur Verfügung stehen, und dementsprechend wird er eine kargere Innenwelt vorfinden, wenn er in sein komplexes Selbstsein zurückkehrt.

Im Traum leben wir in einer Welt, deren Ordnung scheinbar einem Geist folgt, der unser Wissen übersteigt. Wie aber ist es am Tag? Sind wir während des Tages überhaupt „in" etwas? Vielleicht. Besagt die Theorie von den subjektiven Objekten nicht, daß wir in Bereichen intermediärer Erfahrung leben und daß diese Erfahrung psychisch mit Objekten ausgestattet ist, die ihrerseits

---

[2] In der Theorie Bions entspricht das der Verwandlung eines Beta-Elements in ein Alpha-Element. Vgl. *Lernen aus Erfahrung*.

[3] Ehrenzweig schreibt von einer unbewußten „Streuung" des Selbst. Vgl. sein hervorragendes Buch *Ordnung im Chaos: Das Unbewußte in der Kunst*.

[4] Meltzer untersucht einige dieser Fragen auf die ihm eigene originelle Weise. Vgl. seine Forschung über Träume: *Traumleben. Eine Überprüfung der psychoanalytischen Theorie und Technik*; seine Theorie der Ästhetik führte er in *The Apprehension of Beauty* aus. Vgl. auch Milner (1987), Stokes (1973) und André Green (1986).

projizierte Inhalte und eine unabhängige Existenz haben? Obwohl sich unser Wachleben sichtlich vom Traumleben unterscheidet, bewegen wir uns in ihm wie in einer Art „Tagtraum". Gibt es einen Tagesbereich, ebenso wie es einen Traumbereich gibt? Besitzt er nicht eine ihm eigene Zeitstruktur (Morgen, Nachmittag, Abend), während er zugleich Objekte enthält, die uns Bedeutung verleihen, und Objekte, die wir unsererseits mit Bedeutung belegen? Ist es nicht unsere Entscheidung, was wir mit dem Tag anfangen, wie wir ihn verbringen, wie wir ihn nutzen, wie wir ihn auf uns wirken lassen? Und ist er nicht am Ende ein Gegenstand der Reflexion?

Manchmal planen wir unseren Tag: „Morgen werde ich vormittags die Sitzungen mit meinen Patienten haben, dann ein leichtes Mittagessen zu mir nehmen und danach an meinem Aufsatz weiterarbeiten." Indem ich den morgigen Tag durch meinen Tagesplan festlege, reduziere ich das psychische Potential für diesen Tag, um mir die Erfordernisse meiner Arbeit zu erleichtern. Wenn ich keine Anrufe entgegennehme, die Zeitung ungelesen liegenlasse, keine Musik höre, nicht spazierengehe und so fort, dann werde ich wahrscheinlich einen guten Arbeitstag haben. Nehmen wir dagegen an, ich habe meinen Tag nicht so genau und rigoros geplant: Ich lese die Zeitung, mein Auge fällt auf die Geschichte über die kalifornischen Grauwale, die im Nordpolarmeer gefangen wurden. Ich schweife ab, die Wale erinnern mich an meine Kindheit an der kalifornischen Küste. Der Anruf eines Freundes, der Brief eines Kollegen, eine Buchpassage evozieren psychische Texturen, und mein Tag, der immer etwas von einem Gefäß hat, nimmt allmählich eine psychische Dichte an, die ihm seinen besonderen Charakter verleiht.

Jeder Tag ist ein Raum für die potentielle Artikulation meines Idioms. Wähle ich mir Objekte, die mein Idiom verbreiten, oder nicht? Greife ich zum Beispiel zu einem Roman, den ich nicht mag, den ich aber meine gelesen haben zu müssen – durch den ich aber nicht in mein Sein hineingelange –, oder wähle ich einen Roman der mir gefällt, in den ich mich hineinfallen lassen kann, bei dessen Lektüre ich mich selbst in vielfältigen Selbsterfahrungen oder Erfahrungen mit anderen verliere?[5] Habe ich ein Gespür für den Unterschied in

[5] Es kann jedoch sein, daß wir einen Roman abstoßend finden und er uns trotzdem in einen dialektischen Konflikt bringt, wodurch unser Idiom entwickelt wird. Es geht also nicht darum, ein Objekt zu wählen, das man mag, sondern eines, das einen nicht gleichgültig läßt, gewissermaßen anspricht und zu aktiver Auseinandersetzung mit dem Objekt herausfordert.

meiner Wahl? Was ist, wenn ich dieses Gespür nicht habe? Was ist, wenn ich nicht intuitiv weiß, welches Objekt mir nützt? Wenn ich das nicht weiß, dann kann mein Tag leicht überladen oder auch vergeudet sein. Neurotische Konflikte eliminieren potentielle Objekte zumindest vorübergehend. Jahrelang weigerte ich mich, in die National Portrait Gallery zu gehen (und hatte ständig irgendwelche Ausreden dafür), bis mir allmählich klar wurde, daß es einem rebellischen ödipalen Teil von mir widerstrebte, diesen ehrwürdigen Vätern zu huldigen. Als ich diesen Konflikt gelöst hatte, war ich imstande, hinzugehen und dieses Objekt zu nutzen. Oder ich wähle ein Objekt, weil ich von ihm erwarte, daß es einen Angstzustand lösen oder den Kontakt zu einem abgespaltenen Teil meines Selbst, der dort Zuflucht gefunden hat, wiederherstellen wird. Mit anderen Worten, ein pathologischer Geisteszustand veranlaßt das Subjekt, solche Objekte zu wählen, die mit der unbewußten Krankheit übereinstimmen.

Manche Menschen scheinen den Tag nicht als einen potentiellen Raum aufzufassen. Für den Melancholiker ist er eine unabgegrenzte, unstrukturierte Zeitlichkeit, und kein Tag unterscheidet sich vom nächsten. Der Überängstliche, der sich vielleicht im Bett am sichersten fühlt, wird dem Tag mit Beklommenheit entgegensehen: eine Hürde bloß, die es zu überwinden gilt, bevor er wieder zu Bett gehen kann.

Die meisten Menschen haben eine Vorliebe für bestimmte Tageszeiten. Ich schätze den Morgen besonders. Am Nachmittag bin ich oft ein wenig müde, doch bis zum frühen Abend habe ich mich dann wieder erholt. Jede Tageszeit kann ein eigener potentieller Freiraum sein, den jeder unterschiedlich nutzt. Ein Beispiel: Wenn möglich, höre ich Musik am liebsten am späten Nachmittag. Ich glaube, das liegt daran, daß ich mich um diese Tageszeit einer Art Tages-Rückblicks-Stimmung hingebe. Wenn ich (gewöhnlich von meinen Patienten) etwas Neues gelernt und gut gearbeitet habe, bin ich guter Laune; wenn nicht, dann kann ich schon mal zu Ärger oder Verzweiflung neigen. Wenn ich aber ein paar Minuten Musik hören kann, fühle ich mich gewöhnlich wie verwandelt, und manchmal ist dabei entscheidend, welches Objekt ich gewählt (welche Platte ich aufgelegt) habe. Der Spätnachmittag ist zuweilen schwierig für mich: Das ist eine Tageszeit, in der ich oft zwischen Zufriedenheit und Unzufriedenheit schwanke. Ich weiß, daß die Wahl eines musikalischen Objekts in einer solchen Situation meine Stimmung (wenn ich das will) ändern wird; wenn ich mich aber niedergeschlagen fühle, dann gelingt es mir gewöhnlich nicht, eine solche Veränderung durch das Anhören von, sagen wir Prokofjew, zu erzielen, wohingegen Bachs Sonaten für Violine und Klavier es zumeist schaffen, mich in eine andere geistige Verfassung zu versetzen. Diese Wahl des Objekts (und seine richtige Verwendung) ist die Erotik meines Idioms; sie drückt sich als Selbsterfahrung im potentiellen Freiraum des Tages aus. Um diese Tageszeit habe ich meist keine Lust spazierenzugehen, wie ich es mittags gern tue. Ich mag keine langen Telefongespräche am Morgen, halte aber gern am Nachmittag ein telefonisches Schwätzchen.

Jedes Bereitstellen eines Objekts ist ein Transformationsakt: zum Besseren oder zum Schlechteren. Unsere Erfolge oder Mißerfolge hierbei haben unmittelbare Auswirkungen auf unsere Fähigkeit, Objekte einzusetzen, die besondere Selbstzustände evozieren, und solche, die das nicht tun.

Ob meine Objektwahl nun – wie am späten Nachmittag – akustisch ist oder – wie bei den Mahlzeiten – den Geschmack anspricht oder ob sie – für den Abend – kommunikativ ist, immer greife ich nach Objekten, die für meine eigene Selbsterfahrung entscheidend sind. Dafür zu sorgen, gehört zu der komplexen Beziehung, die jeder von uns zu sich selbst hat, und in gewisser Weise übernehmen wir, indem wir uns um uns selbst kümmern, die Aufgabe unserer Mütter und Väter. Wie gut oder schlecht die Selbsterfahrung eines Menschen ist, zeigt sich darin, wie geschickt er darin ist, den Bedürfnissen seines Idioms zu entsprechen, indem er sicherstellt, daß fruchtbare, evokative Objekte vorhanden sind.

Der Tagtraum

Häufig habe ich festgestellt, daß der Bericht des Analysanden über die Ereignisse des Vortages strukturell verblüffend einem Traum ähnelt. Tatsächlich passiert es mir manchmal, wenn ich in Assoziationen über das Erzählte vertieft bin und den Analysanden um genauere Klärung bitte oder selbst einen Kommentar abgebe, daß ich eine Fehlleistung begehe, indem ich versehentlich seine Erzählung einen Traum nenne. Inzwischen bin ich allerdings davon überzeugt, daß ich mit meiner unbewußten Interpretation des psychischen Status eines solchen Berichts der Wahrheit recht nahe komme: Die Erzählung, die jemand von den Ereignissen des vorangegangenen Tages gibt, kann traumartig sein.

Da ein Tag ein potentieller Freiraum ist – den wir dadurch bestimmen, daß wir gewisse Objekte auswählen und verschiedene Selbstzustände freisetzen –, handelt es sich dabei nicht unbedingt um einen Akt unbewußter Willkür, zumal wir die meiste Zeit auf Ereignisse reagieren, die von anderen Subjekten oder von den aleatorischen Bewegungen irgendwelcher Objekte ausgehen. Dessenungeachtet erhält für uns jeder Tag seinen eigenen symbolischen Status, denn die Dialektik zwischen unseren unbewußten Wünschen, Bedürfnissen, Abwehrhaltungen, Ängsten und komplizierten Selbstzuständen hat etwas mit Zufällen zu tun: Die Umwelt telefoniert mit uns, schreibt uns, bestürmt uns, versorgt uns mit neuen Büchern, umgibt uns mit wunderschönen Menschen und so weiter.

Vielleicht können wir die psychischen Inhalte eines Tagesberichts als Tagtraum bezeichnen. Eine Patientin, die Hunde züchtet, erzählte mir einmal von einer jungen Hündin, die sie im Haus hielt. Sie hätte den Zuchtrüden nach Auskunft seines Besitzers jederzeit bestellen können, aber die Hündin schien ihr zu nervös für die Paarung. Außerdem meinte sie, es könnte ihre Lieblingskatze stören, wenn die junge Hündin hier gedeckt würde. Sie kam zu dem Schluß, es sei das Beste zu warten, bis die Hündin bereit sei. Als meine Patientin über die Ereignisse vom vergangenen Tag erzählte, dachte ich daran, wie sie sich selbst sexuelle Beziehungen zu Männern wünschte, aber das Gefühl hatte, darauf nicht vorbereitet zu sein. Und ich überlegte, wie es anders sein könnte, solange der männliche und der weibliche Teil ihres Selbst (Hund und Katze) streng getrennt blieben, denn früher hatte Geschlechtsverkehr für sie unbewußt bedeutet, die männlichen Teile ihres Selbst auszulöschen, so daß sie sich nur noch als „nutzlose Frau" vorkam. Ohne mir darüber klar zu sein, reagierte ich auf ihre Erzählung, als handelte es sich um einen Traum. Aufgrund dieser und anderer, ähnlicher Begebenheiten können wir, glaube ich, sagen, daß ein Individuum manchmal einen Tag auf besonders bedeutungsvolle Weise durchlebt und sich die dabei gemachten Erfahrungen derartig zu einem traumartigen psychischen Bild verweben, daß wir von einem Tagtraum sprechen können.

Die ironische Haltung

Der Begriff „Selbsterfahrung" ist paradox, denn die Doppeldeutigkeit seines Bezugs (bezeichnet er das Selbst, das Erfahrungen macht, oder das Erfahren unseres Selbst?) trifft merkwürdigerweise genau die Komplexität menschlichen Seins. Alle Selbsterfahrung enthält diese Spaltung, die man als eine Trennung beschreiben kann: zwischen uns als einem einfachen Selbst (vertieft in erwünschte oder hervorgerufene Erfahrung) und uns als einem komplexen Selbst (das über die eigene Erfahrung reflektiert). Natürlich können sich diese verschiedenen Zustände überlagern, das heißt, ich kann über eine Erfahrung der unmittelbaren Vergangenheit nachdenken, während sich ein anderer Teil meines Selbst bereits tief in einer sich verbreitenden Erfahrung befindet.

Ich habe hier Selbsterfahrung in bezug auf den Objektgebrauch des Subjekts diskutiert, wobei das Objekt entweder als ein mnemisches Objekt dient, das eine bestimmte Selbsterfahrung beinhaltet, oder als ein strukturelles Objekt, das aufgrund seiner immanenten Eigenart eine bestimmte Selbsterfahrung schafft. Doch niemand kann mit Bestimmtheit sagen, welche Objekte ihm begegnen werden, und so können wir nur begrenzt subjektive Objekte zur Selbsterfahrung vorgeben: Viele Phänomene ergeben sich zufällig oder werden uns von anderen vorgesetzt.

Es ist interessant, wie sich in dieser zweifachen Weise, zu einem Objekt zu kommen – ob nach Wunsch oder aus Zufall –, die Ambiguität des Lebens widerspiegelt; sie ist ein konstitutives Merkmal des menschlichen Daseins, in dem sich der Mensch sowohl als Regisseur seines Lebens erlebt als auch als dessen Spielball. Die zweifache Erfahrung von Objekten, als Träger von Wünschen wie auch als spontane Auslöser innerer Erfahrung entspricht dem Wesen der Selbsterfahrung, denn wir sind sowohl die Initiatoren unseres Seins als auch dessen Initiierte.

Vielleicht scheint es so, als vernachlässigte ich bei meiner Konzentration auf die individuelle Auswahl konkreter Objekte die endogen bestimmten, imaginierten Objekte und als legte ich besonderes Gewicht auf eine Selbsterfahrung, die sich aus der Wahl und dem Gebrauch von Dingen ergibt. Doch die Unterscheidung zwischen einem materiellen und einem mentalen Objekt (wie etwa einer Idee, einem Gedanken über einen Freund oder der Betrachtung eines literarischen Werkes) muß uns nicht zu einer übermäßigen Vereinfachung verleiten: Zweifellos beschwört jeder Mensch innere mentale Objekte herauf, durch die er sein Idiom bearbeitet und verbessert (d. h. es artikuliert oder ausbaut).

Die Objektwahl geschieht daher entsprechend der potentiellen Artikulation einer Selbsterfahrung; wenn wir den anderen, also das menschliche Objekt, als Mittel zur Befriedigung unserer Wünsche einsetzen, dann wählen wir automatisch gerade das dialektische Feld, auf dem ein wechselseitiger Objektgebrauch unausweichlich ist und das Wechselspiel der Subjekte seine Charakterisierung erhält. Angenommen, ich habe an einem Wochenende Zeit, einen Freund oder einen Kollegen zu besuchen. Für wen entscheide ich mich? Ein wichtiger Faktor bei meiner Entscheidung wird sein, was für eine idiomatische

Selbsterfahrung diese speziellen Person bei mir hervorrufen wird und was wir beide zu unserem Zusammenspiel beitragen. Eine solche Objektwahl ist natürlich viel komplexer und evokativer für unser Idiom und dessen Ausprägung, als wenn ich ein nicht-menschliches Objekt wähle: Mit dem anderen zusammen zu sein bedeutet, daß ich sowohl von ihm (nämlich von seinen projektiven Identifikationen) beeinflußt werde als auch, daß ich durch mein eigenes Handeln Teile des Selbst des anderen evoziere. Es ist bemerkenswert, daß dieses Wechselspiel in unserem Leben auf einer so tiefen Ebene vonstatten geht – sowohl was die unbewußten Verhandlungen zwischen Ich und Ich betrifft als auch die dynamisch unbewußten Spiele der Bewußtseinsinhalte –, daß das Subjekt hier in diesem intermediären Raum, in dem zwei sehr komplexe Geschöpfe einander Idiom zu Idiom gegenüberstehen, in der Tat weitgehend ein einfaches Selbst ist. Wenn alles gutgeht, ist das eine wunderbare Differenz, und gerade das Wissen um diese Differenz zwischen unseren verschiedenen Subjektivitäten macht unsere persönliche Entscheidung für einen anderen Menschen als Objekt der eigenen Selbsterfahrung ganz besonders bedeutungsvoll.

Die Erhebungen des Selbst

Heutzutage, zu Zeiten der Postmoderne, sind viele Autoren der Ansicht, das Selbst sei eine Illusion; sie stellen seine phänomenologische Integrität in Frage. Was ist das Selbst? Und wie, wenn überhaupt, unterscheidet es sich vom Ich? Das sind wichtige Fragen, die ich hier jedoch nicht erörtern möchte. Aus einem bestimmten Blickwinkel ist das allerdings weniger problematisch, als man denken könnte. Wenn wir nach unseren Wünschen leben, wählen wir unsere Objekte *natürlich* auf übliche Weise. Manche Objekte (ein Buch, ein Freund, ein Konzert, ein Spaziergang) verschaffen uns intensive innere Erfahrungen, die uns irgendwie bestärken. Ich stelle mir das als eine Art *Erhebung* vor, so, als ob uns die Begegnung mit einem Objekt zu einer Selbstäußerung erhebt, die uns ein tiefes Wissen eröffnet. In jedem dieser Erfahrungsmomente sollten wir ein Idiom desjenigen Selbst gespürt haben, das wir aufgrund des Charakters des Evozierten sind. Wenn uns jede Begegnung anspricht, uns aus unserer unbewußten Eigenzentriertheit heraushebt, zeigt sie dem Ich einen Aspekt des Selbst und deckt damit manche Züge unserer Sensibilität auf. Obgleich solche Episoden etwas über uns aussagen, ist das, was uns solche Momente vermitteln, nur teilweise rational. Erfahrung ist eher alles in einem: eine starke Verdichtung instinktiver Bedürfnisse, somatischer Zustände, körperlicher Haltungen, propriozeptiver Vorgänge, von Bildern, Teilsätzen und abstrakten Gedanken, sinnlichen Erinnerungen und empfindungsmäßigen Affinitäten. Es ist unmöglich, diese Komplexität in Worte zu fassen, aber es gibt noch etwas anderes, das teilweise da ist, und das ist das Ich. Ich erlebe Hunderte, Tausende, bis zu meinem Tod Millionen aufeinanderfolgender Selbstzustände, die sich aus den dialektischen Begegnungen zwischen meinem Selbst und der Objektwelt ergeben und die mir eine bewußte Kenntnis meines Lebens vermitteln. Doch wie meine postmodernen Vettern stelle ich mir das Selbst nicht als eine phänomenologische Einheit vor. Die kann es nicht sein, vor allem weil das wahre Selbst kein integriertes Phänomen ist, sondern nur aus dynamischen Gruppierungen idiomatischer Dispositionen zusammengesetzt ist, die in problematischen Begegnungen mit der Objektwelt entstehen. Doch diese Erfahrungen und die Beziehung des Ich zu ihnen lassen offensichtlich ein Gefühl der Vertrautheit aufkommen, das uns die Illusion vermittelt, das Selbst sei eine Einheit. Dieses Gefühl kommt meiner Ansicht nach dadurch zustande, daß es ein beständiges, verläßliches und unbewußtes Verhältnis zwischen dem Ich und den Erfahrungen des Selbst gibt beziehungsweise zwischen der komplexen Position des Selbst und der Fülle der einfachen Selbstzustände. Doch auch wenn diese Gefühle keine Summe vieler Teile ergeben, können sie eine Art „Ortsgeist" entwickeln, der die eigenartige Ästhetik eines Idioms auszeichnet und es, wie mir scheint, der Psychoanalyse überläßt, einen solchen menschlichen Geist dadurch zu ehren, daß sie ihm einen Ort in ihrer Theorie zuweist.

Die Stadien der Selbsterfahrung

Ich habe gezeigt, daß die Objektwelt in vielerlei Hinsicht als ein Lexikon der Selbsterfahrung aufgefaßt werden kann, da die Wahl der Objekte oft eine Art der Selbstäußerung ist. Dieses Idiom, in dem sich das Selbst ausdrückt, ist nicht nur potentiell ein Mittel, um unbewußte Phantasien darzustellen, sondern auch, um dichte psychische Texturen entstehen zu lassen, eine Form des Denkens durch Erfahrung zu entwickeln.

Ich habe auch gesagt, daß es nicht nur uns freisteht, Objekte in dieser Weise zu nutzen; manchmal benutzen sie uns. Vieles im Leben ist dem Zufall überlassen. Und zweifellos besitzt das aleatorische Objekt seine eigene Integrität und Kapazität, um auf unserer Klaviatur zu spielen. Sogar wenn wir beschließen, eine Selbsterfahrung über das lexikalische Objekt heraufzubeschwören, tragen unvorhergesehene Zufallsphänomene zur Textur unseres Daseins bei.

Betrachten wir nun, welche Stufen die von den Objekten ausgehenden Selbsterfahrungen gewöhnlich durchlaufen, ob die Person ihr Idiom dadurch ausarbeitet, daß sie das lexikalische Objekt nach Wunsch auswählt, oder ob sie durch einen für das Objekt bedeutungsvollen aleatorischen Scherz zu ihrer Erfahrung gelangt. Aus dem bisher gesagten lassen sich vier Stadien ableiten, die wir als Dialektik der Selbsterfahrung ansehen können.

1. *Ich gebrauche das Objekt.* Wenn ich nach einem Buch greife, in ein Konzert gehe, einen Freund anrufe, entscheide ich mich für ein Objekt meiner Wahl.

2. *Das Objekt wirkt auf mich ein.* In dem Augenblick, in dem ich ein Objekt gebrauche, werde ich von der spezifischen Besonderheit des Objekts – seiner Integrität – verwandelt, sei es nun Bruckners Achte Symphonie, die mich bewegt, sei es ein Roman, der Assoziationen weckt, oder ein Freund, der mich zu etwas überredet.

3. *Ich verliere mich in der Selbsterfahrung.* Es ist nicht mehr möglich, zwischen einem Subjekt zu unterscheiden, das von einem Objekt Gebrauch macht, um sich einen Wunsch zu erfüllen, und einem Subjekt, auf das ein handelndes Objekt einwirkt. Das Subjekt befindet sich auf der dritten Ebene der Selbsterfahrung. Sowohl sein früherer Selbstzustand als auch die einfache Integrität des Objekts haben sich in der Erfahrungssynthese wechselseitiger Einwirkung „aufgelöst".

4. *Ich betrachte das Selbst als ein Objekt.* Ausgehend von der eigentlichen Selbsterfahrung reflektiert das Subjekt, wo es gewesen ist. Das ist der Ort des komplexen Selbst.

Unterschiede in der Fähigkeit, das Selbst zu erfahren

Selbsterfahrung kann man nicht vorwegnehmen. Manchen Menschen widerstrebt es, auf der dritten Ebene (im intermediären Bereich der Erfahrung) zu leben; sie beharren darauf, der Aufforderungscharakter des Objekts würde hier vermindert. Sie beziehen ihre Ansicht auf die Objektwelt und schwächen den evokativen – transformierenden – Aspekt der zur Verfügung stehenden Objekte. Unter Umständen schränken sie die Wahl der Objekte ein und schließen diejenigen aus, die ein hohes evokatives Potential besitzen. Wenn ich zum Zeitvertreib Immobilienannoncen lese, dann werde ich von diesem Objekt vermutlich weniger beeindruckt sein, als wenn ich Romane oder Zeitungen lese. An Selbsterfahrung reiche Menschen, denen die Dialektik des menschlichen Paradox Vergnügen bereitet, suchen sich Objekte mit evokativer Integrität, die für das Selbst eine Herausforderung bedeuten und es erweitern.

Wir können viel über die Selbsterfahrung eines jeden Menschen erfahren, wenn wir uns anschauen, welche Objekte er gewählt hat, und zwar nicht nur, weil die Objektwahl lexikalisch und daher für die Charaktersyntax kennzeichnend ist, sondern auch, weil sie auf die Vielfalt und Dichte seelischer Erfahrung hindeutet, die die jeweilige Person gewählt hat. Wenn wir ein aktives Leben führen, dann schaffen wir eine subjektivierte materielle Welt psychischer Signifikanz, die sowohl evokative Elemente früheren Wirkens enthält als auch neue Objekte bietet, die unser Idiom lebendig machen, indem sie uns in unsere Realität hineinspielen.

2. Das evokative Objekt

Unser Leben zu leben heißt unvermeidlich, von Objekten Gebrauch zu machen, die sich in ihrer Fähigkeit, Selbsterfahrung zu evozieren, unterscheiden. Im vorigen Kapitel habe ich gezeigt, wie manche Objekte im Laufe unseres Lebens mit unseren Selbstzuständen belegt werden, wie sie sich in mnemische Objekte verwandeln, die zuweilen frühere Seinszustände wiedererstehen lassen. Hinzu kommt, daß sie eine Gebrauchsstruktur besitzen, denn die Verwendung eines jeden Gegenstandes läßt ein inneres Profil seelischer Erfahrung entstehen, das für diesen Gegenstand charakteristisch ist. Darüber hinaus sind Objekte hinsichtlich der mit ihnen verbundenen Vorstellungen evokativ, sofern sie latente Begriffe ins Bewußtsein rufen.[1] Wenn ich mit meinem Sohn Sascha spiele, dann beschäftige ich mich mit einem anderen – meinem Kind –, das ein Set psychischer Ideen evoziert, die alle vom Begriff „Kind" gespeist werden. Wenn ich die National Portrait Gallery besuche, dann habe ich mit einem anderen Objekt zu tun, das ich hier der Einfachheit halber einen vom Begriff „Museum" evozierten Komplex von Ideen, Gefühlen, inneren Beziehungen und Gebrauchsmöglichkeiten nennen möchte.

---

[1] Die Untersuchung der Frage, wie Objekte als begriffliche Signifikanten dienen, ist ein weites und schwieriges Feld. Lacan hat – besonders in seiner Theorie der Symbole – darüber gearbeitet. Wenn wir uns aber überlegen wollen, wie ein Objekt – eine Bank zum Beispiel – eine komplexe begriffliche Matrix hervorbringt, dann müssen wir dem Signifikat den Vorrang einräumen, was Lacan ablehnt. Lacan interessiert sich für eine ganz andere Ordnung des Unbewußten, als die, die ich hier behandle; mir geht es darum, welchen Gebrauch das Subjekt von einem Objekt macht, um die einem Ding latent zugeschriebene Vorstellung zu nutzen. Vorläufig zumindest ist es so, daß Psychoanalytiker neuere Erkenntnisse über diesen Bereich des unbewußten Denkens eher in den Arbeiten bestimmter Philosophen der kognitiven Wissenschaften finden. Ich denke da besonders an George Lakoff, an ein Buch wie *Women, Fire, and Dangerous Things*. Obgleich mein Gebrauch der Worte „Vorstellung" und „Begriff" [concept] mit Lakoffs Erforschung der „Kategorien" des Bewußtseins keineswegs identisch ist, meine ich, die Psychoanalyse könnte aus seiner Analyse der Funktion mentaler Kategorien in dem, was wir für das unbewußte Denken halten, Gewinn ziehen. Greimas gibt uns in seinem Buch *On Meaning* außerdem ein überaus interessantes semiotisches Modell begrifflicher Darstellung, und Walter Ong untersucht in *Interfaces of the Word* die verschiedenen Typen imaginativen Denkens.

Da Objekte latent eine Vorstellung in sich tragen, regen sie psychologisch verschiedene Typen von Selbsterfahrung an. Deshalb ist es interessant zu beobachten, welche Vorstellungen hervorgerufen werden, wenn jemand von einem Objekt Gebrauch macht. Bergsteigen, Kammermusik machen, Schnorcheln, Partys besuchen, das sind alles verschiedene Erfahrungen, die mit unterschiedlichen Objekten und daher auch mit unterschiedlichen psychologischen Seins-, Gebrauchs- und Beziehungsformen zu tun haben und psychologisch auf unterschiedlichen Vorstellungen vom eigenen Sein gründen. Infolgedessen haben wir, wenn wir daran denken, uns mit einem dieser Objekte zu beschäftigen, unterschiedliche psychische Ideen, was wir damit tun wollen. Diese Ideen können bewußt, vorbewußt oder auch unbewußt sein.

Objekte können uns auf mindestens sechs verschiedene Arten stimulieren:

1. sinnlich
2. strukturell
3. begrifflich
4. symbolisch
5. mnemisch
6. projektiv

Sie besitzen einen sinnlichen Ausdruck, der, je nachdem, welche Sinne wir einsetzen, jeweils mit dem Gesichts-, Gehör-, Geruchs-, Geschmacks- oder Tastsinn wahrgenommen wird. Die sinnliche Basis eines Objekts zeugt zum einen von dessen Materialität, zum anderen von der körperlichen Ich-Relation zu ihm als einem sinnlichen Phänomen.

Die strukturelle Integrität eines Objekts beruht zum Teil auf seiner besonderen Zusammensetzung und auf seinem spezifischen Gebrauchspotential, so daß uns ein Objekt, wenn wir es benutzen, auf eine Weise beeinflußt, die seinem Charakter entspricht. Ein Fahrrad unterscheidet sich strukturell von einem Basketball, und jeder dieser beiden Gegenstände wird eine besondere innere Erfahrung bei uns fördern.

Objekte können auch selektiv mit früheren Selbsterfahrungen belegt sein, und manche verweisen auf Episoden aus unserer Vergangenheit und werden zu mnemischen Objekten.

Andere Objekte dienen dagegen als Behälter für etwas, das sich dynamisch projektiv entwickelt. Sie helfen uns, die verschiedenen Teile unseres Selbst und anderer zu erfassen, indem wir sie gebrauchen (beispielsweise wenn wir ein Buch über Thatcher lesen, um eine strenge Seite unserer Persönlichkeit weiterzuentwickeln). Mnemische Objekte bilden sich durch eine Art assoziativer Projektion, denn ein Selbstzustand ist in einem Objekt aufbewahrt, das seinerzeit gegenwärtig und Teil der Erfahrung der Person war, wie bei den Sandsteinfiguren an der Staße in Padua. Projektive Objekte sind dagegen ephemer und dienen dazu, unser Selbst (und seine inneren Objekte) durch die Projektion von Teilen des Selbst im Hier und Jetzt des Alltagslebens zu erfassen.

Schließlich haben Objekte Namen (wie Lacan betont), und sie sind Teil einer symbolischen Ordnung, so daß das Objekt, wann immer wir es gebrauchen, andere Signifikanten evoziert.

Eine Schaukel kann sinnlich wahrgenommen werden, indem man auf ihr sitzt, sich mit den Händen an den Ketten festhält oder sich mit den Füßen vom Boden abstößt beziehungsweise die Beine bewegt, um vor- und zurückzuschwingen. Als ein Objekt der Sinne ist die Schaukel auch propriozeptiv „begreifbar" insofern, als bei ihrer Benutzung unter anderem innere Koordinaten eingesetzt werden. Als Erfahrungsstruktur fördert sie eine für den Prozeß des „Schaukelns" spezifische innere Selbst-Episode. Für mich ist die Schaukel ein mnemisches Objekt, und als solches kann sie das Fehlen einer Zweierbeziehung und das Vorhandensein von Einsamkeit bedeuten. Als Begriff beinhaltet sie die Idee von Bewegung (auf und ab), von Spiel, Kindheit, Freude und so weiter. Als ein Wort in der symbolischen Ordnung ist „Schaukel" – im Englischen *swing* – mit anderen Signifikanten verknüpft (mit Swing, der Musik dieser Zeit und mit *swing*, den „Stimmungsschwankungen") und natürlich mit allen anderen Wörtern, an die man dabei denken mag.

Als lexikalische Elemente in der Syntax potentieller Selbsterfahrung können wir jedes Objekt zur Beschwörung eines speziellen Selbstzustandes verwenden, indem wir es hauptsächlich wegen seiner evokativen Fähigkeiten in einer der oben genannten Ordnungen einsetzen. Die Entscheidung, welches Objekt verwendet wird, gehört stets zu den unbewußten Zielen eines Menschen; wenn ich also mit meinem Sohn in einen Park gehe, in dem er schaukeln kann, so tue ich das vielleicht, weil ich das Wort zufällig assoziiert habe oder weil mir nach Auf und Ab zumute ist oder weil ich eine Schaukel gesehen habe und sie mich an ihre Funktion (das Objekt eines Kinderspiels zu sein) erinnert hat. Sobald ich dieses Objekt aber gebrauche – sei es, daß ich auf meinen Sohn aufpasse, sei es, daß ich selbst auf der Schaukel sitze –, wird es in mir seinen

Ausdruck wieder wachrufen, und zwar in allen sechs evokativen Kategorien, die im Drama der inneren Zustände eine Rolle spielen.[2]

Wie Worte stehen uns Objekte als Ausdruck zur Verfügung. Wir haben eine unendliche Zahl von Gegenständen vor uns, die wir auf unsere eigene besondere Weise nutzen können, um dem Selbst, das wir sind, zu entsprechen und es auszudrücken. Objektwahl ist ein solcher Ausdruck. Wenn ich an einem Samstagmorgen mit meinem Sohn lieber Fußball spielen möchte, als mit ihm das Museum für Technik zu besuchen, so, weil das Gespür – das wir meiner Ansicht nach selbst entwickeln müssen – eher für die Objekte „Sohn" und „Fußball" spricht als für die Objekte „Sohn" und „Technikmuseum". In einer solchen Wahl artikuliert sich nicht nur das Selbst (als sein Ausdruck); in der Wahl wird das Selbst auch mit seiner eigenen Integrität konfrontiert und gezwungen, sich psychisch weiterzuentwickeln.

Zum Beispiel: Wenn ich mit meinem Sohn Fußball spiele, dann betätige ich mich körperlich zusammen mit einem Kind-Anderen, wodurch ein komplexes Zusammenspiel evokativer Kategorien gefördert wird. Die Sinneseindrücke beim Fußball unterscheiden sich von den Sinneseindrücken beim Besuch eines Museums: Im ersten Fall wird aggressiv und aktiv gespielt; im zweiten erleben wir einen Ort reflektierenden Betrachtens. Kind und Fußball evozieren andere Begriffe (Wettkampf und körperliche Geschicklichkeit) als das Technikmuseum (wo man etwas über Technologie lernt). Die Wörter „Fußball" und „Technik" setzen Assoziationsketten von Signifikanten in Gang, die in sehr verschiedene hermeneutische Bereiche führen. Subjektiv weckt „Fußball" in mir Erinnerungen und Annahmen, die sich von den Teilen meines Selbst, die in den Objekten „Technik" und „Museum" stecken, deutlich unterscheiden. Diese verschiedenen evokativen Kategorien beschwören verschiedene „Ichs" herauf.

---

[2] Den vielleicht ersten systematischen Versuch, Freuds Theorie des Unbewußten neu zu fassen, unternahm Ignacio Matte-Blanco in seinem Buch *The Unconscious as Infinite Sets* sowie in seinem neueren, noch lesenswerteren *Thinking, Feeling, and Being*. Er tat dies mit dem Ziel, die verschiedenen Formen des Unbewußten (von denen Freud viele in dem Begriff „primärer Prozeß" zusammengefaßt hatte) gegeneinander abzugrenzen. Anders als Matte-Blanco bin ich überzeugt, daß es mehrere Systeme unbewußten Denkens gibt (beispielsweise folgen musikalisches Denken und visuelles Denken einer völlig anderen unbewußten Logik), dennoch ist Matte-Blancos Arbeit von grundlegender Bedeutung. Außerdem legt meiner Ansicht nach Didier Anzieus Erforschung verschiedener „psychischer Hüllen" ein Überdenken der differenzierten Komplexität des Unbewußten nahe; in diesem Zusammenhang sind seine Arbeiten *The Skin Ego* und *Psychic Envelopes* außerordentlich wichtig.

Wie ich im vorigen Kapitel erwähnte, ergeben sich Objekte oft zufällig, und diese aleatorischen Objekte evozieren psychische Texturen, die nichts darüber aussagen, wie Wünsche bewertet werden. Wir haben das aleatorische Objekt nicht gewählt, um ein Idiom des Selbst auszudrücken; im Gegenteil, das inspirierende Auftreten des Ungewählten wirkt auf uns ein und verschafft uns häufig eine ganz spezielle Art von Vergnügen: eine Überraschung. Es macht uns zugänglich, öffnet einen Bereich wie ein Schlüssel, der in ein Schloß paßt. In solchen Augenblicken können wir angesichts dieses unvermeidlichen wechselseitigen Zusammenspiels zwischen Selbst und Objektwelt und zwischen Wunsch und Überraschung sagen, daß Objekte uns benutzen.

Müßten wir die intermediäre (oder dritte) Ebene weiter untersuchen, würden wir, so glaube ich, herausfinden, daß ein wichtiges Charakteristikum der dritten Ebene darin besteht, daß das Individuum Gegenstände gebraucht und zugleich weiß, daß es, da der aleatorische Vektor so stark ist, seinerseits vom Objekt beeinflußt wird. Wenn ich ins Konzert gehe, um eine meiner Lieblingssymphonien zu hören, die von einem einfallsreichen Dirigenten aufgeführt wird, dann wird mir das symphonische Objekt als bekannte Struktur dienen, der ich mich überlasse, um mein Idiom weiterzuentwickeln. Häufig wird aber mein besonderer, unbewußter Gebrauch dieses Hörobjektes überraschend von der phantasievollen Neuschöpfung dieses Objekts durch den Dirigenten ersetzt werden – diese Gelegenheit versetzt mich dann ganz plötzlich in Gefilde, die ich, gemessen an der bisherigen Entwicklung meines Selbst durch dieses symphonische Objekt, noch nie wahrgenommen habe.

Wir wissen sozusagen, wo wir dritte Ebenen finden, die die Zusammenspiele des Lebens maximieren. Ein Konzert, ein Park, ein Strand, eine Sportveranstaltung oder eine Party mit Freunden dienen unserem Bedürfnis, uns selbst durch den Gebrauch von Objekten, die wir dort finden, hervorzuzaubern, während wir zugleich das Unerwartete genießen.

Formen der Selbsterfahrung

Ebenso wie der Gebrauch eines Objekts Selbsterfahrung heraufbeschwört, „spielen“ die Objekte ihrerseits in die vielen somatischen Sinne und mentalen Fähigkeiten hinein, die unsere psychische Struktur bilden. Um diesen komplexen Zusammenhang zu vereinfachen, will ich hier hinzufügen, daß Objekte in verschiedene Formen des Sich-selbst-Erfahrens hineinspielen, vorausgesetzt natürlich, daß wir unter einer Form der Selbsterfahrung ein psychosomatisch unterscheidbares Mittel zur Entwicklung von Selbstzuständen verstehen, wobei sich jede Form von anderen Formen fundamental unterscheidet und jede eine Fähigkeit der Person darstellt, mit ihrem von einem Objekt evozierten Idiom Erfahrungen zu machen.

Bisher habe ich betrachtet, wie ein Objekt, das Teil eines psychosomatischen Lexikons ist, sinnlich, strukturell, begrifflich, symbolisch, mnemisch und projektiv genutzt werden kann, um eine Syntax für Selbsterfahrung zu liefern. Jetzt möchte ich den Prozeß aus einer anderen Perspektive untersuchen. Wenn Objekte ein solches lexikalisches Potential haben, gibt es dann nicht verschiedene Formen innerer Erfahrung, um dieses evokative Lexikon unterschiedlich zu nutzen? Manche Kategorien solcher Erfahrung sind bereits durch das Wesen eines jeden evokativen Prozesses nahegelegt, zumal die sinnliche Wirkung anfangs beispielsweise von den Sinnen abhängt.

Ich habe nicht die Absicht, die verschiedenen Formen der Selbsterfahrung im einzelnen zu untersuchen, doch, um meinen Standpunkt zu verdeutlichen, muß ich ein Stück weit auf sie eingehen. Denn da wir unsere Erfahrungen auf verschiedene Weise machen, können wir eine Episode visuell, sprachlich, somatisch, akustisch, gestisch oder interpersonell darstellen. Jede dieser Grundformen der Selbsterfahrung folgt eigenen speziellen Gesetzen unbewußter Darstellung.

Jede Form eröffnet viele Arten der Kommunikation, die mit ihr homolog sind: Die Visualisierung eignet sich für die Malerei, die sprachliche Form für das Schreiben, die Gestik für den Tanz und so fort.

Wir können sagen, daß spezifische Darstellungsarten (das heißt Schreiben, Sprechen, Tanzen, Malen) Ausdruck von Formpotentialen sind. Malen ist nur eine mögliche Form, Erfahrungen zu machen. Das gleiche gilt für das Tanzen, Schreiben und die musikalische Komposition. Jedes Formpotential ist neurologisch, kognitiv und psychisch unterschieden und besitzt ein Profil, das sich aus vielen einzelnen Zügen zusammensetzt. Eine Erfahrung zu malen, zu tanzen, zu dichten oder zu komponieren heißt, eine Art der Darstellung mit der ihr eigenen einzigartigen Ästhetik zu wählen. Je nachdem, welche Art man wählt, gelangt man nicht nur zu einer anderen Darstellungsweise, man kommt auch zu einer gänzlich anderen Erfahrung des eigenen Selbstausdrucks.

Die Begabung von Künstlern besteht nur darin, daß sie von ansonsten gewöhnlichen menschlichen Fähigkeiten exzeptionellen Gebrauch machen, im allgemeinen weil Künstler mehr über die Geistesverfassung wissen.[3] Sehen wir, wie die englische Bildhauerin Barbara Hepworth ihre bildnerische Gestaltungsfähigkeit auf ihren Sinn für die Landschaft zurückführt, die sie in ihrer Kindheit geprägt hat.

> Alle meine frühen Erinnerungen bestehen in Formen, Silhouetten und Texturen. Als ich mit meinem Vater mit dem Auto durch die Landschaft von West Riding fuhr, waren die Hügel für mich Skulpturen; die Straßen bestimmten die Form. Vor allem gab es dieses Gefühl, sich physisch über die Konturen von Konvexem und Konkavem zu bewegen, durch Senken und über Gipfel, die man mit dem Bewußtsein, mit der Hand und dem Auge spürte, berührte, sah. Diese Empfindung hat mich nie verlassen. Ich, die Bildhauerin, bin die Landschaft. (Hepworth, S. 1)

Hepworth verbindet das Darstellungsmedium der Bildhauerin mit ihrer körperlichen Bewegung über die Konturen der Landschaft ihrer Kindheit. Offensichtlich bestimmten die Straßen die Form. Der Wagen, mit dem sie reiste, vermittelte ihr das Gefühl, sich über und durch die Landschaftskonturen zu bewegen, und dieses Gefühl (eine Kombination verschiedener Sinne) wurde zu einer psychischen Struktur, die jetzt ihre eigenen Formen hervorbringt. Wenn Hepworth mit den Händen einen Stein bearbeitet, ihm mit Hammer und Meißel Konturen gibt und Öffnungen schafft für das Spiel des Lichts, dann formt sie die Objektwelt so um, daß die äußere Realität jetzt den Stempel der psychischen Struktur trägt, das Objekt zu einem Zeichen für das Wirken zweier Realitäten wird.

Alexander Calder meint, sein Sinn für Form leite sich von einem anderen Objekt ab: „Ich glaube, der Sinn für Form, der meiner Arbeit zugrunde liegt, [...] entspricht der Struktur des Universums – oder manchen seiner Teile, denn das Universum ist ein ziemlich großes Modell, um danach zu arbeiten. – Die Vorstellung von losgelösten Körpern, die im Raum schweben, Körper verschiedener Größe und Dichte, vielleicht auch verschiedener Farbe und Temperatur, die von einer gasförmigen Hülle umgeben und durchsetzt sind, wobei sich manche von ihnen im Zustand der Ruhe befinden und andere sich auf spezi-

[3] In seinem Buch *Frames of Mind* (dt. *Abschied vom IQ*) spricht Howard Gardner vom Vorhandensein vielfältiger geistiger Verfassungen [intelligences]; er untersucht überzeugend und detailliert die verschiedenen „Intelligenzen“: sprachliche, musikalische, logisch-mathematische, räumliche, körperlich kinästhetische und persönliche. Meiner Auffassung nach ist es nur ein kleiner Schritt von dieser Behauptung zu der Vorstellung, daß es bestimmte Typen unbewußten Denkens gibt.

fische Weise bewegen – das scheint mir der ideale Ursprung der Form zu sein" (Calder, S. 561). Damit meine ich nicht, daß Calders Arbeiten das Universum repräsentieren oder daß Hepworths Skulpturen West Riding oder Cornwall darstellen. Aber beide Künstler drücken aus, daß bestimmte Charakterzüge der Objektwelt auf sie eine tiefgreifende evokative Wirkung ausgeübt und in gewisser Weise ihre transformativen Selbsterfahrungen begründet haben, so daß zur Zeit ihrer künstlerischen Reife (oder Fähigkeit) die subjektive Wirkung dieses evokativen Objekts zum Tragen kommt.

Solche Bemerkungen wie die von Hepworth und Calder werden häufig so verstanden, als ahmten Künstler die natürliche Welt nach. Aber sicherlich finden Hepworth und Calder ihre Metaphern für den eigenen Körper und die eigene Sensibilität „in" der natürlichen Welt, in Landschaften, die immer zum Teil Traumwelten sind, die ihr eigenes persönliches Idiom objektivieren und andererseits als beständiger Bezugspunkt mit einem evokativen Potential auf dieses Idiom dienen. Mit anderen Worten, Hepworths Idiom findet in der Landschaft eine Metapher ihrer Geistesverfassung, während sich für Calder die eigene geistige Verfassung im Universum objektiviert.

Eine Verfassung oder Form zu wählen ist wie eine Reise zu unternehmen. Soll ich in der Form des Dialogs, der Dichtung, des Tanzes, der Malerei oder der Musik durch meine Erfahrung reisen? Ein Formpotential ist eine Sammelstruktur zur Darstellung innerer Erfahrungen. Für mein Bewußtsein ist die Wahl der Form eine Art psychische Route, die man einschlägt, denn jedes Subjekt, das ja viele verschiedene Formen für das Sammeln von Erfahrungen besitzt, vermittelt sich in einem anderen Medium, so daß sein Spiel mit den Formen auch bedeutet, daß diese zugleich mit ihm spielen. Die Wahl der Darstellungsform ist eine wichtige, unbewußte Entscheidung hinsichtlich der Struktur der gelebten Erfahrung und Teil der unterschiedlichen Erotik des Alltagslebens.

Der Sinn des Bewußtseins

Wir können jetzt behaupten, daß jeder dieser unbewußten Denkvorgänge (beim anfänglichen Erfahrungenmachen sowie in den Darstellungshandlungen) Formen sind, in denen alle Erfahrungen, die dem Selbst verfügbar sind, vermittelt werden. Ferner ist, da diese verschiedenen Systeme miteinander vereinbar sind, das Subjekt ein Schauplatz unbewußter Formen, auf dem das Leben in dichten inneren Texturen psychischen Begreifens erfahren und dargestellt wird. Es ist interessant, daß Freud, als er in *Das Ich und das Es* über die verschiedenen unbewußten Zustände von visuellen Bildern, Wörtern und Gefühlen nachdachte, auch manches von dem ansprach, um das es uns jetzt geht, nämlich die Natur eines zutiefst unbewußten inneren Ortes, an dem die intermodalen Registrierungen und Darstellungen der Wirklichkeit stattfinden.

Er war überzeugt, daß wir *innere Wahrnehmungen* haben, die „Empfindungen von Vorgängen aus den verschiedensten, gewiß auch tiefsten Schichten des seelischen Apparates" (Freud, *G.W.*, Bd. XIII, S. 248) ergeben. Ich meine, solche *Empfindungen von Vorgängen* sind ein Sinn für die Wirkungsweisen der verschiedenen Teile des Bewußtseins, ein Sinn für die Reichweite ihres Realitätsdenkens – wohl eine Freudsche Basis für einen Begriff vom Sinn des Selbst. „Sie [die Empfindungen] sind schlecht gekannt", fährt er fort, „[...] Sie sind ursprünglicher, elementarer als die von außen stammenden [Wahrnehmungen, sie] können noch in Zuständen getrübten Bewußtseins zustande kommen." (ebd.) Während Freud darauf abzielt zu bestimmen, was er anderenorts endogene Wahrnehmung nennt, definiert er meiner Ansicht nach unseren Sinn für das ästhetische Wirken des Bewußtseins. Er schließt: „Diese Empfindungen sind multilokulär wie die äußeren Wahrnehmungen, können gleichzeitig von verschiedenen Stellen kommen und dabei verschiedene, auch entgegengesetzte Qualitäten haben." (Freud, *G.W.*, Bd. XIII, S. 250) Sehr nahe an seiner Behauptung, wir besäßen einen von einer psychischen Realität abgeleiteten „multilokulären" Sinn, der sich aus vielen verschiedenen Erfahrungsformen ergibt, betont Freud später in *Das Ich und das Es*, welche Arbeit das unbewußte Ich bei der Konstruktion der psychischen Realität leistet, und nach meiner Auffassung legt dieser Prozeß – die Arbeit des unbewußten Ich – eine Theorie nahe, die die synthetischen Anordnungen des multilokulären Sinnes betrifft.

Der größte Teil dieser psychosomatischen Ich-Arbeit erreicht niemals die Stufe der Bewußtheit. Und wenn das geschieht, dann tritt diese im psychischen Leben dergestalt auf, wie wir gewöhnlich die dichte Textur unseres inneren Erfahrungen-Machens darstellen. Das repräsentierende Unbewußte ist hermeneutisch dynamisch: Es besteht darin, die Welt bedeutungsvoll zu machen. Die Arbeit des unbewußten Ich ist dagegen vom nichtdarstellenden Unbewußten gekennzeichnet; es wählt Objekte aus und gebraucht sie, um das Selbst im Erfahrungen-Machen zu disseminieren und es so zu artikulieren und zu bereichern. Hier ist das Ziel nicht, Bedeutungen zu schaffen oder die Wirklichkeit als solche zu interpretieren, sondern mit der Wirklichkeit umzugehen, um mit Objekten, die das Selbst ins Sein freisetzen, Erfahrungen zu machen.

Das unbewußte Ich ist im Besitz der Logik, mit deren Hilfe das Subjekt Formen der Erfahrung wählt, was ich oben den Eros der Form genannt habe. Es bestimmt, welche Form spezielle mentale Inhalte enthält und sie weiterverarbeitet. Wenn ein Analysand heftige Kastrationsangst zeigt, indem er zwanghaft prüft, ob alle Türen im Haus geschlossen sind, dann wählt das Ich eine solch dramatische Form, um diesen mentalen Inhalt darzustellen. Allerdings könnte dieser spezielle mentale Inhalt – das wäre eine Alternative – unter anderem auch in verbaler Form dargestellt werden (wenn ein Patient häufig das Wort „Tür" variiert) oder visuell (indem er von Türen träumt) oder somatisch (indem er rot wird und einen Angstanfall erleidet, wenn er beispielsweise seinem Geschäftspartner die Türen öffnet). Die spezifische „Intelligenz" in diesem unbewußten Vorgang liegt in der Fertigkeit, Formen zu wählen, anhand derer man spezielle Erfahrungen leben kann. Zu spüren, welche Formenkombination zur Verarbeitung einer Episode gewählt werden muß oder welche Darstellungsformen für die nachfolgende Wiedergabe zu verwenden sind, ist die wichtigste Aufgabe dieser Intelligenz und ihr Vergnügen. Ein pathologisches Ich wird sich natürlich in der wiederholten Wahl derselben Formen derartigen Selbsterfahrens niederschlagen, ebenso wie sich psychisches Wohlbefinden in der Fähigkeit des Ich niederschlägt, verschiedene Erfahrungsweisen und den Ausdruck des Idioms eines Subjekts zu erleichtern.

In diesem Kapitel habe ich in Umrissen die Unterschiede im evokativen Potential von Objekten dargestellt, um nun genauer betrachten zu können, welche Wirkung ein Objekt im Augenblick seiner Verwendung hat. Freilich kann ein Objekt den verschiedensten Kombinationen formalen Gebrauchs unterworfen sein, wenn es darum geht, daß sich das Selbst durch Erfahrungen ausdrückt. Ich habe auch über einige Gebrauchsweisen gesprochen, die das Subjekt auf das Objekt anwendet, wobei ich mich von der Überzeugung habe leiten lassen, daß dem radikalen Unterschied in den Formen der Darstellung nicht minder unterschiedliche Mittel des psychischen Verstehens und Verarbeitens gegenüberstehen. Wenn es mir gelungen ist, diese beiden Orte in der Dialektik zu skizzieren – das Spektrum der unbewußten Formen, die dem Ich für ausgewählte Selbsterfahrung zur Verfügung stehen, und das dem Objekt immanente Spektrum menschlicher Gebrauchsfunktionen –, dann habe ich vielleicht einen Beitrag zur Würdigung dessen geliefert, was ich unter psychischem Text beziehungsweise psychischer Textur verstehe, nämlich wie das Ich nicht nur wählt, welchen Aspekt eines Objekts es gebrauchen will, sondern auch, welches subjektive Verfahren es bei dessen Gebrauch anwenden will. Fügen wir dem noch hinzu, wie aleatorisch wir zu Objekten kommen und wie drängend die Forderungen der Triebe sind, dann wird uns, wie ich glaube, die Dichte der ästhetischen Leistung des Ichs im Sammeln von Erfahrungen noch deutlicher, ähnlich wie wir vorher seine Geschicklichkeit beim Träumeschmieden bewundert haben.

Die Spielarbeit der Psychoanalyse

Der Analytiker und sein Patient befassen sich mit einem höchst komplexen Vorgang, indem sie das, was unbewußt ist, ins Bewußtsein zu heben suchen. Ausgehend von diesen Bewußtseins- und Technikmodellen, die die unterschiedliche Einschätzung der Bewegung vom Unbewußten zum Bewußten begrifflich zu fassen suchen, möchte ich nun eine andere Perspektive hinzufügen – eine Perspektive, die sinnlos wäre, hinge sie nicht mit den anderen Auffassungen über die Bedeutungsfindung zusammen, und die unsere positive Beurteilung gewisser Arbeiten innerhalb einer Analyse erhöht.

Ich meine einen bestimmten Typus von wechselseitiger unbewußter Arbeit, die beide Beteiligten in einer Psychoanalyse leisten. Auf sie werde ich in den folgenden Kapiteln, wenn ich untersuche, wie verschiedene Objekte im Subjekt, das diese Objekte gebraucht, unterschiedliche Selbstzustände evoziert, noch näher eingehen. Doch möchte ich schon an dieser Stelle unterstreichen, daß beide, der Analytiker und der Patient, ständig unterschiedliche Elemente im jeweils anderen evozieren. Wenn ein Analytiker mit einem Patienten spricht, dann hat er vielleicht eine klare Vorstellung von dem im Kopf, was er dem Patienten sagen will, und das ist analytisch vollkommen sinnvoll. Aber wir wissen nur zu gut, daß der Analysand praktisch von allen Deutungen gleichermaßen beeinflußt wird (wie könnte es auch anders sein?). Jede Deutung evoziert beim Analysanden Assoziationen, Denkkategorien und Selbstzustände und setzt in ihm subjektiv etwas in Bewegung, das schließlich mehr vom Idiom seines Denkens mobilisieren wird als von dem ursprünglichen Beitrag des Analytikers.

Sobald der Analytiker ein Traumbild kommentiert, eine Frage stellt oder eine Deutung formuliert und zu Recht annimmt, er objektiviere die disseminierte Subjektivität des Analysanden, gibt er dem Patienten und der Analyse sogleich eine neue Richtung. Dadurch, daß die Kommentare des Analytikers komplexe affektive, ideatorische, erinnerungsträchtige, somatische und kognitive Wirkungen im Analysanden evozieren, bildet sich ein neuer Vektor von Assoziationsspiel und Arbeit.

Obwohl also, wie ich gezeigt habe, jedes Ich seine eigene ästhetische Intelligenz besitzt, erkennt es, wenn es sich in menschlicher Interaktion befindet, doch einen Ort der Kommunikation, der ihm wohlbekannt ist. An diesem Ort entwickelt sich die Wirkung der Evokationen des anderen auf das eigene Selbst weniger in seiner Bedeutung weiter, vielmehr ist sie für die verschiedenartigen Wirkungen dieser Handlung offen. Das Ich weiß gewissermaßen, daß Bedeutungszusammenhänge durch mentale Handlungen, die wir Ersatzhandlungen oder Symbolhandlungen nennen, immer zerstört und unterlaufen werden. Das ist sein Lebensraum, seine Sprache. Und wenn zwei Subjekte interagieren, besitzen beide ein Ich, das genau in dieser Weise auf das jeweils andere Ich einwirkt; genauer gesagt, jedes Subjekt, das das Wort und die Gegenwart des anderen aufnimmt, ist den Evokationen des Selbst ausgesetzt, die ein Ganzes bilden und sich dann in den Disseminationen verstreuen, die das Ich, das die Bedeutungen im Leben verarbeitet, bereitgestellt hat. An sich weiß jedes Ich-Paar, daß miteinander zu kommunizieren bedeutet, einander zu evozieren und im selben Augenblick nach den Gesetzen der Arbeit des Unbewußten beeinträchtigt zu werden. Wird man vom Unbewußten des anderen berührt, so wird man von den Stürmen des Primärvorganges zu weitschweifigen Assoziationen und Entwicklungen getrieben, die über die persönlichen Verbindungen der eigenen Subjektivität erreicht werden. Den anderen zu kennen und von ihm gekannt zu sein ist ebenso ein Akt unbewußter Evokation, der die Subjekte trennt und die Einsamkeit des Selbst ankündigt, wie er ein Akt intelligenten Begreifens ist, bei dem man seine Kenntnis des Selbst und des anderen in kohärentes Denken und Sprache umsetzen kann.

Im vierten Kapitel werde ich untersuchen, wie sich in einer Psychoanalyse gewisse dauerhafte psychische Strukturen bilden. Um zu verstehen, weshalb ich die unbewußten Faktoren, die zu solchen Strukturen beitragen, so betone, ist es wichtig, im Auge zu behalten, welche Mittel zwei Subjekte einsetzen, um einander zu evozieren: Sie führen eine wechselseitige Beteiligung an einfacher und komplexer Selbsterfahrung ein, bei der beide Beteiligten Momente tiefer Erfahrung und Episoden reflexiver Objektivierung erleben. Das nenne ich *Spielarbeit*; damit bezeichne ich das Hin und Her zwischen Arbeit und Spiel, zwischen Reflexion und Erfahrung, das zwischen den beiden Beteiligten in einer Psychoanalyse stattfindet.

Doch erst einmal ein Zwischenspiel, bei dem ich betrachten möchte, wie unser Idiom eigentlich den anderen informiert und bei ihm Spuren seines Wesens hinterläßt.

3. Genese der Persönlichkeit

„Unbemerkt geht beständig etwas in uns um, man könnte es Grübelei nennen, oder Spekulation oder auch einen summenden Kommentar; und dieses Etwas ist das Saatbeet für das Schaffen“ schreibt Helen Vendler (S. 226) und fährt fort: „Keats nannte diesen Zustand ‚leichte Träume‘ [dim dreams] voller ‚aufwühlender Schatten und rätselhafter Schlaglichter‘.“ Sie zitiert Wordsworth:

> Doch ewigem Fragen: nach Gehalt
> und Sinn der äußeren Gestalt:
> (Ist's Blendwerk, schwindende Kontur?)
> Wahnbilder einer Kreatur,
> Die kreist in unerschaffnem Weltenring. (Ode. *Intimations of Immortality*)

In bewußten Augenblicken nehmen wir diese „dim dreams“, die uns innerlich aufwühlen, teilweise wahr, obgleich solche inneren Empfindungen in der Erinnerung nicht die Genauigkeit von Trauminhalten haben. Unsere innere Welt, der Ort der psychischen Wirklichkeit ist zwangsläufig weniger kohärent als die Bilder, die wir uns davon machen. Ein sich wandelndes Gemisch aus Halbgedanken, unvollständigen Visualisierungen, Dialogfetzen, Erinnerungen, unerinnert tatsächlich Vorhandenem, sexuellen Zuständen, Antizipationen, Trieben, ungewußten und doch bestehenden Bedürfnissen, vagen Intentionen, momentaner geistiger Klarsicht und ungelebten Teilhandlungen: Man könnte diese Aufzählung beliebig fortsetzen, um die Komplexität des Subjekts zu charakterisieren, doch die bloße Skizzierung seiner Eigenschaften leistet, gemessen an der Wirklichkeit, nur schlechte Dienste. Das gleiche gilt für die Selbstdarstellung. Wie drücken wir das Selbst aus? Wir sprechen, aber immer nur partiell, und das Unausgesprochene gehört ebenso wesentlich zu unserer Äußerung wie das tatsächlich Artikulierte. Das Symbolische, dessen Regeln dem Unbewußten vertraut sind, verbindet Signifikanten zu unendlichen Bedeutungsketten, während Diktionstextur und Klangbilder des Individuums ihre eigene Sprache sprechen. „Im Gedicht funktioniert das Bild wie der Nerv eines denkenden Gehirns“, schreibt Seamus Heaney (S. 78) über ein Gedicht von Yeats. Wir wollen noch einen Schritt weiter gehen: Bilder sind eine andere Art des Selbstausdrucks; jedes Bild ist eine intensive Verdichtung vieler Ideen, die gleichzeitig gedacht werden. Wir betrachten auch das stumme, nur gestische Gebärden- und Maskenspiel des anderen. Über den „Lebenswert einer Geste ..." schreibt Lukács: „Die Geste ist nur jene Bewegung, die das Eindeutige klar ausdrückt [...], das einzige, was in sich selbst vollendet ist." Und er schließt: „Die Geste allein drückt das Leben aus" (Lukács, S. 44), eine Ansicht, zu der Winnicott viele Jahre später kommen sollte, als er den Ausdruck „wahres Selbst" prägte, um dem Lebenszeichen im Individuum einen Namen zu geben. Wir könnten nun zum somatischen Ausdruck als einer anderen Ebene der Darstellung übergehen; ja, bis zur unterschwelligen Arbeit des richtigen Denkens, das sich in der unbewußten Logik folgerichtig entwickelt. Wir könnten noch so viele Wege des Selbstausdrucks auflisten, dem Wesen des menschlichen Ausdrucks würden wir niemals gerecht.

Als Psychoanalytiker jedoch befinden wir uns, wenn wir eine seelische Krankheit entziffern müssen, auf einem ganz anderen Terrain; seelische Störungen scheinen den Selbstausdruck des Individuums so zu beeinflussen, daß der Kontakt mit der rätselhaften Komplexität des seelischen Lebens aufgekündigt wird. In seinen *Studien über Hysterie* erzählt Freud über eine Bergbesteigung, die er eines Sommers in den neunziger Jahren in den Hohen Tauern unternommen hatte: „[...] erfrischt und ausgeruht saß ich dann, in die Betrachtung einer entzückenden Fernsicht versunken, so selbstvergessen da, daß ich es erst nicht auf mich beziehen wollte, als ich die Frage hörte: ‚Ist der Herr ein Doktor?'" Eine ziemlich depressive, aber wir können hinzufügen, auch entschlossene junge Frau von achtzehn Jahren sprach den berühmten Doktor auf dem Gipfel an und berichtete von ihren Symptomen. „Es kommt ganz plötzlich über mich. Dann legt's sich zuerst wie ein Druck auf meine Augen, der Kopf wird so schwer und sausen tut's, nicht auszuhalten, und schwindlich bin ich, daß ich glaub', ich fall' um", und Katharina fährt fort mit ihrer Beschreibung. Dann fragt Freud: „Denken Sie was, oder sehen Sie was vor sich, wenn Sie den Anfall haben?" – „Ja", antwortet sie, „so ein grausliches Gesicht seh' ich immer dabei, das mich so schrecklich anschaut, vor dem fürcht' ich mich dann.'" Und Freud, dem detektivischen Selbst eines Poirot getreu, geht der Geschichte nach, entwirrt Hinweise, und hilft auf zweitausend Meter Höhe seiner unverhofften Analysandin, ihr Rätsel zu lösen. (Freud, *Gesammelte Werke*, Bd. 1, Werke aus den Jahren 1892–1899, S. 184 ff.)

Natürlich kennen wir das Ende der Geschichte. Die Psychoanalyse konzentrierte sich auf Symptome, die ein ausgesprochenes seelisches Leiden hervorriefen; sie benannte Falltypen – den Hysteriker, den Obsessiven und so weiter

– um Gruppen verbreiteter Leiden zu identifizieren, und sie hat in unserer Zeit die Menschheit nach psychischen Charaktertypen klassifiziert: den Borderline-Typus, den Neurotiker, den Schizophrenen und so fort. Man kann sich allerdings fragen, ob wir nicht unwissentlich die durch Krankheit hervorgerufenen Einschränkungen durch unsere eigenen entsprechenden Beschränkungen in der Theorie verdunkelt haben. Freuds gedankenverlorenes Selbst wurde unterbrochen, als er dem Symptom eines jungen Mädchens Aufmerksamkeit schenkte, ebenso wie er später sein Versunkensein in die Tiefen seiner Selbstanalyse unterbrach, um andere zu behandeln. Hat die Psychoanalyse ihr früheres Anliegen aufgegeben, sich in Gedanken zu verlieren und in die Komplexität der Subjektivität einzudringen, indem sie ihre Aufmerksamkeit auf die identifizierbaren Beispiele seelischen Lebens konzentrierte: das Symptom, die offensichtlichen Charakterzüge, die erzählte Geschichte?

Ich behaupte nicht, es sei ein Irrtum gewesen, dem Symptom oder der geistigen Struktur einer Charakterpathologie Beachtung zu schenken; sicherlich ist es nötig, den Blickwinkel zu verengen, um über das Wesen seelischer Krankheit nachzudenken. Aber wenn wir eine derartig objektivierte Selbsterfahrung für die grundlegende Charakterisierung des inneren Lebens halten, dann leiten uns Symptome, Abwehrhaltungen und Trauminhalte in die Irre. Wie wir alle, so ist auch ein gedankenverlorener Freud ein Beteiligter an seinem eigenen Schicksal und ebenso ist der Traum, der uns in Einheiten narrativer Erfahrung zusammenschließt, für das Leben typisch.

Genese der Traumarbeit

Ich möchte die Traumbildung des Individuums zum Modell für die Artikulation des Charakters einer Person nehmen und so dem menschlichen Subjekt ein anderes – oder zumindest ein komplexeres – Schicksal zusprechen, als es das ich-psychologische Ideal mit seiner zunehmenden Adaptation an die Wirklichkeit tut. Denn obwohl richtig ist, daß wir im Laufe unseres Lebens differenziertere geistige Strukturen entwickeln, die es dem Selbst ermöglichen, auch eine größere psychische Integration und verstärkte Ich-Fertigkeiten zur Anpassung an die Wirklichkeit zu erreichen, scheint es mir nicht minder gültig zu sein, daß wir im Laufe unseres Heranwachsens auch immer komplexer und für unser Selbst immer geheimnisvoller werden und damit weniger an die Wirklichkeit angepaßt sind. Wie ist dieser verwirrende Widerspruch zu verstehen?

Es gibt, wie Freud uns gelehrt hat, eine Psychopathologie des Alltagslebens, für die die Äußerung latent unbewußter Gedanken durch Fehlleistungen des Ichs charakteristisch ist: Wörter werden verdreht oder vergessen, Handlungen werden so verpfuscht, daß man andere verborgene Vorstellungen dahinter vermuten muß. Wenn wir Glück haben, träumen wir jede Nacht, und dieses Ereignis ist für die seelische Gesundheit so ausschlaggebend, daß das Ausbleiben von Träumen gelegentlich zu einer klinischen Psychose führen kann. In menschlichen Beziehungen projizieren Individuen regelmäßig Teile ihrer selbst in andere und formen ihre Beziehungswelt entsprechend dem Idiom ihrer Innenwelt, wodurch sie sich einen Kreis von Freunden schaffen, die eine heimliche Kultur der Wünsche des Subjekts bilden.

Verbale Fehlleistung, symptomatischer Ausdruck, Deckerinnerungen, erotische Phantasien, Träume, Übertragungen, somatische Zustände, gewöhnliche Beziehungsprojektionen oder Stimmungen, all das sind Züge von Subjektivität, die es der Person ermöglichen, sich selbst unbewußt auszudrücken. Das Selbst entwickelt sich nicht unbewußt; das Selbst *ist* vielmehr Unbewußtheit, es ist eine ganz besondere innere Gegenwart und erhält seine Richtung zuverlässig durch die Formen, die „es" verwendet, um sich zum Ausdruck zu bringen. Wenn das mysteriös klingt, so, als spreche man der Subjektivität eine Bewegung außerhalb unseres Bewußtseins zu, sei's drum: Wir selbst sind für unser Bewußtsein das Mystifizierende. In mancherlei Hinsicht sind wir von vornherein so; ich glaube, daß jeder von uns von Geburt an mit einem einzigartigen Idiom psychischer Organisation ausgestattet ist, das den Kern unseres Selbst bildet; erst in den folgenden ersten Jahren unseres Lebens werden wir das Kind unserer Eltern, werden wir von der impliziten Logik ihrer unbewußten Beziehungs-Intelligenz, je nach Lebensstil der Familie beeinflußt: Wir werden zu einer komplexen Theorie des Selbstseins, über die das Kleinkind nicht nachdenkt, sondern die es sich operational, durch Praxis aneignet.

Unser privates Idiom und sein operationales Reifen zu der Fähigkeit, Fürsorgeprozesse (die Seinstheorien verkörpern) zu übernehmen, führen dazu, daß wir alle als Erwachsene zwar einen erheblichen Teil unseres Selbst (im Grunde uns) irgendwie genau, jedoch unreflektiert kennen. Die Theorie vom Es war ein entscheidender erster Schritt, uns das wichtige „Es-Sein" begrifflich faßbar zu machen, etwas, das unseren Kern ausmacht, das unser Bewußtsein antreibt: eine Figuration der Persönlichkeit, die spezielle Objekte heraufbeschwört, um durch solche Objektivierungen deren Kode zu entschlüsseln. Vor allem unser Es-Sein beziehungsweise unser Idiom ist unser Mysterium. Wir stellen uns

Objekte vor, wir träumen, abstrahieren, wählen sie, bevor wir wissen, warum, und selbst dann wissen wir so wenig.

Wenn sich ein Kind entwickelt, dann sucht es sich Freunde, bestimmte Spiele und Objekte, die es intellektuell interessieren, und es wählt sich Aspekte seiner Mutter und seines Vaters, um seinem Selbst Ausdruck zu verleihen. Diese Wahl geschieht günstigstenfalls spontan und unbewußt, so wie die *jouissance* des wahren Selbst als „Es" ihr Glück im Begreifen ganz bestimmter Objekte findet, die ihr eine spezielle Erfahrung vermitteln. Diese Freude spiegelt das innere Empfinden des zum Sein freigesetzten Selbst wider, und die Freude, die ein Kind bei der Auswahl seiner Wunschobjekte haben kann, ist für jeden, der es beobachten kann, unverkennbar. Aber wir sehen auch, wie Kinder von einer Stimmung gebremst werden, worüber Freud und Breuer bereits 1897 schrieben und was, wie sie meinen, beweist, daß da ein unbewußter Konflikt am Werke ist. Kinderpsychotherapeuten beobachten Kinder, die mit inneren Objekten ringen, die von den Konflikten des intrapsychischen Lebens herrühren, ebenso wie sie in der Gegenübertragung spüren können, daß das Kind einen Teil von Mutter oder Vater, der durch die elterliche projektive Identifikation in es verlegt ist, wiedergibt. Natürlich hat jedes Kind seine eigene spezielle Lebensgeschichte, die sich aus den wesentlichen Bestandteilen seines Lebens zusammensetzt: dem ersten Schultag, der ersten körperlichen Verletzung, einem Trauerfall in der Familie, einem Umzug.

Doch wie sollen wir den Charakter der inneren Welt beschreiben, wenn sie so dicht und komplex ist? Wir haben es nicht mit getrennten oder sich überschneidenden Entwicklungslinien zu tun, sondern mit einem Irrgarten fortschreitender Übergänge. Obwohl unsere Innenwelt die mehrwertigen Faktoren unserer Erfahrungsmomente registriert und sie zu Perzeptionen, Introjekten, Wunschobjekten, Erinnerungen, somatischen Ausdrücken und anderen Texturen verdichtet, *werden wir zu einer Art Traum*: überdeterminiert, kondensiert, verdrängt, symbolisch. Instinktiv, Ich-typisch, rezeptiv und unfallgefährdet „bearbeiten" wir unsere Tage in ihrem ideellen Status als vage Denkformen. Unsere Wochen, Monate und Jahre vergehen, während wir beständig Erfahrungen in psychisches Material umsetzen, das meiste davon außerhalb des Bewußtseins, aber sicherlich vorbewußt vertraut als „unsere" innere Textur.

Natürlich entstehen dabei Leitmotive. Wir haben bestimmte Muster für unser Sein. Wir können zu Recht behaupten, eine Identität zu haben, und wir wissen ganz gut, worüber wir sprechen, wenn wir über uns sprechen. Aber diese „Inhalte" sind nicht mehr und nicht weniger Lebensstoff, als die Trauminhalte Traumarbeit sind. Die meiste Zeit sind wir einfach wir selbst und mit dem Leben wie mit der Traumarbeit beschäftigt, und obwohl wir an dieser Stelle der Selbstdissemination ein Gespür für das eigene Sein haben, ist es doch eher so, als lebten wir im wesentlichen chaotisch.

Wie könnten wir unseren Status als einfaches Selbst, das in die projektive Subjektivierung der Wirklichkeit versunken ist, anders beschreiben denn als ein Chaos von Formen, wenn wir doch unser Bewußtsein auflösen, Teile unseres Selbst in Erfahrungsmomente disseminieren, uns von Objekten, die zufällig auftauchen, evozieren lassen und umgekehrt diese Objekte als lexikalische Elemente in der Werkstatt unseres Idioms verwenden? Um das einfache Selbst zu sein, das Erfahrungen sammelt, muß das Individuum auf die Selbstobjektivierung verzichten und sich der Erfahrung überlassen – eine Lösung, die für die Subjektivierung der Wirklichkeit notwendig ist. Die beständige und unablässige Selbstbeobachtung des Schizophrenen ist in mancher Hinsicht ein Beweis für seine Schwierigkeit, sich produktiver Projektion zu überlassen. Die Furcht, in der Objektwelt in eine Falle zu geraten oder das Selbst durch einen solchen Verzicht zu verlieren, hält manche psychotischen Menschen davon ab, sich dem Erträumen ihres Lebens zu überlassen.

Tatsächlich beweist die Fähigkeit, die Traumarbeit des eigenen Lebens zu sein und das Bewußtsein den schöpferischen Fragmentierungen der unbewußten Arbeit zu überlassen, ein Grundvertrauen in die verläßliche Beziehung zwischen solchen Träumen und dem Bewußtsein, das zu unseren Reflexionen führt. Zu wissen, daß wir aus unserem Träumen erwachen werden, daß wir Episoden der Selbstbeobachtung und Analyse ertragen, hilft dem Individuum, auf die Einsicht zu bauen, daß es sich den Subjektivierungen hingeben kann. In der Tat hängt dieses Vertrauen eng damit zusammen, wie unsere ersten Lebensjahre verlaufen sind, als wir noch ein einfaches Selbst waren, das Erfahrungen sammelte und an der denkenden und träumenden Welt des mütterlichen Unbewußten Anteil hatte. Wenn das Kind spürt, daß seine Subjektivität von der es haltenden Umgebung elterlicher Sorge und später von den sich entwickelnden Strukturen des eigenen Bewußtseins getragen und bewahrt wird, dann erscheint ihm die Subjektivierung der Welt genehmigt, verbrieft und garantiert. Doch wenn dieses Recht nicht gesichert ist, dann wird ein Kind zögern, die Elemente seines Selbst seinen Erfahrungen zu überlassen: Ein solcher Verzicht erschiene ihm lebensgefährlich.

Wir träumen uns ins Sein, indem wir Objekte gebrauchen, die unser Idiom stimulieren, um es zu lebendigem Ausdruck zu bringen. Wir denken überhaupt nicht darüber nach, während wir das tun. Wir sind einfach in etwas – in unserer Traumarbeit –, und das ist für sich genommen ein Vergnügen. Es ist die *jouissance* der Subjektivität, die Mittel zu finden, um sich in die Wirklichkeit hineinzuträumen; wahre Freude liegt darin, ein Objekt zu finden, das die subjektive Erfahrung trägt, die uns transformieren kann, wenn sie eine latente tiefliegende Struktur in einen Ausdruck an der Oberfläche verwandelt.

Winnicott hob hervor, wie sich in der Begeisterung des Kindes beim Spiel das Risikogefühl ausdrückt, dem es sich aussetzt, wenn es sich seiner Phantasie überläßt. Was wird sich ergeben? Was wird geschehen, wenn man sich dem Spiel hingibt? Oder genauer, wer werden wir, wenn wir unser Idiom im Spiel ausdrücken? Eine Persönlichkeit zu sein, das eigene Idiom lebendiger Erfahrung auszusetzen erfordert eine gewisse Risikobereitschaft, weil das Subjekt den Ausgang nicht kennt; ja, eine Persönlichkeit zu sein heißt, ins Leben entlassen worden zu sein, und zwar nicht als eine an sich erkennbare Entität, sondern als Idiom einer menschlichen Ausdrucksform. Selbst in diesen Augenblicken des Selbstausdrucks wird das Individuum seine eigene Bedeutung nicht kennen, seine Reflexionen werden immer hinter ihm selbst zurückbleiben, öfter wird es von seinem „Es-Sein" beunruhigt sein und doch erleichtert durch die *jouissance* seiner Wahl.

Persönliche Wirkungen

Kenne ich die Persönlichkeit des anderen, weiß ich, wer der andere wirklich ist? Weiß ich, wie ich die Subjektivität des anderen irgendeinem Sammelbegriff zuordnen kann? Nur in begrenztem, wenn auch nützlichem Ausmaß, wie wir sehen werden. Aber wir können die Wirkungen, die jemand persönlich ausübt, beobachten und bis zu einem gewissen Grad die lexikalischen Ausdrücke seines Idioms feststellen, die in seiner Objektwahl implizit vorhanden sind, auch wenn das, was wir da sehen, eher eine kunterbunte Sammlung manifester Texte ist. Ich kann das Haus eines Freundes besuchen und entdecken, daß er für die Wände seines Wohnzimmers Himmelblau gewählt hat, Weiß für die Küche, einen Rostton für sein Arbeitszimmer. Ich sehe vielleicht, daß er Schallplatten sammelt, besonders Mahler, und stelle fest, daß es Aufnahmen von Simon Rattle und Klaus Tennstedt sind. Ich merke, daß seine Bibliothek hauptsächlich aus Belletristik besteht, vor allem aus Kriminalromanen, daß er aber zahlreiche Bücher über Orientteppiche besitzt, was zu dem Umstand paßt, daß viele solche Teppiche im Haus verteilt sind. Fotos vom Fischfang sagen mir, daß er gern fischen geht; eine Menge von *haute cuisine*-Töpfen und -Pfannen sagen mir, daß er gern kocht; ein unaufgeräumter Schreibtisch, daß er nicht besonders gut organisiert ist; ein Becher voller gespitzter Bleistifte und ohne Federhalter, daß er Fehler lieber ausradiert und darauf eingestellt ist, daß sie auftreten werden; das Fehlen eines Fernsehers, daß er vielleicht versucht, sich nicht beeinflussen zu lassen; man könnte diese Aufzählung endlos fortsetzen. Doch was haben wir daraus gelernt? Nun ja, ein paar Beweise für seine persönliche Wirkung habe ich schon, aber leider weiß ich nicht, was diese Objekte für ihn bedeuten. Ebensowenig kann ich annehmen, daß er alles, was ich sehe, tatsächlich selbst ausgewählt hat. Schließlich können die besonderen Mahler-Aufnahmen ein Geschenk von einem Freund sein und die glänzenden Töpfe ein Ausdruck eines nie verwirklichten Wunsches. Aber ich glaube, mit Recht sagen zu können, daß viele von den Gegenständen, die ich sehe, in der Tat das Träumen meines Freundes widerspiegeln; wie Traumrequisiten sind sie überdeterminierte, möglicherweise verdichtete Wünsche und Bedürfnisse (die Töpfe könnten Schwierigkeiten wiedergeben), oder sie sind vielleicht Substitutionen (statt einer roten eine blaue Wand) oder ein Ersatz (Kriminalromane statt Pornographie). Ich glaube also, wir sehen etwas von seiner Traumarbeit, obwohl uns seine latenten Traumgedanken nicht zugänglich sind.

Allerdings stellen wir uns den Raum ohne seinen Bewohner vor. Was wäre, wenn wir beobachten könnten, wie dieser Mensch sich in seinem Raum bewegt, Dinge aufbewahrt, mit ihnen umgeht, wie er sozusagen seiner Person Gestalt verleiht? Um diese Vorstellung präziser zu machen und den Punkt, um den es mir geht, hervorzuheben, nehmen wir an, es handle sich um das Idiom eines geisterhaften Menschen. Wir befinden uns also mit einem Geist in einem Raum und können diesen Geist nur insofern wahrnehmen, als er die Objekte im Raum umherbewegt. Wenn wir diese Objekte sich bewegen sehen, etwa so wie wir Wind durch die Beobachtung der sich bewegenden Bäume wahrnehmen, beobachten wir faktisch seine persönliche Wirkung, während er durchs Leben geht, und theoretisch könnten wir die Dissemination von Subjekten in statu agendi filmen, indem wir eine Zeitlang die Bewegung von Objekten einfangen.

Diese Metapher ermöglicht mir eine Annäherung an das, was ich über das Wesen des menschlichen Charakters sagen will. So können wir, unbelastet vom Eindruck körperlicher Präsenz des Subjekts, das sich in seiner eigenen Gegenwart und durch sie zu definieren scheint, die *Existenzformen* betrachten, die sich ein jedes menschliche Leben wählt und die durch die Wahl und den Gebrauch von Objekten gestaltet werden. Der Geist, der sich durch den Raum bewegt, sagt uns nicht, welches der wichtigste Platz des sich bewegenden Objekts ist, denn wir können die inneren Objekte, die im Bewußtsein heraufbeschworen werden, nicht sehen. Aber wir erfahren etwas über diese Bewegung, denn unsere innere Welt ist von der Wirkung des anderen auf uns geprägt. Mit diesem Phänomen befassen sich heute die Theorie der projektiven Identifikation und andere Theorien unbewußter Kommunikation. Mit anderen Worten, wir sind innerlich durch die Gegenwart und Handlungen des anderen geformt. Obgleich es schwierig ist, sich vorzustellen, wie eine Person sich „durch" eine andere hindurchbewegt, ähnlich wie ein Geist sich durch die inneren Objekte im Bewußtseinsraum des anderen hindurchbewegt, wissen wir doch, daß die Bewegung von grundlegender Bedeutung ist – auch wenn sie sich nur schwer beschreiben läßt.

Denken wir an eine bestimmte Person – unseren Vater zum Beispiel –, um zu sehen, was wir in uns registrieren, woran wir dabei denken. Vielleicht kommt uns ein bestimmter Gesichtsausdruck unseres Vaters in den Sinn, doch das trägt kaum zu der Erfahrung bei, die in uns stattfindet. In der Tat ist es wichtig zu betonen, daß wir in dem Augenblick, in dem wir an den Vater denken, eine Erfahrung machen, da sich innere Gefühlskonstellationen, ungedachte Ideen, stark verdichtete Erinnerungen, somatische Reaktionen und Körperhaltungen zu einem inneren Sinn vereinigen. Was aber ist das? Die Gesamterfahrung ist die Wirkung des Vaters auf uns (worin sich natürlich sowohl das Selbst, das wir sind, als auch der andere, den wir darstellen, widerspiegelt). Und wenn wir an jemand anderen denken, an die Mutter, die Verlobte, eines unserer Kinder, einen guten Freund, einen Nachbarn, einen Ladenbesitzer, dann spüren wir, wie sich in uns etwas formiert, wie eine Umstrukturierung unserer inneren Welt stattfindet, die vom Namen der Person, an die wir gerade denken, evoziert wird.

Ich glaube, daß diese innere Form in uns, diese Kontur oder Gestalt des anderen, die dynamisch und doch scheinbar konsistent ist, tatsächlich eher wie ein *Gespenst* im Inneren ist, weil wir durch die Bewegung, die der andere durch uns hindurch tat, beeinflußt wurden, eine Bewegung, die zuläßt, daß sein Geist unser Denken einnimmt, der heraufbeschworen wird, wenn wir den Namen des Objekts evozieren.

Unser Selbst sammeln

Wie aber steht es mit unserem Selbst? Um wieder mit dem Einfachen und zugleich Irreführenden anzufangen: Was geschieht, wenn wir uns in unserem Zimmer, unserem Haus umsehen? Was von diesem ganz speziellen Selbst, das wir sind, sehen wir dann eigentlich? Nun, sicher können wir hier und da Objekte identifizieren, über die wir in eine Traumepisode gelangen, wenn wir uns unser Selbst in sein Sein hineindenken. Ich habe mehrere Ausgaben von *Moby Dick* in meinem Regal, eine schwache Spur meiner Doktorarbeit über Melville. Ich weiß, daß ich damals mit der Entscheidung für Melvilles Roman ein Objekt wählte, das es mir gestattete, mich durch es erträumen zu lassen, mich über die vielen Erfahrungen bei seiner Lektüre selbst auszuarbeiten. In gewisser Weise erlaubten mir seine geistigen Freiräume, sein Plot und seine Gestalten, Elemente meines Idioms in die Verarbeitung des Textes und daher ins Sein einzubringen. Daß ich diesen Roman zum Objekt einer derart persönlichen Konzentration gewählt habe, ist meiner Ansicht nach intuitiv geschehen; ich wußte, *daß*, allerdings nicht *warum* dieses Buch – eher als, sagen wir, Hawthornes Roman *The Scarlet Letter* – etwas von mir selbst zum Ausdruck bringen würde. Zu diesem Zeitpunkt dachte ich nicht daran, daß das mit einer Episode zusammenhing, die sich ereignete, als ich elf Jahre alt war: Ich schwamm damals in meiner Lieblingsbucht ganz in der Nähe meiner Heimatstadt. Ich war schon einige hundert Meter vom Ufer entfernt, als ich etwas entdeckte, das mir zunächst wie ein großes Riff vorkam, das sich auf mich zubewegte. Tatsächlich war es ein Wal, und er schwamm so nah an mir vorüber, daß ich ihn, obzwar er mich nicht berührte, doch fühlen konnte. Das war ein sehr unangenehmer Augenblick und, wie ich glaube, im Unbewußten mit einer Erfahrung verknüpft, die ich mit neun Jahren gemacht hatte. Damals war ich beim Wellenreiten mit einem aufgedunsenen Frauenkörper zusammengestoßen, der schon einige Zeit tot im Meer gelegen haben mußte – eine Erfahrung, deren Erinnerung ich verdrängt hatte; erst einige Jahre nachdem ich meine Dissertation geschrieben hatte, trat sie wieder „an die Oberfläche", wobei ich fälschlich annahm, es handle sich dabei um reine Phantasie. Obwohl ich später entdeckte, daß die Erfahrung authentisch war, verbanden sich mit ihr wie bei einer Deckerinnerung in meiner Psyche viele Faktoren, die sich dann zu einer Verdrängung fügten. Ich wählte also mit meiner Entscheidung für *Moby Dick* ein Objekt, das es mir möglich machte, mich in eine tief unbewußte Arbeit zu stürzen und etwas über mich selbst zu erfahren und zu artikulieren. (Interessant dabei ist auch, daß ich mit der Arbeit 1969 begann – vielleicht steht die Neun für die Aufgabe, eine frühere Erfahrung aus dem Alter von neun Jahren aufzuarbeiten.)

Ich kann manche meiner psychischen Fußstapfen zurückverfolgen, und ein Lieblingsroman erlaubt es mir, einige ihrer unbewußten Bedeutungen aufzudecken. So spannend das sein mag, es ist die Ausnahme: Das meiste von dem, was wir wählen, um an unserem Selbst zu arbeiten, verschließt sich der Hermeneutik. Warum zum Beispiel entwickelte ich mit zwanzig Jahren ein leidenschaftliches Interesse für Beethovens Dritte Symphonie? Dieses Interesse erwachte rein zufällig, als ich diese Symphonie bei einem Konzert hörte, aber ich fühlte mich sofort zu ihr hingezogen. Wie eine haltende Umgebung versetzt auch das Hören eines musikalischen Werkes das Subjekt in einen komplexen, nonverbalen inneren Prozeß. Ich hörte im selben Jahr auch Bachs H-Moll-Messe und Mozarts *Don Giovanni* und ging in Konzerte von James Brown und Janis Joplin, die ich ebenfalls genoß, aber die Dritte Symphonie wurde für mich zu einem musikalischen Objekt, dem ich immer wieder lauschte. Als ich um die Zwanzig war, suchte ich mir viele musikalische Objekte, Werke leidenschaftlicher Investition, die nacheinander auf mich wirkten. Doch ist es möglich, die Bedeutung, die unbewußte Botschaft solcher Werke aufzudecken, wie mir das zum Teil bei *Moby Dick* möglich war?

Die beiden Kunstwerke, die ich hier angeführt habe, sollen einen Kontrast zu einem früheren Beispiel bilden, bei dem ich herauszufinden suchte, was wir über jemanden wissen können, wenn wir feststellen, welche speziellen Objekte er im Laufe seines Lebens wählt. Allerdings bewege ich mich mit der Überlegung, was ich über mich wissen kann, wenn ich solche wichtigen konkreten Objekte aufzähle, offenbar auf einem anderen Gebiet als in dem Beispiel von meinem Freund, dessen Haus ich besuchte, um die Auswirkungen seiner Persönlichkeit festzustellen. Wenn ich an *Moby Dick* denke oder mir meine Jugend ins Gedächtnis zurückrufe, als ich die Dritte Symphonie hörte, dann wird meine Erinnerung eine Art Sammlung innerer Objekte; sie entwickelt eine innere Konstellation von Gefühlen, Ideen, Bildfetzen, Körperhaltungen und somatischen Reaktionen, die sich zu einer nachhaltigen inneren Form bündeln.

Von der Objektwelt bewohnt sein

In mir leben also innere Strukturen, die ich fühlen kann, wann immer ihr Name evoziert wird; umgekehrt leben in mir auch die Geister anderer, die auf mich eingewirkt haben. In der Psychoanalyse nennen wir sie „innere Objekte", womit freilich nicht innere Bilder oder deutliche innere Dramen gemeint sind, sondern *hochkonzentrierte psychische Texturen*, Spuren unserer Begegnungen mit der Objektwelt.

Das zeigt unter anderem, daß wir, wenn wir der Objektwelt begegnen, von der Struktur der Objekte in unserer Substanz verwandelt werden; wir werden von Objekten, die in uns ihre Spuren hinterlassen – sei es nun die Wirkung einer musikalischen Struktur, eines Romans oder eines Menschen –, innerlich umgestaltet. Im Spiel setzt das Subjekt das Idiom seines Selbst den Objekten aus, um dann von der Struktur dieser Erfahrung transformiert, die Geschichte seiner Begegnung im Unbewußten mit sich zu tragen. Eine Persönlichkeit zu sein heißt, gern das Risiko einzugehen, von einem Objekt beeinflußt zu werden – geradezu Objekte zu suchen, um sich unter anderem von ihnen verwandeln zu lassen, denn man „durchläuft" einen Wandel, indem man den Prozeß durchläuft, den die Integrität eines jeden Objekts vorgibt. Jede neuerliche Erfahrung mit einem Objekt ist, wie neu geboren zu werden, weil das Subjekt von der Begegnung neu geprägt wird; seine Geschichte wird von einer Gegenwart, die zu seinem Strukturwechsel beiträgt, radikal verändert.

Eine Persönlichkeit zu sein heißt, eine Geschichte innerer Objekte, innerer Präsenzen zu haben, die die Spuren unserer Begegnungen zwar nachzeichnen, aber nicht rational zu verstehen, nicht einmal klar zu erkennen sind: Es handelt sich nur um lebhafte Geister, die in diesem Fall nicht die Maschine bevölkern, sondern im menschlichen Geist hausen. Wenn das Idiom also das Es ist, mit dem wir geboren werden, und wenn dieses Idiom Vergnügen daran findet, sich durch die Wahl von Objekten weiterzuentwickeln – eine Wahl, die eher eine Geistesverfassung, weniger ein Ausdruck innerer Inhalte ist –, dann kollidiert seine Arbeit mit der Struktur der Objekte, die dieses Idiom transformieren, wodurch es seine genauen inneren Inhalte erhält. In dieser Dialektik der Kollision zwischen der Verfassung des Menschen und der Struktur des Objekts liegt günstigstenfalls eine Lebensfreude, denn der Mensch nährt sich von solchen Begegnungen.

Ich bin davon überzeugt, daß wir ein spezielles Wissen vom Wesen dieser Dialektik haben und daß das Freudsche Unbewußte der Stoff dieses Wissens ist. Das heißt, die prozessuale Integrität eines jeden Objekts – das, was jedem Objekt inhärent ist, wenn es von einem Subjekt, das sich mit ihm befaßt, verlebendigt wird – wird vom Individuum nach den Gesetzen der Traumarbeit genutzt. Wenn wir ein Objekt gebrauchen, ist es so, als wüßten wir, wie wir das zu tun haben; wir wissen, daß wir einen intermediären Raum „betreten" werden; im Augenblick unseres Eintretens ändern wir die Art unserer Wahrnehmung, da wir uns jetzt der Traumarbeit überlassen, in der sich die Subjektivität in die Objektwelt zerstreut und disseminiert, um dann von dieser Begegnung transformiert und nach dem Gesetz der Dialektik von der Geschichte dieses Augenblicks in ihren inneren Inhalten verändert, zu sich selbst zurückzukehren.

Doch gelangen wir in solchen Augenblicken zum Wesentlichen, zur tiefen Wahrheit der Subjektivität? Ja und nein. Es trifft zwar zu, daß wir, wenn wir uns weiterentwickeln, unser Idiom in Seinszusammenhänge entlassen und daß wir im Laufe der Zeit ein Gespür für das Selbst bekommen, das wir sind. Doch das ist schon alles. Wir bekommen nur ein Gespür. Oder besser gesagt, wir schätzen das Gespür höher ein als das, was wir über die Geschichte des Selbst oder den Charakter seines geistigen Prozesses zu wissen meinen. Teils ist es deshalb nur ein Gespür, weil es unser Schicksal ist, von dem Zusammenspiel von Idiom und Objekt geträumt zu werden, teils aber auch deshalb, weil die Formen der Erfahrung und des Ausdrucks die thematische Gelassenheit stören. Das heißt: Obwohl ich mit Recht sagen kann, daß ich bestimmte Grundzüge meiner Identität kenne, und obwohl ich meine Lebensgeschichte spezifizieren und an der Erzählung über mein Selbst festhalten kann, ist die Wahrheit meines Lebens – und das gilt meiner Ansicht nach für jeden von uns –, daß Menschsein heißt, daß wir uns, solange wir uns im Prozeß des Lebens befinden und von den Geistern unserer Erfahrung geprägt werden, immer wieder im Denken (und im Gebrauch von Objekten) verlieren. Wir leben diesen Prozeß unser Leben lang, wir kennen ihn genau, und doch ist er außerordentlich schwer zu beschreiben, wenngleich die Psychoanalyse Teilbereiche dieses Prozesses genauestens untersucht hat.

Indem wir zu differenzierten Wesen heranreifen, erfahren wir, daß uns neue psychische Strukturen zuwachsen, die uns komplexer machen, unsere Fähigkeit zur Traumarbeit des Lebens verbessern und daher unser Gespür für die gegebene Wirklichkeit problematisieren, für eine Welt psychisch bedeutungsvoller Konvention, die uns zur Anpassung zur Verfügung steht. Mit zunehmendem Alter erfahren wir, daß unser Schicksal ein ziemlich paradoxes psychobiologisches Entwirrspiel ist. Wir können unsere Weisheit an der zunehmenden Ungewißheit hinsichtlich der Bedeutung unseres Selbst oder des Lebens bemessen. Durch Erfahrung dezentriert, gänzlich historisiert, ohne integrierendes Erinnerungsvermögen, das das Wesen des Lebens ordentlich vereinheitlichen könnte, sind wir dennoch von den Geistern der Traumarbeit des Lebens bewohnt, von Tausenden verschiedener innerer Konstellationen psychischer Wirklichkeiten, die sich alle namentlich oder durch Erinnerung heraufbeschwören lassen, auch wenn wenige wirklich verständlich sind. Ist es also ein Wunder, wenn wir mit unserem Heranreifen mehr und mehr an das Mysterium des Lebens glauben und das Menschsein für etwas Merkwürdiges und Fremdes halten, weil wir diese inneren Wirklichkeiten besitzen – oder eher von ihnen besessen sind? Wir kennen sie, können aber nicht über sie nachdenken, so sehr wir uns auch bemühen. Und doch sind sie da. Und nicht nur da, sondern das innere Gespür, das wir haben, wenn wir an unsere inneren Objekte denken, scheint mehr ein Teil von uns zu sein als irgend etwas anderes. Wie nennen wir sie?

Die Lebensgeister

Ich will die Metapher von den Geistern, die wir in uns tragen, von dem Gefühl, wir seien von unserer Geschichte und ihren Objekten bewohnt, noch ausdehnen, indem ich behaupte: Die Objekte in uns sind Geister. Wir beinhalten, was für uns bei unseren Begegnungen mit Objekten das Wesentlichste war; es spiegelt in der Synthese etwas wider, das über unser Idiom und die Struktur des Objekts hinausgeht, das jedoch aus beidem herrührt. Diese Geister sind der Stoff der psychischen Realität; man kann sie weder sehen noch beschreiben. Möglicherweise kann man versuchen, sie vermittels freier Assoziation darzustellen, doch dann erhält man weniger die inhaltliche Artikulation eines solchen Geistes als vielmehr dessen Verarbeitung in der formalen Wirkung der freien Assoziationen, insbesondere wenn wir die Sache aus dem Blickwinkel der Übertragung und Gegenübertragung betrachten, die das Angesprochene meist als Diskurs inszenieren. Ich kann mit meinem Analytiker über meinen Vater sprechen, das hat aber zur Folge, daß er ihn weniger durch den genauen Inhalt meiner Assoziationen kennt als durch die Wirkung, die diese Assoziationen bei ihm hinterlassen. Diese Wirkung sammelt in seiner inneren Erfahrung manches von der Natur dessen, was ich in mir trage.

Eine Persönlichkeit zu sein heißt also, mit der Artikulation des eigenen Idioms jene inneren Präsenzen – oder eben Geister –, die wir alle in uns haben, mitzubringen und sie ab und zu an eine empfangsbereite Stelle, in einen anderen zu transferieren, der dann bewußt oder unbewußt von ihnen bewohnt wird. Mein Analytiker beispielsweise wird wahrscheinlich wissen, wann seine innere Erfahrung mit der Erscheinung, die ich als „Vater" objektiviert habe, zusammentrifft, doch wenn wir im allgemeinen Hin und Her des Lebens die Lebensgeister hierhin und dorthin weitergeben, wissen wir kaum genau, wen wir (wie vorübergehend auch immer) für den anderen halten, auch wenn wir wissen, daß uns gerade jemand bewohnt. Und vielleicht ringen wir darum, in der grobkörnigen Philosophie des Alltagslebens das Wesen spiritueller Kommunikation (der Übertragung und Gegenübertragung) begrifflich zu fassen, zum Beispiel wenn wir sagen, daß X gewisse „Schwingungen" aussendet, die wir mögen oder auch nicht leiden können. Wir sprechen auch davon, daß jemand mit uns auf der gleichen „Wellenlänge" liegt oder daß wir mit jemandem „übereinstimmen". Weshalb benutzen wir akustische Bilder, um über bestimmte Typen der menschlichen Kommunikation zu sprechen? Wahrscheinlich, weil das, worüber gesprochen wird, inhaltlich ganz unbestimmt ist; man kann sich nicht genauer ausdrücken, obwohl die akustische Form deutlich genug ist und zeigt, daß man von der prägenden Wirkung der Form als Bedeutungsträger überzeugt ist.

Eine Persönlichkeit zu sein heißt, daß man ein Geist ist, daß man etwas in seinem Dasein vermittelt, das kaum bestimmbar ist, denn es bewegt sich, um persönliche Wirkungen zu erzielen, durch Objekte hindurch; doch ist es besser zu begreifen, wenn der eigene Geist sich durch das geistige Leben des anderen hindurchbewegt und so seine Spuren hinterläßt. Vielleicht gibt es in jedem von uns eine spezielle Form, mit der sich eine solche Kommunikation wahrnehmen läßt. Kann sein, daß wir dafür wie für Musik ein besonderes Ohr haben. Wenn das der Fall ist, dann sind wir zu einer Art spiritueller Kommunikation in der Lage, sobald wir für den „geistigen Hauch" (Wordsworth) des anderen empfänglich sind, der durch uns hindurchzieht, um uns anzurühren, und der diesen Geist in uns Gestalt annehmen läßt, wenn er uns schon längst verlassen hat. So liegt es nahe, daß es auch Menschen geben kann, die spirituell verarmt sind und nur eine verminderte Fähigkeit zur Aufnahme spiritueller Kommunikation besitzen, was bedeutet, daß sie keinen verständigen inneren Raum haben, um den Geist des anderen aufzunehmen. Manch einer mag ein spiritueller Imperialist sein, der sich gierig durch andere Menschen hindurchbewegt und sie auf zerstörerische Weise beeinflußt. Kann man von Menschen sagen, sie seien spirituell gut, und von anderen, sie seien spirituell schlecht, wenn wir dem Umgang mit anderen Menschen eine Moral beizumessen wagen und sowohl unsere Fähigkeit im Auge haben, den anderen in uns aufzunehmen, als auch die Fähigkeit zu wissen, inwieweit er imstande ist, uns in sich aufzunehmen?

„Spirituell" ist allerdings ein Wort, das viele Konnotationen hat und durch seine Polysemie zur Mystifikation neigt. Derrida erinnert uns daran, daß sich an diesem Wort – gerade weil es im 19. Jahrhundert ständig und immer dann beschwörend gebraucht wurde, wenn es um das Wesen von Denken und Sein ging – schließlich „doch ablesen [läßt], daß man der Frage nach dem Sein des Seienden, das wir sind, mit Unaufmerksamkeit und Gleichgültigkeit begegnet, mit auffälliger Bedürfnislosigkeit" (Derrida, S. 27). Die Verwendung des Wortes „spirituell" ließ auf eine Gleichgültigkeit hinsichtlich der Klärung, was Denken heißt, schließen, und wenn das „Spirituelle" in meinem Diskurs das gleiche Schicksal hätte, so wäre das in der Tat ziemlich dumm. Kann man der Pendelkraft intellektueller Leidenschaften widerstehen, die den Gebrauchswert aller Ideen pervertiert? Kann man das „Spirituelle" in die Sprache der Psychoanalyse aufnehmen, ohne seiner suggestiven Kraft zu erliegen? Oder wird dieser Schritt eine neosurrealistische Romantik in Bewegung setzen, in der das Unbegreifliche, das scheinbar Wesentliche der Erfahrung, die Mühe des Sezierens, Dekonstruierens, ja geradezu Despiritualisierens ersetzt?

Nach meiner Auffassung besteht die Herausforderung darin, „eine Zwischenwelt", einen Mittelweg gewissermaßen, zu finden, auf dem der als „spirituell" bezeichnete Vektor des Idioms ebenso zu den Überlegungen über Selbsterfahrung beitragen kann wie der als „empirisch" oder „auf Grund von Beobachtungen gewonnen" bezeichnete Vektor der Objektivität. Wenn man sie zuläßt, schaffen diese Vektoren im Individuum eine Spannung, und es besteht eindeutig eine Neigung, dem Selbst dadurch einen Gefallen zu tun, daß man die Zwischenwelt von einigen dieser beunruhigenden Wörter oder Kräfte befreit, die sonst Aufmerksamkeit auf sich ziehen und das Bewußtsein in Anspruch nehmen würden.

So sollte es jedenfalls sein, und unsere Begriffe sollten der „Erfahrung des Nachfragens" (Derrida, S. 25) standhalten, ohne die es kein Sammeln von Daten und Fakten gibt und vorhandene Beobachtungen nicht ergänzt werden können. „Je origineller ein Gedanke", sagt Derrida, indem er Heidegger zitiert, „desto reicher wird das Ungedachte. Das Ungedachte ist das höchste Geschenk, das ein Denken zu vergeben hat".[1] Das Wort „spirituell", das vielleicht nicht ausreichend mit Bedeutung gesättigt und dennoch evokativ ist, kann heute Assoziationen wecken, wie das Wort „Es" zu Beginn des ersten Jahrhunderts der Psychoanalyse, wie das Wort „Ich" Mitte des Jahrhunderts und wie, in neuerer Zeit, das Wort „Selbst". Aber unsere Wörter müssen oft ersetzt werden (so wie ich das mit Winnicotts Ausdruck „wahres Selbst" tue, das ich durch „Idiom" ersetze). Denn ein Terminus wird, so wichtig er vorübergehend für die individuellen und kollektiven Bemühungen, das Signifikat zu objektivieren, auch gewesen sein mag, irgendwann durch Überbeanspruchung seine Bedeutsamkeit verlieren, durch die häufige, beschwörende Berufung wird er abgewertet wie das ungedachte Potential eines jeden Wortes.

Eine Persönlichkeit zu sein heißt also, das „Es" des eigenen Idioms ganz seinen Entscheidungen und dem Entwirren und Disseminieren des Persönlichen zu überlassen: Als Träger einer Geistesverfassung sucht die Persönlichkeit nach Objekten, in denen sie ihre Struktur ausdrücken kann. Das Idiom, das jeden Menschen prägt, ist kein latenter Bedeutungsinhalt, sondern eine Ästhetik in der Persönlichkeit, die nicht darauf aus ist, unbewußte Bedeutung auszudrücken, sondern Objekte zu finden, die sich der bedeutungsgeladenen Erfahrung beugen. Indem wir uns durch die Objektwelt bewegen und dem Unpersönlichen unser Leben einhauchen, sammeln und organisieren wir unsere persönlichen Wirkungen. Wenn wir dabei mit anderen Subjektivitäten kollidieren, tauschen wir unterschiedliche Synthesen aus und hinterlassen bei dem oder der anderen ein Gespür für unser Selbst, wie wir auch den Geist des Idioms der oder des anderen in unserem Unbewußten mit uns tragen. Wir können diese Geister in uns heraufbeschwören, wie wir den Namen eines anderen evozieren können, obgleich das, was wir eigentlich wissen, immer nur teilweise gedacht ist und sich merkwürdigerweise den Kodizes des Denkens, die wir in der westlichen Kultur so hoch schätzen, widersetzt. Von uns selbst, kann man, glaube ich, sagen, daß wir Geister sind, daß wir durch die Ströme wechselseitigen menschlichen Aufeinanderwirkens unser Sein über die ganze Objektwelt verstreuen. Ein Traum, der seinen Inhalt nicht preisgibt, bringt sich allenthalben durch die Traumarbeit in Erinnerung. In diesem Fall haben wir

[1] Martin Heidegger, *Was heißt Denken?* Tübingen ^{3}1971, S. 72. Jacques Derrida, *Vom Geist. Heidegger und die Frage*. Frankfurt am Main: Suhrkamp Verlag, 1988, S. 21.

eine spirituelle Ahnnung, einen fiktiven Begriff von der Kraft, das zu sein, was wir gewesen sind, und das ist uns wertvoll, aber unbegreiflich. Zugleich ist es ein Trost auf dem Weg des Menschen zur Weisheit, der wie immer mit einem Fragezeichen versehen ist.

4. Psychische Genera

Obwohl die erste Reaktion des Kindes auf einen schwerwiegenden Übergriff von seiten seiner Umwelt wesentlich zur Entstehung eines Traumas beiträgt, entwickelt sich dieses erst beim „zweiten" Auftreten, wenn der Übergriff im Bewußtsein wiedererwacht, wirklich zu einer Störung. Jetzt fühlt sich die Person nicht nur von ihren Erinnerungen an das tatsächliche Ereignis belastet, sie merkt auch, wie sie leiblich und seelisch von ihm erfüllt, geradezu eingenommen ist. Handelte es sich ursprünglich um einen Schock von außen, wird dieser nun intrapsychisch organisiert und macht sich unablässig immer wieder bemerkbar. Intrapsychisch gespeiste Ausbrüche emotionaler Turbulenzen unterstreichen die wahre Hilflosigkeit, Verwirrung und Isolation des traumatisierten Menschen und geben etwas von der ursprünglichen Einsamkeit des Kindes wieder.

Wenn jemand dagegen im Alter von dreizehn Jahren Opfer einer sexuellen Belästigung wird, so kann er mit einem Freund darüber sprechen, und die kohäsive Wirkung des Erzählens kann ihm helfen, auch wenn es sein Trauma nicht aufhebt. Zwangsläufig und überwältigend kehrt es später wieder, oft „ausgelöst" von einem als nicht belästigend empfundenen Ereignis, etwa dem Liebesakt. Wenigstens wird der Dreizehnjährige, wenn er erwachsen ist, sich wahrscheinlich daran erinnern und jemanden aufsuchen, der ihm helfen kann, und dabei wird die Erinnerung an die Reaktion der Außenwelt und die Gesprächsbehandlung durch den Therapeuten ein wichtiger Teil des Selbstheilungsprozesses sein.

Wenn ein fünfjähriges Kind, das nicht imstande ist, mit jemandem darüber zu sprechen, sexuell belästigt wird, dann wird sein Problem im erwachsenen Leben schlimmer sein, sobald irgendein Ereignis es evoziert; denn da das Kind beim ersten Mal mit niemandem über die Mißhandlung gesprochen hat, konnte diese nicht durch Erzählen objektiviert werden. Ein solches Kind wird sich als Erwachsener nicht daran erinnern, jemandem davon erzählt zu haben, folglich fehlt ihm auch die generative Seite der Erinnerung; es bleibt nur das Trauma.

Das mag der Grund dafür sein, weshalb manche Erwachsene verwirrt sind, wenn sie erfahren, sie seien Opfer einer Mißhandlung gewesen. Hat diese tatsächlich stattgefunden, oder besteht sie nur in der Phantasie? Seelische Verwirrung gehört zur Gesamtwirkung des Traumas, denn die Person, die anfangs nicht in der Lage war, von dem Ereignis zu erzählen, macht jetzt neuerlich die Erfahrung des Isoliertseins, diesmal hervorgerufen durch die Einsamkeit ihrer seelischen Verwirrung. Das Gefühl, es könnte ebensogut auch nicht passiert, es könnte erfunden sein, verstärkt die wachsende Einsamkeit dieser Person, insbesondere weil sie keine Neigung hat, über solche Gefühle zu sprechen. Ein auffälliges Merkmal der ursprünglichen Mißhandlung ist das Gefühl des Kindes, von seiner Familie und anderen Kindern ausgeschlossen zu sein, weil die Tat es „anders" gemacht, es isoliert und sprachlos gelassen hat.

In diesem Kapitel möchte ich darlegen, daß das Trauma meiner Ansicht nach ein Gegenstück hat: nämlich Genera[1], die psychische Inkubation libidinöser Besetzungen der Objektwelt. Das Gefühl dafür, wie seelische Investitionen in

[1] Bisher war „genera" nur die Pluralform des Substantivs „genus", was soviel heißt wie „Art" oder „Gattung". Dahinter verbarg sich jedoch immer noch eine andere Substantivstruktur, die auf den lateinischen Ursprung des Wortes „gignere" zurückgeht, im Sinne von „gebären" oder „hervorbringen". Die indogermanische Wurzel „gen" heißt auch zeugen. In seinem Werk *L'évolution créatrice* (1907) verwandelt Henri Bergson „genera" fast in ein Verbalsubstantiv, wenn er dieses Wort mit Fortpflanzung und seinem Begriff des „élan vital" verbindet. Im späten 19. Jahrhundert enthielt „genera" vielleicht noch die Vorstellung einer dynamischen Bewegungsstruktur, aber das Denken des 20. Jahrhunderts hat das Wort seiner dynamischen Ursprünge entkleidet, und es wird heute nur noch für Gattungen von Objekten verwendet, obwohl nicht auszuschließen ist, daß sich solche Gattungen weiterentwickeln. Ich meine, wir bleiben seinem Urspung treu, wenn wir „Genera" sowohl als ein Substantiv im Plural als auch im Singular verwenden, einfach weil das Wort „Genus" – die theoretisch richtige Singularform – jetzt definitiv eine einzelne Gattung oder Art bezeichnet und (zumindest im Englischen) keine wahrnehmbare verbalsubstantivische Bedeutung hat. Ich meine auch, man kann nicht „ein Genus" sagen, wenn man über die dynamische Organisation einer sich entwickelnden psychischen Struktur spricht. Deshalb schlage ich eine zeitgemäße, wenngleich eingeschränkte Verwendung vor, bei der „Genera" eine bestimmte Art der psychischen Organisation gelebter Erfahrung bezeichnet, die zu neuen, kreativen Lebensformen führt, sei es in der Psychoanalyse, sei es in anderen Lebenszusammenhängen. Im psychoanalytischen Kontext paßt das genau zu „Trauma". Die Pluralform „Traumata" wird im Englischen selten verwendet. Manchmal findet man „Traumas" als Plural, immer häufiger jedoch „Trauma" für Singular wie Plural. Mein neologistischer Gebrauch von „Genera" hat nur das eine Ziel, es mit „Trauma" bzw. Traumata zu verbinden, um komplexe Fragen zu klären, die etwas mit der geistigen Entwicklung zu tun haben; deshalb halte ich meine kleine sprachliche Gewalttat für gerechtfertigt.

einem inneren Bereich gesammelt und bearbeitet werden sollen, ergibt sich aus der Erfahrung des Individuums mit der Entwicklung seines eigenen Idioms, ein Prozeß, der die Auswahl spezifischer Objekte mit umfaßt, in denen das Idiom zum Ausdruck kommt. Da wir mit unserem Idiom geboren werden und es durch die elterliche Sorge gefördert wird, entwickelt das Individuum einen Glauben an psychische Dissemination, der es zu der Annahme veranlaßt, es könne sein Idiom aus der psychischen Freiheit der Objektdarstellung und durch freie Objektwahl artikulieren.

Da diese Freiheit zur Selbstentwicklung natürlich durch Mutter und Vater erleichtert und beeinflußt wird, wird jedes Empfinden, das jemand für die eigene persönliche Entwicklung hat, den Stempel mütterlicher und väterlicher Sorge tragen. Tatsächlich trifft das, was wir als ursprüngliche Genera verstehen könnten – bestimmte Entwicklungsfaktoren des kindlichen Idioms, die von frühen ästhetischen Kohäsionen der Objektwelt gefördert werden –, mit einer anderen organisierenden Intelligenz zusammen: der Logik elterlicher Sorge. Die Frage ist: Kann das Idiom des Kindes selbst ein generatives Verhalten der Eltern hervorrufen, so daß das Subjekt in seinen Artikulationen die Materialien der Realität benutzt, um seine Weiterentwicklung voranzutreiben?

Während sich Genera durch die sukzessive Ausbildung des Idioms entwickeln, führt das Trauma zur Bindung des Selbst, was seelisches Leiden verstärkt und und zu einer ganz anderen Art unbewußter Tätigkeit führt. Die beiden Prinzipien Trauma und Genera sind daher zunächst grundlegende, auf die Realität bezogene Ich-Dispositionen, die von den Erfahrungen des Säuglings und Kindes mit Mutter und Vater herrühren. Kinder, die Übergriffen von seiten ihrer Eltern ausgesetzt sind oder geradezu traumatisiert werden, sammeln ihre Traumata in einem intrapsychischen Bereich, der dazu dient, den Schaden, der dem Selbst zugefügt wird, zu binden und zu begrenzen, trotzdem wird er sich zu einem immer raffinierteren inneren Komplex verdichten, da weitere Traumata unbewußt einem solchen Bereich „zugewiesen" werden, um sie so in Schach zu halten. Kinder, die die Erfahrung machen, daß ihre Eltern zur wachsenden Verbreitung ihres persönlichen Idioms beitragen, werden später gegenüber den gewinnbringenden Wirkungen der Objektwelt aufgeschlossen sein.

Manche sekundären, zwischenmenschlichen psychischen Traumata sind verstärkte mentale Anstrengungen, bei denen das Subjekt die unbewußten projektiven Identifikationen des anderen weiterverarbeitet; sie werden notwendig zu einem – allerdings kontrollierten und begrenzten – Teil von ihm. Wenn das

Trauma später symbolisch bearbeitet wird (beispielsweise im Gespräch, in Gemälden, in Prosa), so vielleicht, um seine störende Wirkung durch Wiederholung und Verdrängung zu beseitigen, während symbolisch bearbeitete Genera intensivere Bilder der Wirklichkeit wiedererstehen lassen, die, so beängstigend sie auch sein mögen, für die schöpferische Kraft des Ichs ein Genuß sind. Psychische Genera sind erstrebenswerte psychische Wirkungen, die die introjizierte Wahl eines Subjekts widerspiegeln, das sich frei fühlt, den unbewußten Artikulationen seines eigenen Idioms zu folgen, und sie sind Teil des Eros der Form. Das Kind, das ein psychisches Trauma in ein Bündel von Vorstellungen einbindet, sucht den Kontakt mit der äußeren Welt zu minimieren und die ideatorische, affektive und zwischenmenschliche Wirkung seiner traumatisch psychischen Komplexe zu annullieren. Das Kind, das seine eigenen Genera nährt, sucht häufig innerhalb einer bereichernden zwischenmenschlichen Umgebung neue Erfahrungen, die ihm helfen, den Kontakt mit seinen ideatorischen und affektiven Zuständen zu erneuern.

Ein Trauma ist nichts anderes als traumatisch, und das Subjekt, das unter solchen peinigenden Komplexen leidet, wird gewöhnlich nicht versuchen, seine Traumata in ihrer Symbolik zu verstärken; es wird nicht zulassen, daß sie neuere, grundlegendere Lebensperspektiven entwickeln; aber ein Trauma zeigt sich im Handeln, in schöpferischen Arbeiten, in menschlichen Beziehungen. Es ist wichtig, hier deutlich zu machen, daß das Trauma symbolische Wiederholungen, nicht aber symbolische Bearbeitung fördert. Dennoch: Manche Schriftsteller, Maler oder Musiker wiederholen sich immer nur selbst, und trotzdem schätzt man ihre Werke als bedeutende Symbolisierungen des menschlichen Lebens, was sie zweifellos auch sind. Ein Mensch, dessen Umgang mit der Wirklichkeit einem generativen Prinzip folgt, wird sich bemühen, unbewußt an bestimmten Problemen zu arbeiten, so daß er seine Wirklichkeit neu zu sehen und seinerseits neue Lebens- und Denkformen zu fördern imstande ist. Aber auch hier ist es wichtig, genauer zu differenzieren: Das Heranreifen von Genera kann das Ergebnis eines heftigen persönlichen Kampfes sein und ist das gewöhnlich auch, ebenso wie jeder Wechsel des eigenen Status quo meist mit emotionalen Turbulenzen einhergeht.

Genera sind im wesentlichen zunächst die ererbten Protonukleationen jedes kindlichen Idioms, und dann wird das Leben des Kindes, wenn es sich frei entwickeln kann, von inspirierten Augenblicken der Selbstverwirklichung akzentuiert, die aus dem Drang entstehen, das Selbst weiterzuentwickeln, was ich als Schicksalstrieb bezeichnet habe (Bollas, 1989). Wenn wir Kinder als embryonale Persönlichkeiten betrachten und die frühe Kindheit als eine Art Keimstufe (wobei die unbewußten Beiträge der Eltern eine Rolle spielen), dann folgt daraus, daß Kinder und Erwachsene zu unterschiedlichen Zeiten mit unterschiedlichem Tempo und unter unterschiedlichen Bedingungen unterschiedliche Bereiche des Selbst weiterentwickeln. Der relativ erfolgreiche Ausdruck von Teilen des persönlichen Idioms, eine Bewegung aus der Tiefenstruktur an die Oberfläche des täglichen Lebens vermittelt dem Erwachsenen eine innere Kenntnis über die allmähliche Entwicklung zutiefst persönlicher, und doch mental unzugänglicher Bereiche des Selbst.

Auch wenn es in diesem Kapitel hauptsächlich darum geht, wie Genera in der Psychoanalyse gebildet werden, so besitzt doch jeder von uns unbewußt eine Kenntnis davon, wie das geschieht; das Idiom eines Menschen ist selbst eine implizite, teils ererbte, teils erworbene Geistesverfassung, die Visionen des Selbst und des Objekts generiert. Diese unbewußte Fähigkeit spielt bei der Wahl von Objekten eine Rolle, die diese Verfassung zu ihrer Verwirklichung freisetzen. Sie rührt von der angeborenen Fähigkeit des Kindes her, aus lebendiger Erfahrung eine psychische Realität zu bilden. Die meisten Menschen besitzen einen Sinn für Visionen, der vom Schicksalstrieb genährt wird. Es ist der ganz spezielle Drang, die Form des eigenen, persönlichen Idioms dadurch weiterzuentwickeln, daß Erfahrungen, die beim Objektgebrauch gemacht werden, artikuliert und verarbeitet werden. „Form ist letztlich nichts anderes als arrangierter Inhalt", schreibt Helen Vendler (S. 3). Und wenn wir uns die Persönlichkeit als eine Form vorstellen, können wir sagen, daß das Idiom jedes einzelnen die besondere Art und Weise ist, in der dieser seine Lebensinhalte gestaltet. Da es diesen Drang gibt, Objekte zu finden, durch die man seine Gestalt gewinnt – und gleichzeitig die Objektwelt prägt –, verstehe ich unter Persönlichkeit eine erotische Ästhetik, eine Geistesverfassung, mit dem dringenden Wunsch, sich zu verwirklichen. Diese Dissemination unserer Persönlichkeit suggeriert schöpferische Prinzipien, denen wir folgen können, wobei die Entwicklung von Genera ein mögliches Ergebnis wäre.

Vielleicht kann man sehen, wie konservativ die von Traumata hervorgerufenen Prozesse sind, die im Grunde darauf abzielen, den seelischen Schaden zu begrenzen und das Selbst für kommende toxische Ereignisse zu desensibilisieren. Infolgedessen kann man das Trauma als Verbündeten des angeborenen inneren Prinzips des Todestriebes sehen: Auch der Todestrieb versucht einen konstanten Zustand zu bewahren, indem er das Subjekt von seiner Erregung befreit; das Trauma sucht nur in der Anfangsphase das Selbst von der Erregung zu befreien, die vom äußeren Objekt (oder sonst etwas gerade Aktuellem) geschürt wird, folglich ist es nicht so sehr, wie in den klassischeren und Kleinianischen Formulierungen hervorgehoben wird, der Einsatz der Todesarbeit, der das Subjekt von den störenden Einflüssen der Triebregung befreit. Das Kind, das Traumata entwickelt, ist bereits ein Selbst, das sich nach ganz bestimmten Vorgaben entwickelt. Fairbairn erfaßt solche Vorgaben in seiner Theorie über die kindliche Internalisierung des bösen Objekts: Danach soll die negative Wirkung schlechter elterlicher Erziehung dadurch beschränkt werden, daß das negative Objekt verinnerlicht wird.

Das Kind, das eigentlich generative Eltern internalisiert – also solche, die zur Evolution seines persönlichen Idioms beitragen –, legt es darauf an, solche inneren Prozesse zu entwickeln und Erregung und den Reiz des Neuen zu finden, um persönlich daran zu wachsen. Insofern verbinden sich die Genera mit den Lebenstrieben, die aktiv die produktive Verschmelzung von Selbst und Objekt betreiben.

Das Kind, das sich innere psychische Kammern zur Aufbewahrung gestörter elterlicher Kommunikation oder schockierender Ereignisse einrichtet, versucht, die Verbindung zwischen den genannten Inhalten und deren vorbewußten Folgeprodukten zu kappen. In Bions Terminologie heißt das: Das Kind attackiert die für W (das Wissen) lebensnotwendige verbindende Funktion und tut alles, um den Schmerz, der sich an ihre Bedeutung knüpft, unschädlich zu machen, indem es dieses Wissen in –W verwandelt; dadurch gibt es solchen inneren Erfahrungen ein Gefühl der Leere oder Hohlheit. So geht der Schmerz in ein Nichts über. Wenn ein Kind seine inneren Möglichkeiten, sein Selbst und die Wirklichkeit schöpferisch zu erneuern, kultiviert, dann sucht es nach Verbindungen zwischen den inneren Bereichen für eine solche Arbeit und den Lebensdaten, die damit zusammenzuhängen scheinen, wodurch es dann zu einer Bewertung der unbewußten und von der W-Funktion geprägten Arbeit kommt.

Genera und Traumata sind weite Kategorien, und als Psychoanalytiker weiß man, daß es unzählige Ausnahmen von der Regel gibt. Ein Kind, das von Eltern erzogen worden ist, die zu Übergriffen neigen, wird sich vielleicht teilweise von ihnen abwenden und trotzig einen Teil seiner selbst bewahren wollen, der imstande ist, den Eltern beziehungsweise ihren Vertretern Beiträge abzuringen. Es wird dann sein eigenes Verständnis davon haben, wie es sich deren Mitwirkung vorstellt und andererseits wie es im weiteren seine intrapsychischen Kammern für das Wirken der Genera einrichten will. Umgekehrt wird ein Kind, das Eltern besitzt, die es fördern, auf die Geburt eines Geschwisterkindes vielleicht lange Zeit unbewußt mit Haß reagieren und so alle elterlichen Förderungsbemühungen in Erinnerungsspuren der elterlichen Prokreativität verkehren und diese beneiden, was wiederum zur beständigen Quelle neuer Traumata wird.

Wir können Genera auch aus einer anderen psychoanalytischen Perspektive, nach dem topographischen Modell, betrachten. Freuds Theorie der Verdrängung zeigt, welchen Verlauf ein geistiger Konflikt nimmt, wenn ein Mensch vorbewußt unliebsame Gefühle, Gedanken und Erfahrungen ins Unbewußte verdrängt, wo die verbannten Inhalte sofort einen Kern miteinander verketteter Vorstellungen bilden. Das Bewußtsein ist eines Teils seiner Inhalte beraubt, und die Verdrängung bedeutet ein vermindertes Selbstbewußtsein der Person. Da solche Vorstellungen nach Freud jedoch mit einem Trieb zusammenhängen, trachten sie unablässig danach, sich auszudrücken und ins Bewußtsein zurückzukehren, um dort geistig präsent zu sein. Dieser Vorgang kann nur vollzogen werden, indem die Kernvorstellungen ersetzt werden, so daß ein abgeleiteter Ausdruck zustande kommt. Wenn die verdrängten Vorstellungen keinen adäquaten Ausweg aus ihrer Verbannung ins System des Unbewußten finden, dann werden sie wahrscheinlich in späteren bewußten Momenten weitere Vorstellungen und Affekte sammeln und an sich binden, da diese Vorstellungen wie Zufluchtsuchende aus dem Bewußtsein verschwinden und der nun wachsenden Kolonie verbannter Vorstellungen beitreten – eine Gruppe, die, so paradox das klingt, mit ihrer Unterdrückung an Stärke gewinnt. Psychoanalytiker nehmen an, daß diese Theorie klinisch gültig ist. Sie stellen in den Bewußtseinsinhalten ihrer Patienten Lücken fest, die auf verdrängte oder verschüttete Vorstellungen und Gefühle hinweisen, und sehen, wie solche unerwünschten Vorstellungen durch Gegenbesetzungen, durch Kräfte oder geistige Energien, die ihrer Rückkehr ins Bewußtsein im Wege stehen, aufrechterhalten werden. Wie stark die Bereitschaft der Verdrängungszustände ist, heimlich wieder ins Bewußtsein zurückzukehren, können sie an Fehlleistungen ablesen, an Symptomen aufdecken oder anhand von Träumen entschlüsseln.

In vielerlei Hinsicht ist die Theorie der Genera von der Theorie der Verdrängung beeinflußt. Im Grunde, so glaube ich, gibt es eine psychische Neigung, unbewußte Vorstellungen zu sammeln, die organisiert und dynamisch und im Bewußtsein wirkungsvoll darstellbar sind. Aber die Verdrängungstheorie verweist nur auf die Verbannung des Ungewollten, während ich überzeugt bin, daß auch andere Typen von Vorstellungen ins Unbewußte dringen können. Um die Theorie der Verdrängung zu vervollständigen, brauchen wir eine *Theorie der Rezeption*[2], die einige Vorstellungen eher als empfangene denn als verdrängte kennzeichnet, obgleich sowohl die verdrängten als auch die empfangenen Vorstellungen des Schutzwalls bedürfen, der durch die Gegenbesetzung des Vorbewußten aufgeschüttet wird. Wenn die Verdrängung das Ziel hat, der zensierenden und strafenden Gerichtsbarkeit des Bewußtseins zu entgehen, dann hat demgegenüber die Rezeption das Ziel, eine unbewußte Entwicklung ohne aufdringliche Eingriffe des Bewußtseins zu ermöglichen.

Beim Rezipieren begreift das Ich daher, daß unbewußte Arbeit nötig ist, um einen Teil der Persönlichkeit oder eine Phantasie zu entwickeln oder um eine im Entstehen begriffene emotionale Erfahrung zuzulassen, und es schickt Vorstellungen, Gefühle oder Worte an das Unbewußte, nicht damit sie verbannt werden, sondern damit ihnen ein geistiger Raum zu Entwicklung gewährt wird, den sie im Stadium der Bewußtheit nicht haben können. Wie die verdrängte Vorstellung, so fügen sich auch diese Vorstellungen, Worte, Bilder, Erfahrungen oder Affekte zu geistigen Räumen und beginnen dann, die Welt der Erfahrung nach Phänomenen abzutasten, die zu ihrer inneren Arbeit in Beziehung stehen. Ja, sie können unter Umständen bestimmte Erfahrungen suchen, um solche unbewußten Fügungen zu pflegen. Die Inhalte des Rezipierten sind also die Kerne der Genera, die, wie das Verdrängte, wieder ins Bewußtsein zurückkehren, im Falle der Genera aber als Akte der Bereicherung des Selbst und nicht als kurzfristig entlassene Partikel des Eingekerkerten.

In diesem Kapitel betrachte ich die Verdrängungsarbeit insofern als einen Teil des im weiteren Sinne verstandenen Traumas, als die verdrängten Inhalte das Selbst seiner Darstellungsfreiheit berauben, unerwünschte Vorstellungen binden und dem Selbst gefährlich erscheinen. Ganz zu Recht wird der Analytiker mit Feingefühl und analytischem Geschick Affekte, Wörter, Erinnerun-

[2] Die Idee eines durch Rezeption erworbenen Unbewußten, das mit dem verdrängten Unbewußten Hand in Hand geht, legt die Möglichkeit nahe, daß es einen mütterlichen Typus unbewußten Wirkens gibt, der mit väterlichem Handeln kollaboriert. Die Metaphern, die ich verwende – empfangen, befruchten, reifen lassen, gebären –, berücksichtigen einen bestimmten Typus unbewußter Kreativität im Unterschied zu den paternalistischen Metaphern, die auf Verdrängung, Beherrschung und verdeckte Repräsentanz abheben.

gen und anderes aufspüren, die solchen Inhalten zu einer erträglichen Bewußtheit verhelfen, wobei er gleichzeitig den Widerstand gegen solche Erfahrungen analysiert. Der Praktiker, der mit dem rezeptiven unbewußten Handeln des Analysanden arbeitet, wird spüren, wenn der Patient Vorstellungen, Gefühle oder Erinnerungen aus seiner erzählenden Darstellung und selektiv aus seinem Bewußtsein entfernt, um sie vom Unbewußten aus zu bearbeiten, ohne daß sie zuvor im Bewußtsein zum Ausdruck gekommen sind, was eine tiefe unbewußte Arbeit ausschließen würde. In solchen Augenblicken wird der Analytiker den Patienten in Ruhe lassen, weil er weiß, daß der Rezeptionsprozeß das Unbewußte braucht, um wirkungsvoll zu sein.

Im letzten Teil dieses Kapitels will ich darauf eingehen, was ich unter der Kategorie der Genera verstehe: Damit ist einerseits eine Form innerer Arbeit gemeint, die zu einer wichtigen neuen Weltsicht führt – einer Sicht, die zu Menschen paßt, die an wissenschaftlichen, künstlerischen oder ihre Berufung betreffenden Problemen oder Aufgaben arbeiten – und die andererseits präzise genug ist, um dem Therapeuten zu verdeutlichen, wie Psychoanalytiker und Patienten beim Aufbau psychischer Strukturen, die die Ansicht des Analysanden über sich und die Welt verändern, unbewußt zusammenarbeiten. Ich werde dieses Phänomen nacheinander von drei verschiedenen psychoanlytischen Bewußtseinsmodellen aus begrifflich fassen: dem topographischen Modell, dem ich-psychologischen Modell und dem Objektbeziehungsmodell. Ich hoffe, damit zeigen zu können, wie wichtig eine Theorie psychischer Arbeit ist, die sich von den ausschließlich pathologischen Modellen unterscheidet, auch wenn die Genera-Formation aus einem Konflikt geboren ist und emotionale Turbulenzen fördert.

Kombinationsspiel

Die unbewußte Spielarbeit, die ein Subjekt in empfangene „Probleme" investiert, läßt eine innere Organisation reifen, die sich aus dieser Anstrengung ergibt und die ihr gewidmet ist. Ein Wissenschaftler beispielsweise, der an einer Forschungsarbeit sitzt, spielt mit vielen Ideen; es können Jahre vergehen, bis er eine zündende Idee hat, die den Auftakt zu einer wichtigen Entdeckung bildet, einer Entdeckung, die seine Sicht auf den Umgang mit seiner zukünftigen Arbeit verändert. Ein Komponist arbeitet an einer Symphonie. Vielleicht wird er wie Aaron Copland darum gebeten, etwas über Lincoln zu schreiben, und wie Copland fragt er sich, wie Lincoln denn klinge.[3] Es ist möglich, daß er sofort eine

Idee hat, wahrscheinlicher aber ist es, daß die Idee für seine Symphonie intensiver unbewußter Spielarbeit entspringt, der er nachgeht, bis sie Erfolg hat. Ein psychischer Nukleus kommt durch die vielen Augenblicke genauen Überlegens zustande, das auf die Aufgabe verwandt wird. Eine solche generative Struktur wird nun zahlreiche neue Ideen hervorbringen, die letztlich dann die Symphonie ausmachen werden; sie erlangen gelegentlich einen halbautonomen Status und verändern im Verlauf des schöpferischen Prozesses die bewußten Intentionen des Komponisten und in Zukunft möglicherweise seine Art, Werke zu komponieren.

Gewöhnlich werden Genera also nach einer Phase der Spielarbeit produziert und verändern, wenn sie erst einmal da sind, die Lebenseinstellung des Subjekts, erzeugen neue Fragen und neue Arbeiten und tragen zur Bildung neuer Genera bei.

Einstein schrieb über sein „ziemlich vages Spiel mit den [...] Elementen" und bezeichnete dieses auch als eine Art „Kombinationsspiel", das, wie er meinte, „der wichtigste Zug im produktiven Denken [sei], bevor in Worten und anderen Zeichenarten, in denen man mit anderen kommunizieren kann, eine Verbindung zur logischen Konstruktion gegeben ist" (Einstein, in Ghiselin, S. 43). Dieses Spiel mit den Elementen, das der logischen Konstruktion in Worten vorangeht, ist der Rezeptionsprozeß, der in jedem von uns stattfindet, wenn wir Genera bilden: ein Kombinationsspiel, das gelegentlich zu einer neuen Perspektive führt. Es ist nicht unwichtig, daß Einstein zweimal auf dieses Spiel Bezug nimmt. Das erinnert mich an Wordsworths Beschreibung der aggressiven Rezeptivität des Kindes: „So ist sein Geist/selbst bei der ersten Erprobung seiner Kräfte/ gespannt und wach, begierig in einer Erscheinung/alle Elemente und Teile desselben Gegenstandes zu verbinden." (Wordsworth, *Prelude*, 2. Teil, S. 67, Z. 275ff.).

Man kann die langen, mühevollen Stunden, die der Rezeptionsarbeit gewidmet werden, nicht genug betonen. Jeder Analytiker wie auch jeder Analysand weiß, wieviele Stunden analytischer Arbeit *vor* einer psychischen Entdeckung liegen. Er würde dem Mathematiker Henri Poincaré zustimmen, der beschreibt, welche Mühe im Entdecken liegt:

[3] Vera John-Steiner untersucht in ihrem poetischen, gedankenreichen Buch *Notebooks of the Mind* viele Arten der Kreativität, und ich habe ihr Werk herangezogen, um meine eigenen klinischen Erkenntnisse zu stützen. Wollte man untersuchen, welche Überzeugung schöpferische Personen von dem haben, was ich Genera nenne, dann wäre Vera John-Steiners Buch ein hervorragender Ausgangspunkt.

> Fünfzehn Tage lang bemühte ich mich nachzuweisen, daß es keine solchen Funktionen geben kann wie die, die ich seither Fuchs'sche Funktionen genannt habe. Ich war damals ziemlich ahnungslos; jeden Tag setzte ich mich an meinen Schreibtisch, blieb dort ein oder zwei Stunden, probierte viele Kombinationen aus und kam zu keinem Ergebnis. Eines Abends trank ich gegen meine Gewohnheit echten Kaffee und konnte nicht schlafen. Massenweise gingen mir Ideen durch den Kopf; ich merkte, wie sie miteinander kollidierten, bis sich gewissermaßen einzelne Teile miteinander verketteten und eine stabile Kombination eingingen. Bis zum nächsten Morgen hatte ich nachgewiesen, daß es eine Klasse Fuchs'scher Funktionen gibt, eben diejenigen, die sich von den hypergeometrischen Serien ableiten. Ich brauchte nur noch die Ergebnisse zu notieren, was nur wenige Stunden kostete. (Poincaré, in Ghiselin, S. 36)

Poincaré wäre nicht zu seiner Entdeckung gelangt, wenn er nicht viele Stunden Arbeit investiert hätte. Er wäre aber auch zu keinem Durchbruch gelangt, wenn er nicht seine Unwissenheit ertragen hätte. Ich möchte das in der psychoanalytischen Situation mit der Fähigkeit vergleichen, es zu ertragen, nicht zu wissen, was man tut, so daß im Rezeptionsprozeß Ungewißheit zu einem nützlichen Kennzeichen der persönlichen Arbeit wird.[4]

Wenn Poincaré hier den inneren Kombinationsvorgang erläutert, dann beschreibt er, das innere *Verständnis*, das jemand wie er von der embryonalen Form einer generativen Struktur hat, die in seinem Fall zur Entdeckung der Fuchs'schen Funktionen führte. Für den Psychoanalytiker kündigt es sich als ein besonderer Typus der Deutung an, der zu einer psychisch fruchtbaren Vision wird: einer Verdichtung vieler Versuchsideen und Gedankenexperimente, die nun in eine Keimzelle mündet, die neue Perspektiven hervorbringt.

Traumata und die Suche nach negativen Qualia

Ein Psychoanalytiker könnte mit seinem Patienten massenweise traumatische psychische Strukturen konstruieren, wenn er mit ihm Material sammeln würde, das eine Perspektive unterstützt, die nur sich selbst wiederholt. Manchmal kann

[4] Vgl. die Behandlung des Rezeptionsprozesses in meinem Buch *The Shadow of the Object* (dt. *Der Schatten des Objekts*) wie auch in dem Aufsatz von Peter Thomson.

es nötig sein, daß analytische Arbeit eine Zeitlang so verläuft, beispielsweise, wenn es darum geht, den Größenwahn bestimmter Patienten zu interpretieren; dabei muß der Analytiker den Analysanden wiederholt mit seinem Wahn konfrontieren. Zumindest der Analytiker ist sich darüber im klaren, daß solche Deutungen für den Patienten erneut traumatisch sein und seinen erbitterten Widerstand hervorrufen können, bevor sie sich, wenn überhaupt, zu Genera verdichten. Manche Analysanden sind lange Zeit allein durch die Psychoanalyse traumatisiert, ein Umstand, der respektiert werden muß und der uns auffordert, beständig unsere Methoden zu überdenken.

Psychische Genera, an denen in einer Psychoanalyse gearbeitet wird, sind das Ergebnis der wechselseitigen Beiträge von Analytiker und Patient, sie sind eine Widerspiegelung der Lebenstriebe des Patienten, so daß er trotz seiner Widerstände unbewußt angeben kann, welcher Arbeitskomplex bewältigt werden muß, um eine bedeutsame neue Perspektive zu gewinnen, die das Leben verbessern kann. Wenn die Bereiche solcher Arbeit unbewußt anerkannt werden, motiviert dies das rezeptive Handeln. Erinnerungen, Triebrepräsentanzen, Selbsterfahrungen und Träume, die zu dem inneren Komplex in Beziehung stehen, konzentrieren sich auf ihn und werden in unbewußten und vorbewußten Kammern verwahrt. Ihre unterschiedliche, aber jeweils spezifische Struktur gibt allen potentiellen Genera ihr Gepräge.

„Wordsworth mußte sich an den Spuren der Sprache entlangtasten", schreibt Seamus Heaney, „um herauszufinden, wie eine Musik gemacht ist, die weniger das wiedergibt, was Hopkins ‚inscape' nannte, als den ‚instress' der Dinge", weniger ihre Wesen als ihre Wirkung, „soweit sie in jener Zeit physikalisch und intuitiv bekannt war" (Heaney, S. 68 f.). Das Heranreifen der Genera schafft meiner Ansicht nach einen solchen *instress*, den man fühlen kann und der das Subjekt bei der Wahl seiner Objekte leitet, wenn es aus rezeptiver Intelligenz intuitiv seinen eigenen Geist formt.

Die „Arbeit" des Traumas besteht darin, störende Erfahrungen im Netz einer traumatischen Erfahrungen zu sammeln (jetzt eine Erinnerung und unbewußte Vorstellung), während die Spielarbeit der Genera darin besteht, empfangene Erfahrungsmomente zu sammeln, die sich gegenseitig zu einer neuen Sicht der Dinge animieren.

Allerdings kann ein Individuum gegen die inneren traumatischen Verhältnisse ankämpfen und durch die Transformation des Traumas in Kunstwerke bis zu einem gewissen Grad die Wirkung des Traumas kontrollieren. Die Auffassung, daß der Künstler Traumata und seelisches Leid in ein künstlerisches

Objekt verwandelt, ist in der Psychoanalyse eine verbreitete Ansicht über das Wesen der Kreativität. Und ein Individuum kann tatsächlich an einem Trauma arbeiten, um dessen psychischen Status zu verändern, indem es daraus eine neue psychische Struktur mit einer neuen Perspektive entwickelt. Daher können aus der Spielarbeit, die sich der Transformation seelischen Leids und traumatischer Perspektiven verschrieben hat, Genera entstehen.

In der Psychoanalyse begegnen wir auf der einen Seite vielen Menschen, die im Umfeld der traumatisierten Bereiche des Selbst negative Qualia sammeln, auf der anderen Seite Patienten, die nach Erfahrungen suchen, die, wenn auch schmerzhaft, dennoch entscheidend zur Bildung der Genera beitragen. Eine Person, die Traumata entwickelt, oder jemand, der daraus lebendige Erfahrungen ableitet, wird in Objekten und Erfahrungen negative Qualia suchen. Er wird entweder Objekte finden und Erfahrungen machen, die unangenehm oder störend sind, oder er wird potentiell positive Qualia in negative verwandeln. Daher werden die Objektbeziehungen jeder solchen Handlung teilweise das Wesen der unbewußten Arbeit, die hier getan wird, wiedergeben. Wer unbewußt aus einem geringfügigen Übergriff ein ganzes Trauma entwickelt, wird negative Qualia zu einem immer dichteren Kern zusammenfügen. Dieser kann sich so intensivieren, daß er ins Bewußtsein tritt, so daß das Subjekt durch den Ausbruch der darin gesammelten störenden Inhalte zutiefst beunruhigt ist. Das ganze Trauma kann als Erfahrung in einem Traum, einem Ereignis oder einer Person freigesetzt werden. Ein Individuum, das Genera kultiviert, sucht nach Objekten und Erfahrungen, die positive Qualia enthalten, obwohl positiv hier nicht optimistisch, gut oder konfliktfrei bedeutet, sondern etwas, das sich mit dem psychischen Material, das eine neue Vision reifen läßt, verbindet und dieses Material möglicherweise weiter ausarbeitet.

Genera haben keinen moralischen Wert, und eine Person kann innere psychische Strukturen und Visionen kultivieren, die andere Leute ästhetisch, politisch oder sozial abstoßend finden. Um Genera von Traumata zu unterscheiden, muß man nur fragen, ob das Individuum frei genug ist, die Daten seines Lebens in neue Visionen zu gießen, die die Bedeutung des Seins verändern (ein beständiger Prozeß der Entdeckung) oder, wie im Falle des Traumas, ob die Person ihr Lebensmaterial eintönig, auf immer gleiche Weise organisiert, unter anderem mit dem Ziel, dem Ich das kreative Spiel mit dem Material des Daseins zu versagen.

Ein Patient, der Traumata sucht, wird unbewußt die analytische Arbeit dadurch sabotieren, daß er auf der Suche nach negativen Qualia ist; er wird entweder, indem er die Bemerkungen des Analytikers verdreht, fruchtbare Kommentare in destruktive verwandeln oder bestimmte innere Zustände des Analytikers verderben. Nehmen wir das Beispiel eines Patienten, der als Kind von seinen Eltern dadurch „mißbraucht" wurde, daß sie ihn verfrüht in ihre Auseinandersetzungen und in ihr Sexualleben einbezogen, indem sie in unangemessener Weise Dinge vor ihm aufdeckten. Dieser Patient fürchtete sich später, er könnte seinerseits den Seelenfrieden eines anderen stören, wenn er dessen geistiges Leben kritisierte. Dann würde er sich endgültig abgelehnt fühlen, weil der andere sich verletzt und erschrocken von ihm zurückziehen und ihn mit Schuld und Wut zurücklassen würde. Das wurde in der Analyse erst nach einiger Zeit deutlich, als ich bestimmte Gegenübertragungen prüfte und und sie mit den Übertragungen des Patienten in Verbindung brachte. Ich merkte, daß der Patient, der einige Leute in Analytikerkreisen kannte, die ich auch kannte, oft beiläufig häßlichen Klatsch über diese Personen äußerte, was für einen Augenblick mein inneres Bild von ihnen beeinflußte. Sollte X seiner Frau wirklich so etwas angetan haben, fragte ich mich. Hatte Y das wirklich über Z zu W gesagt, rätselte ich. Solche kleinen Schocks waren nie dauerhaft, doch eines Tages kam der Patient und erwähnte ein psychoanalytisches Theaterstück, von dem er wußte, daß es mich interessierte: Er wußte auch, daß ich es rezensieren sollte, es aber noch nicht gesehen hatte. „Nun, ich habe das Stück gesehen und es ist gräßlich. Und mein Freund A, der Rezensionen für die *Times* schreibt, hält es für eine intellektuelle Scharlatanerie und einen Schwindel. Ich bin neugierig, was Sie davon halten werden, wenn Sie es sehen." Im ersten Augenblick hatte ich das Gefühl, als habe er mir dieses Stück bereits verdorben, noch bevor ich es zu sehen bekommen hatte. Ich war etwas irritiert. Zu einem anderen Zeitpunkt in derselben Sitzung berichtete der Patient von einer irrationalen Angst, ich würde der Analyse kategorisch ein Ende setzen. Ich sagte ihm, daß er mich unbewußt dazu auffordere, mein inneres Bild von dem Stück zu zerstören, so wie seine eigene Innenwelt durch Neid und Rivalität zerstört werde.

Der Patient verstand die Deutung und sprach über seine Neigung, seinen Beziehungen dadurch zu schaden, daß er Charakterzüge des anderen isoliere oder sich nur an unangenehme Erfahrungen mit ihm erinnere und auf diese Weise Teilerfahrungen zu einer traumatischen Gestalt zusammenfüge. Wenn er das tat, war er sich einer inneren Empfindung bewußt, die mit solchen Zerstörungen einherging; sie war mit anal-mentalen Inhalten verknüpft, die in bestimmten Interaktionsprozessen zum Ausdruck kamen.

So gesehen, können wir behaupten, daß die zerstörerische innere Empfindung das emotionale Klima eines solchen traumatischen Denkens ausmacht: insbesondere das aus dem Drang nach zerstörerischen Erfahrungen abgeleitete Gefühlsbild. Ein Individuum hingegen, das etwas für seine Genera tut, hat offenbar eine andere psychische Bibliothek: Sie wird von einem geistigen Gefühl erzeugt, das aus der schöpferischen Kraft des Denkens stammt. Ein derartiges inneres Objekt wird von diesem Individuum vermutlich mit der Suche nach Sinn oder Wahrheit oder Schönheit verbunden, und möglicherweise ist es zugleich die Objektivierung einer Geisteshaltung und ihrer inneren Präsenz.

Tatsächlich trägt jemand, der sich mit einem Lebensproblem abgibt, beständig etwas zum generativen inneren Objekt bei. Das gilt für den Wissenschaftler, der mit einer Aufgabe beschäftigt ist und Tag für Tag neue Daten und neue Beobachtungen zum generativen inneren Objekt sammelt und so die kompositionelle Form einer solchen inneren Struktur ergänzt. Kein Beitrag zur Lösung eines wissenschaftlichen Problems, zur Endfassung eines Gedichts oder zum Entwurf eines neuen Automotors geht am Unbewußten vorbei.

Das „Gefühl" für die Genera

Wissenschaftler, Dichter, Komponisten und andere Menschen, die in ihrem Denken schöpferisch tätig sind, haben mentale Vorstellungen von jedem einzelnen Gedankenschritt, den sie in ihre Aufgabe investieren. Die meisten „sehen" eine Abstraktion des Problems und seine Lösung, auch wenn sie diese Lösung noch nicht gefunden haben. Ich frage mich, ob dieses abstrakte innere Bild – vielleicht eher ein endophysisches Diagramm – bedeutet, daß ein inneres Objekt da ist, wie Hinshelwood es beschreibt: Ein inneres Objekt (weniger eine innere Vorstellung) heißt, daß eine Struktur vorhanden ist, die man mental registriert. Ein Individuum, das sich gerade bei der Spielarbeit an Genera befindet, hätte demnach ein „Gespür" für die „konstitutionelle Entwicklung eines inneren Objekts", die von der psychischen Anziehungskraft vielfältiger Verarbeitungen seiner Erfahrungsmomente geprägt ist, die dann in einen Nukleus möglicher Bedeutungsbewegungen zusammenlaufen. Heaney schreibt: „[...] diese ganze schöpferische Kraft aus den Ressourcen von Körper und Geist wird eingesetzt, um die Bedeutung der Erfahrung dem Urteil der Form zu unterwerfen." (Heaney, S. 47) Dieses Aufeinandertreffen vieler getrennter Faktoren, eine Verdichtung, die sich da einstellt, wo sich die Fragen im Leben überschneiden, fördert natürlich ein Gespür für sich selbst als psychisches Numen. Man empfindet das wie eine vertraute Macht psychischer Gravität, die Ideen, Fragen und Spielarbeit anzieht und einen Ort der Kreativität schafft. Andererseits kann eine Person, die ihre Lebensprobleme oder zumindest einige davon in ein Trauma zusammenfaßt, sehr wohl ein inneres Objekt als Ort für solche Arbeit haben, dem sie sich zuwendet, um ihr traumatisches Netz zu knüpfen; die dabei beteiligte psychische Empfindungsfähigkeit wäre dann so gestört, als schlüge ein Verrückter innerlich die Trommel.

Einsteins Begriff des Schöpferischen ist vielleicht die bekannteste Beschreibung des inneren Objekts als einem inneren Bezugspunkt. „Die Wörter oder die Sprache, geschrieben oder gesprochen, scheinen in meinem Denkmechanismus keine Rolle zu spielen“, schreibt Einstein. „Die psychischen Entitäten, die dem Denken als Bestandteile dienen, sind gewisse Zeichen und mehr oder weniger klare Bilder, die ‚willkürlich‘ reproduziert und kombiniert werden können.“ (Einstein, in Ghiselin, S. 43)

Manchmal kann ein einzelnes Wort oder ein Satz als Hinweis auf den Ort des inneren Objekts dienen, dem man sich zuwendet. Hart Crane schreibt: „Es ist, als ob ein Gedicht seinem Leser ein einziges neues *Wort* mit auf den Weg gäbe, ein Wort, noch nie zuvor gesprochen und eigentlich unmöglich zu artikulieren, doch offensichtlich von da an im Bewußtsein des Lesers ein aktives Prinzip.“ (Crane, S. 182) Es handelt sich hierbei um evokative psychische Genera, die durch die Arbeit am Gedicht (eine Struktur) erreicht wurden und die die Vision des Dichters von der Realität verändert haben. Ich werde allerdings diesen interessanten Aspekt der Bildung von Genera hier nicht untersuchen; sie findet statt, wenn wir – wie bei Hart Crane – einem evokativen Objekt begegnen, das offenbar nicht auf unserer eigenen inneren Arbeit basiert, aber dennoch inspirierend ist und als eine psychische Struktur introjiziert zu sein scheint, die wichtige neue Visionen fördert. Die besten Momente in der Ausbildung eines jeden Menschen setzen sich gerade aus solchen evokativen Gelegenheiten zusammen, bei denen ein Objekt (eine Theorie, eine andere Perspektive) die eigene Vorstellung von der Realität radikal verändert. Ich halte es jedoch für sehr wahrscheinlich, daß solche introjizierten Epiphanien das Ergebnis beträchtlicher unbewußter Arbeit sind, die zuvor stattgefunden hat.

„Meine eigene Erfahrung mit der Inspiration“, schreibt Stephen Spender, „ist gewiß die, daß ich spüre, daß eine Zeile oder ein Satz oder ein Wort oder manchmal etwas noch ganz Vages, die dunkle Wolke einer Idee, zu einem Regenguß von Wörtern verdichtet werden muß.“ (Spender, in Ghiselin, S. 118)

Die „dunkle Wolke einer Idee“, die Spender zu einem „Regenguß“ verdichtet, erinnert an Freuds Theorie über die Traumarbeit als Verdichtung aller für das seelische Leben relevanten Elemente (Triebe, Affekte, Erinnerungen, existentielle Erfahrungen), quasi der Prototyp aller schöpferischen Entdeckungen. Die Konstruktion von Genera ähnelt in gewisser Weise der Traumarbeit, sofern wir unbewußt daran arbeiten, viele Phänomene rezeptiv in eine psychische Struktur zu verdichten, die sich gelegentlich öffnet und verbreitet. Das ist weniger eine Sache des darstellenden Denkens als ein Akt *operationaler Intelligenz*. Lyotard erinnert uns (S. 20) an Freuds Äußerung über die Traumarbeit: Sie denke, rechne und urteile in keiner Weise, sie beschränke sich darauf, den Dingen eine neue Form zu geben. Für Lyotard ist die gedankenlose Bewegung des Verdichtens Begehren, der Kern des Begehrens, der all seinen abgeleiteten Ausdrucksformen des Begehrens vorausgeht. Wenn Wörter und Dinge verschmelzen, wird die Verdichtung sozusagen ein Ding – ein inneres Ding –, nämlich der erste Anstoß zum Wunsch. „Die ‚Sprache‘ des Unbewußten ist nicht dem gesprochenen Diskurs nachgebildet, der, wie wir wissen, sich nach Sprachregeln artikuliert. Vielmehr ist der Traum der Inbegriff des unartikulierten, dekonstruierten Diskurses, der in jeder Sprache, sei sie auch noch so normal, vorkommt.“ (Lyotard, S. 33) So ist es auch mit dem Rezeptionsprozeß, dessen innere Funktionsweise zwar vorartikuliert, doch gravitierend, zwar bezwingend, doch still ist, bis eines Tages plötzlich der Geist zu neuen Visionen inspiriert wird.

Vielleicht sind Genera das, was Wordsworth unter *fructifying virtue*, einer fruchtbaren Kraft, versteht. „Es gibt in unserem Leben Augenblicke/von ganz entschiedener Überlegenheit, die in sich/eine fruchtbare Kraft tragen“ (Wordsworth, *Prelude*, 1. Teil, S. 51, Z. 288 ff.), ein schöpferisches Moment, das seine Quelle in einem ganz bestimmten Augenblick unserer Ontologie hat. „Es gibt/eine Kraft, die im sinnlichen Umgang/alle Gegenstände erhellt und erhebt“ (Wordsworth, *Prelude*, 2. Teil, S. 67, Z. 288 ff.), eine solche Kraft ist der disseminierende Geist eines generativen Teils unseres Selbst. Geht die Theorie der Verdrängung mit ihrer Vorstellung von der Wiederkehr des Verdrängten und seiner Sublimierung vom Begriff eines höchsten Ausdrucks aus, so findet das empfangene Unbewußte seinen Ausdruck über die Entwicklung psychischer Strukturen, die sich als disseminative Energie ins Bewußtsein ergießen. Das Ich bemüht sich nicht, Genera zu verbergen; es nutzt die Möglichkeit der Substitution und Symbolisierung, wenn es um die *jouissance*, den Genuß der Darstellung geht.

Ich denke da an die Theorie der Imaginisten, derzufolge Heaney in Anlehnung an Pound meint: Imaginistisch heißt soviel wie „zu ein und demselben Zeitpunkt einen geistigen und emotionalen Komplex zu bieten" (Heaney, S. 89). Baudelaire, Poe, Rimbaud, Pound (man könnte die Liste fortsetzen), glaubten, daß im Bild *(imago)* das Leben konzentriert sei. Wordsworths „Augenblicke", Einsteins „Zeichen", Spenders „dunkle Wolken" oder irgend jemandes inneres Bild psychischer Prokreativität dient als eine Art innerer Bezugspunkt für diese höchst komplexe proteusartige Vision, die darauf wartet, geboren, aufgezogen und artikuliert zu werden.

Wir alle beziehen uns also auf spezielle innere Bilder, die auf die psychische Gravität einer Arbeit hindeuten, die auf einer tiefen unbewußten Ebene stattfindet. Lesen wir, wie Henry Moore (1937) seinen inneren Ort psychischer Arbeit beschreibt:

> Das aber muß der Bildhauer tun. Er muß unaufhörlich an die Form in ihrer ganzen räumlichen Vollständigkeit denken und sie auch so verwenden. Er nimmt die feste Gestalt sozusagen in seinem Kopf auf – er denkt an sie, wie groß sie auch sein mag, als hielte er sie in der hohlen Hand umschlossen. Im Geist veranschaulicht er sich eine komplizierte Form von allen Seiten; während er eine Seite betrachtet, weiß er, wie die andere aussieht, er identifiziert sich mit ihrem Schwerpunkt, ihrer Masse, ihrem Gewicht, er vergegenwärtigt sich ihr Ausmaß als die Form, die die Form in der Luft verdrängt. (Moore, in Ghiselin, S. 56)

Obwohl Moores inneres Objekt konkret zu sein scheint wie die Skizze zu einer speziellen Skulptur, ist es eigentlich die Darstellung der Form der Skulptur an sich. Auf diese Weise sammelt jeder Bildhauer an einem psychischen Ort seine im Entstehen begriffene Gestaltung eines tatsächlichen Objekts, ein Prozeß, der mit einer dynamischen inneren Form beginnt.

Moores Objekt für den psychischen Ort der inneren kreativen Arbeit ist etwas ungewöhnlich; viele schöpferische Menschen sagen, ihre inneren Schöpfungen fänden in einem keineswegs klaren Raum statt. Zweifellos wählt jeder ein Metonym, das letztlich den Ort der Genera kennzeichnet, auch wenn es nicht den Prozeß selbst beschreibt.

Die Poetik der psychischen Struktur

Wenige Schriftsteller haben die Mühsal, eine generative innere Struktur zu entwickeln, so gut beschrieben wie Paul Valéry. Wie viele andere schöpferische Menschen empfand er in dieser Arbeitsphase das innere Gefühl des Chaos oder eine „Störung der geistigen Fruchtbarkeit" (Valéry, in Ghiselin, S. 106), etwas, das in der Psychoanalyse vielleicht den verwirrenden Überschneidungen entspricht, wenn Patient und Analytiker frei assoziieren.

Valéry sagt, wir wünschen uns eine innere Erfahrung, die dem Durcheinander eine Struktur verleiht. Ich glaube nicht, daß das für ihn nur ein Wunsch ist, vielmehr ist es ein wiederkehrendes Faktum, das, vielleicht weil es vergleichsweise selten ist, unseren Wunsch weckt: „Manchmal erscheint uns das, was wir sehen wollen, im Geist [...] ist es wie ein kostbarer Gegenstand, den wir halten und durch seine Verpackung hindurch, die ihn vor unseren Augen verbirgt, fühlen. Er gehört uns und gehört uns auch nicht, und der kleinste Umstand kann das aufdecken. Wir verlangen nach ihm, während wir vor einer merkwürdigen Kombination von Elementen stehen, die unserem Geist alle gleich immanent sind." (Valéry, in Ghiselin, S. 101) Sind diese Verpackungen Schichten einer vorbewußten Membrane, die unbewußte Mechanismen vor vorzeitigem Bewußtwerden schützt? Das würde Valérys Auffassung bestätigen, daß das innere Objekt, um das es geht, sowohl ihm eigen als auch nicht eigen ist.

Auch wenn wir uns in den prägenerativen Ideen umtun, spüren wir, während wir uns an den Halmen der Erfahrung entlanghangeln, welches Bild, welcher Ton, welche Bewegung oder welches Gefühl verspricht, Teil einer generativen Begriffsbildung zu werden. Im Gespräch mit Aaron Copland fragte Harold Clurman, ob ein Komponist, wenn er Ideen erproben will, ein und denselben Takt immer und immer wieder spiele. Copland antwortete, das möge langweilig erscheinen, doch auch beim Wiederholen einer Idee bekomme „man eine neue Idee, wohin sie führen wird. Das ist, wie wenn man sich fragt, wie wird mich diese erste Idee zur nächsten inspirieren?" Vera John-Steiner schreibt dazu: „Das Komponieren stellt sich daher als ein Prozeß dar, der wie andere schöpferische Prozesse auch, die Fähigkeit verlangt, aufkeimende Ideen in ausgefeilte Strukturen zu synthetisieren." (John-Steiner, S. 157) Diese Beschreibung einer musikalischen Struktur illustriert sehr gut, wie Genera funktionieren, an denen man sein Leben lang herumfeilt. Genera stehen wie die proteusartigen Visionen des Komponisten immer zum Gebrauch „bereit" und bleiben zur Wiederverwendung im Gedächtnis.

Ideen, die nur im Keim vorhanden sind, machen sich erst im Prozeß ihrer Artikulation bemerkbar. Picasso schreibt: „Man denkt sich das Bild nicht vorher aus und legt es nicht fest, vielmehr folgt seine Herstellung der Beweglichkeit des Gedankens." (Picasso, in Ghiselin, S. 57) Es gehört zu den Gemeinplätzen von Künstlern, ernsthaft zu behaupten, ihr Werk scheine sich von selbst zu ergeben. So schreibt Amy Lowell: „Dichter sagen häufig, ‚es kam mir so'. Das ist inzwischen so abgedroschen, daß man gelernt hat, diese Formulierung sorgfältig zu vermeiden, tatsächlich aber ist sie meines Wissens die beste Beschreibung, wie ein Gedicht ins Bewußtsein tritt." (Lowell, in Ghiselin, S. 110) Vielleicht ist das ein zusätzlicher Grund, weshalb der Schriftsteller, Musiker oder Maler bewußt den Eindruck hat, das geschaffene Objekt sei sein eigener Schöpfer.

„Im eigentlichen Wesen der Dichtung liegt etwas Anstößiges", schreibt Czeslaw Milosz, in *Ars Poetica*. „Es wird etwas hervorgebracht, von dem wir nicht wußten, daß wir es in uns hatten,/wir reiben uns die Augen, als sei ein Tiger hervorgesprungen/und stünde nun im Licht und schlage mit dem Schwanz." (Milosz, in Gibbons, S. 3) Da wir viele generative Strukturen in uns tragen, die uns oft erst in langen Arbeitsstunden zugewachsen sind, ohne daß wir den Augenblick der ursprünglichen Befruchtung kennen, ist es nicht weiter verwunderlich, daß uns solche inneren Schätze so überraschend erscheinen und unser unbewußtes Engagement, sie herzustellen – oder genauer gesagt, sie uns herstellen zu lassen –, trotzdem ungebrochen bleibt. Die Tatsache, daß wir so viele halbautonome psychische Mechanismen in uns haben, mag einer der Gründe sein, weshalb Schriftsteller und Philosophen mit dem Begriff eines in sich geschlossenen Selbst unzufrieden sind. Das ist nicht einfach ein postmoderner Standpunkt. Der portugiesische Dichter Fernando Pessôa hat ihn 1915 sehr schön ausgedrückt: „Ich fühle mehreres. Ich bin wie ein Raum mit unzähligen phantastischen Spiegeln, die durch ihre verzerrte Wiedergabe die eine, vorgegebene Wirklichkeit trüben, die in keinem von ihnen und doch in ihnen allen ist." Wir können uns vorstellen, wie das ist, wenn sich jemand nicht als ein integriertes Selbst empfindet, denn in einem solchen Fall werden Genera unter Umständen von abgespaltenen Teilen der Persönlichkeit kultiviert, was zu dem übermächtigen Gefühl einer fragmentierten multiplen Persönlichkeiten führen kann. Pessôa fährt fort: „Ich fühle, wie ich, in mir unvollständig, fremde Leben lebe, als ob ich meine Seele mit allen Menschen teile, unvollständig durch eine Summe von Nicht-‚Ichs', die sich erst in einem nachträglichen ‚Ich' synthetisieren." (Pessôa, in Gibbons, S. 5)

Vielleicht sind diese fremden Leben aber die scheinbar unabhängigen Geschöpfe der Genera, jenes Unbewußte, das in uns „lebt“, das ein Teil von uns ist, aber Ideen, Bilder und Gefühle fördert, die „wir“ häufig als störend empfinden und von denen wir wünschen, wir hätten sie nicht. Das sind die „dunklen Embryonen“ des Denkens, die T. S. Eliot als etwas beschrieb, das im Dichter „keimt“ und „wofür er Worte finden muß“ (zitiert nach Heaney, S. 70). Warum sind sie fremd? Vielleicht, weil uns psychische Strukturen rätselhaft vorkommen. Ähnlich wie das, was René Char das „ungeschaffene Reale“ genannt hat, kann man Genera nicht in der äußeren Welt finden, und sie besitzen keine materielle Aktualität, obwohl Gemälde, Gedichte, musikalische Kompositionen und andere Formen der Kunst derartige innere Prozesse ausdrücken. Doch solche psychischen Gravitäten sind für uns zutiefst real.

Stufen bei der Bildung von Genera

1. Die Konzeption eines inneren, der Bildung generativer psychischer Strukturen gewidmeten Raumes ist wahrscheinlich das Ergebnis eines unbewußten proteischen Moments, wenn gelebte Erfahrung ein heftiges psychisches Interesse weckt, das zunächst um die evozierten Vorstellungen, Gefühle und Selbstzustände kreist und sich dann zu einem unbewußten Wunsch verfestigt, weiterentwickelt zu werden.

2. Die im Entstehen begriffenen unbewußten Vorstellungen, Gefühle oder Selbstzustände gewinnen eine psychische Gravität, die relevante Daten anzieht.

3. Die unbewußte Sammlung von Hunderten von Verbindungen zu einem psychischen Komplex läßt innerlich den Eindruck eines generativen Chaos entstehen.

4. Das Chaos wird toleriert, ja geradezu gefördert, weil das Subjekt weiß, daß es für den Prozeß der Entdeckung neuer Lebenskonzepte unabdingbar ist.

5. Allmählich geht das Chaos in einen präformatives Gefühl zunehmender Nukleation über. Es ist wichtig zu betonen, daß es sich dabei nur um ein Gefühl handelt, aber es spiegelt einen Prozeß struktureller Kohäsion wider.

6. Plötzlich entdeckt die Person eine grundlegend neue Perspektive, aus der sich viele Nebenperspektiven ergeben. Diese neue Vision ist nicht mit den Genera zu verwechseln, doch sie ist die erste Manifestation von deren Vorhandensein im Bewußtsein, und sie eröffnet viele neue Möglichkeiten, sich selbst, andere und die eigene Arbeit zu betrachten.

7. Dieser Augenblick wird häufig als Offenbarung empfunden, und obwohl er eine besondere Erfahrung ist, taugt er nicht für eine neue Theorie des Heiligen, sondern beschreibt vielmehr jene fruchtbaren Visionen, die von unbewußten, von den Lebenstrieben vorwärtsgetriebenen Prozessen geschaffen sind, und er ist eine Erotik der Form.

Intuition

Ist es verwunderlich, daß ein generatives inneres Objekt unsere geistige Fähigkeit verbessert? Schärfen wir nicht unsere Wahrnehmung, indem wir das Skelett eines solchen inneren Prozesses aufbauen? Wenn der Träumende in seinen ersten Traumbildern eine Darstellung seiner Traumgedanken findet, kristallisiert sich dann nicht der Trauminhalt zu weiteren Bildern, indem seine Erzählstruktur einleuchtender wird und den Traum noch weiter verdichtet?

Das scheint mir auf der Hand zu liegen. Ein Dichter, Wissenschaftler oder Musiker hat zunächst nur eine vage Vorstellung von seiner noch unentwickelten und unartikulierten Aufgabe. Zunächst sind die Ideen, die er hat, nur Versuche, manche kommen ihm in etwa richtig vor, andere weniger. Mit der Zeit gewinnt eine Gruppe von Ideen oder Bildern an Plausibilität, und während sich diese Ideen etablieren, vermitteln sie dem Wissenschaftler, Dichter oder Musiker, der sich jetzt darauf eingestellt hat, die Dinge mit geschärftem Blick zu sehen, eine immer genauere Vision seiner Objektwelt.

Was ist das für eine Fähigkeit, die aus der wachsenden Kohäsion einer geistigen Struktur herrührt, die aufgebaut wurde, um eine noch unartikulierte Idee zu denken? Ist es nicht das, was wir unter Intuition verstehen: das Gespür zu haben, wohin wir sehen, was wir sehen und wie wir es sehen sollen? Abgeleitet vom Lateinischen *intuitus*, dem Partizip Präteritum von *intueor*, etwas ansehen, verweist die Herkunft dieses Wortes darauf, daß Intuition ein Ansehen oder eine Betrachtung eines Phänomens ist. Webster definiert es als „das direkte Wissen oder Erlernen von etwas ohne bewußten Einsatz des logischen Denkens; unmittelbares Verständnis oder Begreifen."

Warum sollen wir Intuition nicht als eine unbewußte Fertigkeit ansehen, die sich, zumindest teilweise, aus der Konstruktion von Genera ergibt? Nachdem der Filmemacher seinen ersten Film gedreht oder der Autor seinen ersten Roman geschrieben hat, entwickelt er ein stärkeres intuitives Gespür für das Wesen solcher Schöpfungen, und mit der Zeit hilft ihm dieses innere Gespür, eine besondere Intelligenz für die Arbeit auf diesem Gebiet auszubilden. Bauen Sie Genera, und Sie werden in dieser Konstruktion ein neues Gespür finden, das es Ihnen ermöglicht, „sich an die Lösung von Lebensproblemen heranzutasten". Ein solches Herantasten ist kein geheimnisvoller oder mystischer Akt, sondern eine Art Verlangen, das sich aus der unbewußten, vielfältigen Arbeit der verschiedenen Bereiche des Selbst ergibt, die mit einer Frage oder einem Problem zu tun haben. Intuition ist das Gespür für den Weg, der uns zu einer Offenbarung in der eigenen Wahrnehmung führt.

Vielleicht ist Intuition so etwas wie unsere vorbewußte Erfahrung mit der Verständnisarbeit des Ichs, die uns veranlaßt, bestimmte Denkakte, die nicht bewußt logisch sind, aber unbewußt produktiv sein können, bewußt zuzulassen. Das kann sich in unseren rationalen Entscheidungen im Zusammenhang mit der erfolgreichen Nukleation von Genera als ein besonders starker Faktor erweisen. „Noch bevor ich die Gedichte schreibe, möchte ich ein Gespür für die entscheidenden Bereiche bekommen, die ich als Punkte sich entwickeln sehe und über die ich Bescheid wissen muß", sagt Gary Snyder. Diese Punkte ähneln den vorbewußt verstandenen Arbeitsbereichen in einer Psychoanalyse. „Mit der Zeit werden daraus Gedichte fließen" fügt er hinzu. Und wir können hinzufügen, daß generative Deutungen in der Psychoanalyse auf die gleiche Art entstehen. In einem Interview war Gary Snyder zuvor gefragt worden, ob er sich für seine Gedichte Notizen mache oder auf besondere Beobachtungen in der Realität zurückgreife. Darauf antwortete er: „Ich lausche konzentriert meiner eigenen inneren geistigen Musik"; das wird manchen Leser an Freuds Beschreibung des multilokulären Sinnes aufgrund innerer Wahrnehmungen erinnern. „Die meiste Zeit über geschieht nichts besonders Interessantes", fährt Snyder fort, „doch hin und wieder höre ich etwas, das offensichtlich in die Sphäre der Dichtung gehört. Ich horche sehr genau hin." Gibt es nicht im Bewußtsein des Psychoanalytikers, der anders hinhört, einen ebensolchen besonderen Raum, so daß er ab und zu etwas erkennt, das in die Sphäre der Psychoanalyse gehört? (Ich sollte jedoch hinzufügen, daß solche Erkenntnisse auf eine unbewußte Spielarbeit zurückgehen, die seit langem schon auf frühere Patientenmitteilungen angewandt worden ist.) Der Interviewer fragt Snyder, ob er nach „innen" horcht, und der Dichter antwortet: „Ja, nach innen. Aber es kommt von außen, wenn Sie so wollen. Vielleicht habe ich einen Radioempfänger in meinem Rückenmark." (Snyder, in Gibbons, S. 284 f.) Ein Dichter und der Begründer der Psychoanalyse, beide verwenden die Metapher vom Radioempfänger für eine bestimmte Art des Zuhörens, das meiner Ansicht nach ein Produkt des intuitiven Teils des Bewußtseins ist; dieser Teil weiß, wie Botschaften (oder Bedeutungen) zu empfangen sind, sobald er aus einer Sammlung psychischer Knoten solche Anziehungspunkte kristallisiert hat, die ich Genera nenne.

Daß Intuition ein unmittelbares Wissen zu sein scheint, sollte nicht darüber hinwegtäuschen, daß sie eigentlich durch eine nachhaltige Konzentration vieler Typen unbewußten und bewußten Denkens zustande kommt. Mit unserer Neigung, Intuition von Vernunft zu unterscheiden, betonen wir im Grunde genommen deren Leichtigkeit und Mühelosigkeit. Doch fleißig und genau im eigenen Labor, im Atelier oder im Sprechzimmer gewissenhaft an einem Problem zu arbeiten ist häufig harte Arbeit. Wie verschieden Intuitionen sein können, wenn wir erst einer unerklärlichen Ahnung oder Spur folgen, dann ganz davon absorbiert werden, wenn wir zunehmend das Gefühl haben, auf dem richtigen Weg zu sein, und dann auf einmal entdecken, daß wir etwas auf neue Art sehen, begreifen oder produzieren können. Kein Wunder, daß uns dieser Prozeß geheimnisvoll vorkommt. Und vielleicht möchten wir ihn auch gern im Dunkeln lassen; intuitive Prozesse erscheinen deshalb so erfolgreich, weil sie scheinbar außerhalb unseres Bewußseins ablaufen.

Meiner Auffassung nach ist Intuition eine Art Begehren, das damit zusammenhängt, was das Ich sehen und wonach es suchen will und wie es beides zu seinem Vorteil tun kann. Intuition rührt zum Teil von einer Struktur her, die sich über längere Zeit und aufgrund verschiedenartigster Selbsterfahrung aus einem vielfältigen Beitrag zum generativen inneren Objekt entwickelt hat, und zwar abhängig von jener Intelligenz, die das Ich bei seiner Formwahl walten läßt und in der das Idiom des Subjekts sich artikuliert. Daß wir Intuition mit Unabsichtlichkeit und Irrationalität verbinden, beweist, daß das Subjekt das Bedürfnis nach einer entspannten und unaufmerksamen Integration hat. Intuitionen wirken gerade deshalb so erfolgreich, weil das Subjekt, das intuitiv denkt, nicht sieht, woran und womit es arbeitet. So gesehen, beruht ihre Stärke auf ihrer Verborgenheit. Sie kann derart erfolgreich sein, weil die Person, die die Intuition hat, unbewußt imstande ist, Forschungswege zu eröffnen, die, würden sie mit vollem Bewußtsein in Betracht gezogen, auf heftige Ablehung stießen.

Vielleicht werden wir der Selbsterfahrung und den geistigen Prozessen, die bei der Intuition eine Rolle spielen, irgendwann einmal größere Aufmerksamkeit widmen. Die Tatsache, daß solche inneren Vorgänge ihrerseits Gegenstand vieler konvergierender projektiver Identifikationen sind – denen viele Leute magische Wünsche zuschreiben –, sollte uns nicht davon abhalten, ein so wichtiges Merkmal des unbewußten Lebens zu untersuchen, zumal es ein nicht minder wichtiger Teil der psychoanalytischen Erfahrung ist. Denn, obgleich die gleichmäßige und allgegenwärtige Aufmerksamkeit es dem Analytiker erlaubt, eine Art disziplinierte Unparteilichkeit zu erreichen, hängt doch vieles von dem, was er in der Analyse innerlich leistet, von seinen intuitiven Fähigkeiten ab.

Die Gefühle des Analytikers – die aus seiner Fähigkeit resultieren, inneren Empfindungen zu folgen, während er dem zuhört, was der Patient an Material liefert – reagieren auf den subtilen Einsatz verschiedener Erfahrungs- und Ausdrucksformen beim Analysanden. Patient und Analytiker entwickeln innere Objekte, die für die wechselseitige Verarbeitung des einen Selbst (des Analytikers oder Patienten) mit dem anderen Selbst (des Analytikers oder Patienten) an diesem speziellen Ort (der Psychoanalyse) spezifisch sind. Wie ein Schiff dafür konstruiert ist, daß Seeleute übers Meer fahren können, oder wie Instrumente konstruiert sind, damit musiziert werden kann, konstruieren Patient und Analytiker innere Objekte, um die Analyse voranzutreiben.

Wenn der Patient dem Analytiker das Wesen seines Selbst (und seiner Objekte) vermittelt, verwendet er unterschiedliche Erfahrungs- und Ausdrucksformen, um sein Leben darzustellen. Wenn er eher bildliche und verbale Kategorien verwendet als gestische, affektive und akustische, vermittelt er eine charakteristische Wahrnehmungsstruktur, die gewöhnlich beim Analytiker strukturell bestimmte Selbsterfahrungen auslöst. In einem solchen Fall nutzt der Patient die visuellen und verbalen Fähigkeiten des Analytikers, während dessen gestische, affektive und akustische Fähigkeiten nicht ins Spiel kommen, obgleich diese Kategorien natürlich ihre eigene unabhängige Existenz behalten. Mit anderen Worten, der Analytiker spürt zwar seine Affekte, benutzt Gesten und vermittelt vielleicht manches von sich in Klangkadenzen, aber das bestimmt nicht den Dialog mit dem Patienten.

Natürlich teilen sich die speziellen idiomatischen Inhalte, die in jeder Kategorie weiterentwickelt werden, dem Analytiker mit: Er macht sich vom Analysanden ein Bild, belegt ihn mit Worten, bringt ihm Gefühle entgegen und reagiert somatisch auf ihn. Mit der Zeit fügen sich viele Faktoren zu einer vielschichtigen Empfindung gegenüber dem Analysanden, woraus sich wiederum im Analytiker wie im Patienten innere Objekte bilden. Diese konstituieren dann Kernbereiche, in denen all das rezipiert und überdacht werden kann, was beide Personen zur Analyse beitragen.

Eine Analyse ist ein kreativer Prozeß, an dem zwei Subjekte beteiligt sind, deren Aufgaben sich überschneiden. Im Verlauf der Analyse bilden sich analytische Genera als innere Strukturen, die beiden Subjekten gemeinsam sind. Welche Bedeutung die beiden Personen solchen Komplexen jeweils zusprechen, ist natürlich unterschiedlich: Der Analytiker widmet sich ihm unbewußt, für ihn ist er Teil seiner schöpferischen Arbeit mit einem bestimmten Patienten, wohingegen der Analysand die inneren Objekte zu einem Bestandteil seiner geistigen Struktur macht. Jedenfalls ist die psychische Struktur, die sich aus der Psychoanalyse entwickelt, das Ergebnis einer solchen gemeinsamen Arbeitsanstrengung und der mit ihr verbundenen Wünsche.

Die Träume der Psychoanalyse

Der Psychoanalytiker und der Patient errichten ein komplexes Netzwerk von Gedanken, die aus einer Folge vielfältiger Kategorien von Selbsterfahrung herrühren, und nach einiger Zeit verdichtet ihre Spielarbeit diese Gedanken zu einer Struktur (einem Komplex), der eine psychische Gravität besitzt und weitere Daten verlangt, die nun beiden Personen als ein gemeinsames inneres Objekt dienen. Diese psychische Struktur in der Analyse entspricht der Erzeugung von Trauminhalten, die das Ergebnis einer ähnlichen am Tag geleisteten Spielarbeit sind; bei dieser Spielarbeit verwandelt das Individuum „unverdaute Fakten" in psychisches Material. Das unbewußte Absuchen[5] findet vor dem Einschlafen statt und spiegelt die Dialektik zwischen hermeneutischem Suchen und aleatorischem Evozieren, da Bedeutung und Zufall zusammentreffen, um etwas psychisch Neues zu schaffen. In der Nacht bündelt der Träumer viele Traumideen (Gefühle, Erinnerungen, Beobachtungen vom Tage, Theorien, somatische Bedürfnisse) zu konzentrierten Bildern; sie ergeben einen Komplex von Vorstellungen, die symbolisch wirken, um die vielen beitragenden Faktoren zu einer Struktur zu verbinden, die dann neue Bedeutungen zu erzeugen vermag.

Diese Auffassung geht davon aus, daß die Traumarbeit selbst – die Faktoren nämlich, die den Traum überhaupt erst herstellen – ebenso signifikant ist wie der Sinn oder die Erfahrung, die der Traum vermittelt. Wenn viele verschiedene Kategorien der Selbsterfahrung bei der Verarbeitung von Lebensereig-

[5] Vgl. Ehrenzweig, *Ordnung im Chaos*.

nissen genutzt werden, dann werden auch viele verschiedene Darstellungsweisen beim Sammeln des Traumes wirksam sein. Der Trauminhalt drückt einen Prozeß aus, der lange vor dem Traumereignis begonnen hat – ja, wahrscheinlich lange vor dem Einschlafen. Tagsüber werden die Erfahrungen des Individuums unbewußt in verschiedenen geistigen Kammern gesammelt; ein assoziativer Nukleus reift, der Erinnerungen weckt, Triebe freisetzt und dem Bedürfnis der Person Rechnung trägt, ein „Gefühl" für sich selbst zu haben. Alle diese Faktoren sind nichts anderes als Überdeterminanten, die sich zu solchen Konglomeraten gesammelter Erfahrung bündeln, um dann immer dichtere (psychisch „gewichtige") innere Zustände zu bilden.

Im Laufe des Tages kommen zu diesen Konglomeraten neue Episoden hinzu, und die dichten Nukleationen von Erfahrungen fördern das Traumpotential: Das psychische Material für die Traumerfahrung ist versammelt. Brauchen wir den Traum, um den Vorgang der Verdichtung darzustellen? Ist er zu einer Art Ich-Erregung geworden, die der Entladung bedarf? Wenn das Individuum solche „finsteren Embryonen" nicht träumen kann, dann braucht es eine alternative Ausdrucksform. Ist der schöpferische Akt, sind das Schreiben von Gedichten, das Malen oder das Komponieren alternative Mittel, solche Nukleationen zur Darstellung zu bringen? Möglicherweise sind auch psychotische Halluzinationen gewaltsame, radikale Mittel, solche inneren Objekte freizusetzen, vielleicht weil der Psychotiker die Traumerfahrung nicht positiv nutzen kann und weder in schöpferischer Arbeit noch in menschlichen Beziehungen gleichermaßen befriedigende Darstellungen des verdichteten Lebens findet, wie es im Nukleus innerer Objekte konzentriert ist?

In der Psychoanalyse setzt der Therapeut sein intuitives Gespür ein, um die Übertragungshandlungen des Patienten, seine Erzählinhalte und freien Assoziationen zu empfangen, mit ihnen spielerisch umzugehen und an ihnen zu arbeiten. Als Freud forderte, der Psychoanalytiker und der Analysand, der Sender (Patient) und der Empfänger (Psychoanalytiker) müßten mit ihrem Unbewußten auf der gleichen Wellenlänge liegen, ging er davon aus, Analytiker und Analysand stünden miteinander in unbewußter Kommunikation.

Diese Voraussetzung hat bei der klinischen Arbeit der Psychoanalytiker der Britischen Schule eine beträchtliche Rolle gespielt; sie haben mit den Begriffen der projektiven Identifikation und Gegenübertragung die methodologischen Implikationen der Freudschen Äußerungen herausgearbeitet. Der Patient handelt gegenüber dem Analytiker oder gegenüber seiner tatsächlichen inneren Welt unbewußt entweder als ein unmittelbares oder als ein verborgenes inneres Objekt. Wenn der Psychoanalytiker merkt, daß seine innere Welt von Affekten und Vorstellungen geprägt wird, die für die klinische Arbeit mit einem bestimmten Patienten typisch zu sein scheinen, kann er annehmen, daß diese Prägung ein Zeichen für die projektiven Identifikationen seines Patienten ist. Durch beständige Selbstanalyse arbeitet der Therapeut an seinen eigenen Bewußtseinszuständen, um zu sehen, welche Objektwelt der Analysand anspricht.

Obwohl einige britische Psychoanalytiker die Auffassung überstrapazieren, wonach der gesamte Inhalt dessen, was Patienten erzählen, eine erweiterte Metapher für die Beziehung zwischen Patient und Analytiker sei, trägt diese Sicht dennoch zu einer wichtigen psychischen Fähigkeit des Analytikers bei. Nehmen wir an, der Erzählinhalt sei eine Metapher des inneren Zustands des Patienten, dann entdecken wir, selbst wenn wir einem recht gewöhnlichen Material zuhören, daß dieses Material eine potentiell allegorische Bedeutung gewinnt. So alltägliche Äußerungen wie: „Nach der Stunde gehe ich zur Reinigung“ oder: „Ich kann den Regen heute nicht ertragen“ werden zu verschlüsselten Stimmen unbewußter Bewußtseinszustände (etwa in dem Sinne von: „Nach der Stunde muß ich mich von all dem analytischen Unrat reinigen“ oder: „Ich ertrage es nicht mehr, daß Sie über mich herrschen.“

Um das metaphorische Potential des Erzählinhalts eines Analysanden zu nutzen, muß der Analytiker bei sich ein inneres Spiel seiner Phantasie zulassen. Seine Assoziationen bearbeiten den Diskurs des Patienten, weil die erzählten Episoden die Einbildungskraft des Therapeuten beschäftigen. Manchmal sind seine Assoziationen weitere Verschiebungen der latenten Gedanken des Patienten. Aber auch wenn die innere Bearbeitung einer Verschiebung den Analytiker noch weiter von dem latenten Gedanken entfernt, verweist das, was dabei herauskommt, auf dessen Ursprung. Während der Analytiker die Verschiebungen oder Abwehrmechanismen des Patienten über seine eigenen inneren Assoziationen aufarbeitet, wird die Struktur seiner Bearbeitung zuweilen der Architektur der latenten, abgewehrten Inhalte entsprechen. Anders als der Patient, der oftmals geradezu getrieben ist, solche latenten Gedanken verborgen zu halten, besitzt der Analytiker eine professionelle Motivation, sie aufzudekken. Das tut er gewissermaßen, indem er mit den Wünschen und Abwehrmechanismen des Analysanden kollaboriert, und zwar durch entsprechende innere Assoziationen, die es ihm erlauben, die Grundzüge der Emotionen des Patienten, dessen innere Objekte, Ich-Abwehr und unbewußte Ideen innerlich „nachzuempfinden“. Dadurch, daß der Analytiker eine innerliche Abwehr aufbaut oder einen Signifikanten genauer artikuliert, verfolgt er mit Hilfe solcher Assoziationen deren Spuren bis zum Punkt ihrer Entstehung zurück.

Es ist schwer zu beschreiben, wie ich dem Analysanden in der Sitzung zuhöre: Da gibt es den endlosen Strom von Worten, Signifikanten, die unendliche Assoziationen wecken und zugleich spezielle Verbindungen nahelegen, die eine genaue Bedeutung implizieren; da gibt es Bilder, die mich in eine vorgeformte Welt und in die eigenartige Intimität eines Mit-Phantasierens versetzen. Häufig zeigen Patienten durch die Textur ihrer Diktion, durch ihr Zögern, ihren körperlichen Zustand und ihre Erwartung an, welche Momente in einer Sitzung von besonderer Bedeutung sind. Die meisten Menschen brauchen zwischen fünf und fünfzehn Minuten, um sich auf die Sitzung einzustimmen, das heißt, um, assistiert vom Schweigen des Analytikers, soziale Anpassungsbedürfnisse zurückzuschrauben. Dann passiert etwas. Der Patient ist „in" der Analyse. Ein Analysand drückte das einmal treffend aus: „Dies ist der einzige Ort, an dem ich mich selbst sprechen hören kann." Wenn der Analysand diesen Ort gefunden hat, läßt er den Analytiker näher an sich heran, zumal die Grundstimmung der Stunde natürlicherweise frühere Rationalisierungen oder Ablenkungen durch Abwehr verhindert.

Wie erkennen wir solche Momente, die Dennis Duncan „das Gefühl für die Sitzung" nennt? Kann man durch die psychoanalytische Ausbildung zu einem solchen Verständnis gelangen? Zweifellos ist es hilfreich, wenn wir lernen, zu schweigen und zuzuhören. Erfahren wir etwas über diese Fähigkeiten in den Büchern über Ich-Psychologie, Objektbeziehungen oder Subjekttheorien? Wie wäre das möglich? Und doch ist das Wissen, wie man den Stimmungen des Analysanden in der Sitzung folgen kann – Dispositionen, die die Sitzung bedeutungsvoll machen –, eine der wichtigsten praktischen Kenntnisse, die ein Analytiker haben kann.

Ich glaube, die Fähigkeit, sich in den meditativen Zustand einer gleichmäßigen und allgegenwärtigen Aufmerksamkeit zu versetzen, projektive Identifikationen zu empfangen und zu artikulieren, mit Hilfe freier Assoziationen erzählte Inhalte aufzuarbeiten und in der Stunde die Stimmung des Analysanden nachzuvollziehen, das alles trägt dazu bei, daß der Psychoanalytiker den Analysanden intuitiv begreift. Das ist gewiß das, was Bion unter der Träumerei des Analytikers versteht: wenn dieser die Mitteilungen des Analysanden aufnimmt, bewahrt und unbewußt daran arbeitet, sie in Sinn zu transformieren, um sie dann nach und nach dem Analysanden zur Betrachtung zurückzugeben.

Während der praktizierende Analytiker die Äußerungen des Analysanden auf die oben beschriebene Weise in sich aufnimmt und weiterverarbeitet, wird er sich hin und wieder dessen bewußt, daß er an etwas arbeitet, ohne zu wissen, was dieses Etwas ist und was es eventuell bedeutet. *In diesem Punkt ähnelt analytische Arbeit in mancherlei Hinsicht der Traumarbeit vor der Traumszene.* Aber im Gegensatz zu ihr hat das unbekannte Arbeitsfeld etwas Präsentisches: Gewisse Gedanken, Gefühle, Objektdarstellungen, Erinnerungen und Körperzustände scheinen irgendwie mit der bevorstehenden Aufgabe in Verbindung zu stehen. Ob das manifeste Problem nun darin liegt, daß eine Patientin sich weigert, mit ihrem Mann zu schlafen, oder daß sie sich vor der Fahrt mit der Untergrundbahn fürchtet, solche Probleme signalisieren immer eine tiefe psychische Arbeit, die zu Genera führen kann. Wenn das so ist, dann nimmt der Analytiker an der Konstruktion eines Traumes teil, der noch nicht geträumt wurde und doch auf den früheren Selbsterfahrungen des Patienten und den Beiträgen seines Analytikers gründet.

Über Wochen und Monate arbeite ich mit einem Patienten, höre mir seine Träume und Assoziationen an, disparate, wuchernde, vieldeutige sprachliche Äußerungen, die von seiner Bilderwelt zusammengehalten sind; ich erlebe die klanglichen Akzente und Gesten, diese dichte changierende Palette der Patientenmitteilungen, während ich meinerseits assoziiere, in unterschiedliche affektive Zustände versetzt werde, den Analysanden und seine Objekte in meine innere Welt einbaue, die aus ihm und seinen Objekten besteht und trotzdem meine eigene Schöpfung ist; ich biete Deutungen an, stelle Fragen und lasse im Laufe der Analyse viele, viele Vorstellungen und Ansichten wieder fallen. Doch inmitten all dessen spüre ich gewöhnlich, daß dieser Patient und ich an etwas arbeiten, das jenseits unseres Bewußtseins liegt und, wenngleich unbewußt, dennoch zwingend ist; etwas, das uns anzuziehen scheint, so daß Ideen, Deutungen und Assoziationen, die nicht im Zentrum dieses inneren Sogs zu liegen scheinen, ausrangiert werden; etwas, das wir kennen, aber noch nicht denken können. Manche Deutungen, Ansichten, Fragen scheinen mit diesem ungedachten, aber bekannten Bereich, an dem wir arbeiten, stärker in Verbindung zu stehen, auch wenn sie nicht plausibler erscheinen als die Vorstellungen, die ich fallengelassen habe. Aber die objektivierenden Prozesse, die dem Analytiker zur Verfügung stehen, und die Korrekturen und die assoziative Ausrichtung des Patienten helfen dem Analytiker einem unsichtbaren Pfad zu folgen, den er wahrnimmt, indem er ihn geht.

Nach drei Jahren Analyse, in denen eine Patientin unzähligen Träumen, Tausenden von Assoziationen, Hunderten meiner Kommentare nachgegangen ist, entdeckt sie, welche Lust ihr ein ganz anderes sexuelles Begehren eines anderen Menschen bereitet. Zu eben diesem Zeitpunkt hat sie auch mit ihrer internalisierten Mutter, die sie jetzt in einem anderen Licht sieht, einen beachtlichen geistigen Frieden geschlossen. Erinnerungen werden aus der Verdrängung geholt. Sie gelangt zu einem neuen Verständnis ihres Vaters. Sie wird kreativer in ihrer Arbeit, und so fort. Eine neue psychische Struktur ist gesichert, und das Leben der Analysandin hat sich verändert. Obwohl sie das Gefühl hatte, jetzt eine neue Einsicht gewonnen zu haben, die sich zunächst darin ausdrückte, daß sie sich gegenüber Männern für attraktiv hielt, weil sie mit ihrem Vater innerlich in Frieden lebte, war das nur die Ankündigung, daß sich neue Genera entwickelt hatten.

In den Monaten vor dieser „Entdeckung“ wußte ich, daß meine Analysandin an einer wichtigen inneren Aufgabe arbeitete. Ich wußte auch, daß es dabei um ihre Mutter und ihren Vater ging, aber die Art ihrer Übertragung auf mich und meine Gegenübertragung waren so subtil, schwankend und unbewußt, daß ich nur spüren konnte, daß eine Bewegung stattfand, die ich allerdings für ihre Form der Ich-Kreativität hielt. Als sie an ihren gestörten Bewußtseinszuständen arbeitete, war natürlich mein analytischer Scharfsinn gefragt, trotzdem hatte der gesamte Prozeß seine eigene innere Logik, die ich zwar spürte, aber nur teilweise verstand. Widerstände, falsche Selbstbewegungen, Rationalisierungen, hypomanische Abwehrhaltungen, projektive Identifikationen hatten wir analysiert, doch hätte sich die neue psychische Struktur niemals entwickelt, wenn die Patientin nicht beständig die für ihre innere Arbeit so wichtige psychische Wahrheit beigesteuert hätte.

Wenn die Dialektik zwischen den Übertragungen des Analysanden und den Gegenübertragungen des Analytikers, zwischen den Erzählungen des Patienten und den Assoziationen des Analytikers, zwischen den sprachlichen Präzisierungen des Analysanden und den Lesarten des Therapeuten, zwischen den Erklärungen des Patienten und den Fragen des Analytikers – man könnte noch viele solche Paare aufzählen, die die Dialektik strukturieren –, wenn also diese Dialektik als Laborsituation zweier getrennter und doch eng miteinander verbundener unbewußter Subjekte betrachtet werden kann, dann ist vieles von der psychoanalytischen Arbeit eine Art Traumarbeit. Die beiderseits akzeptierten zentralen Deutungen sind demnach die Träume der Psychoanalyse, die eher aus den miteinander verzahnten Logiken einer unbewußten Dialektik entspringen, als daß sie der aseptischen Zangengeburt des Sekundärvorgangs zu verdanken wären.

Des weiteren zeigt sich, daß das Spiel zweier Subjektivitäten, die bei der Bildung psychoanalytischer Genera zusammenarbeiten, oftmals ebenso ein Akt der Täuschung und des Sichverbergens ist wie ein Bemühen zu verstehen. Es geht hier nicht um bewußte Täuschung, sondern um ein Umgehen des organisierten Bewußtseins, welches der Arbeit ihre Einheit rauben würde. Durch die notwendige Destruktion der freien Assoziation vernichten, verschmelzen und verdichten Patient und Analytiker wechselseitig ihre Äußerungen. Das Bewußtsein ist ein Opfer des unbewußten Diskurses, der, wie ich glaube, den Gesetzen unbewußter Verzerrung folgt, nicht so sehr, um sich der Zensur zu entziehen, wie um einer vorzeitigen Bewußtheit auszuweichen. Wie ich im folgenden zeigen werde, sind paradoxerweise sowohl die Mißverständnisse des Analytikers gegenüber seinem Patienten als auch die Verzerrungen, die die Deutungen des Analytikers beim Patienten erfahren, ebenso notwendig für die Traumarbeit der Psychoanalyse wie tatsächlich bewußtes Wissen.

5. Die freie Assoziation in der Psychoanalyse

Freud erwähnt die „gleichschwebende Aufmerksamkeit" erstmals 1909 im Zusammenhang mit dem Fall des „kleinen Hans": „Es ist gar nicht unsere Aufgabe, einen Krankheitsfall gleich zu ‚verstehen', dies kann erst später gelingen, wenn wir uns genug Eindrücke von ihm geholt haben." (Freud, *G.W.*, Bd. VII, S. 258) Um Eindrücke zu gewinnen, „lassen wir unser Urteil in Schwebe und nehmen alles zu Beobachtende mit gleicher Aufmerksamkeit hin" (ebd.). Im Jahre 1912 identifiziert er das „Urteil-in-Schwebe-lassen" als: „sich nichts besonders merken zu wollen und allem, was man zu hören bekommt, die nämliche ‚gleichschwebende Aufmerksamkeit' [...] entgegenzubringen" („Ratschläge für den Arzt", in: *G.W.*, Bd. VIII, S. 376 f.). Freud beschreibt hier einen besonderen psychischen Empfänger (ähnlich dem „Receiver des Telefons"), der für den Psychoanalytiker signifikante Muster aus dem Reich der Eindrücke aufzeichnet.

Die Muster bilden sich nicht von selbst, und offensichtlich hing das, was Freud beeindruckte, davon ab, welche Form er dem Material gab. Als Pluralist überzeugten ihn zuweilen Traumata, die auf tatsächliche Ereignisse zurückgingen, ein andermal die unbewußten Gedanken, die hinter solchen konkreten Erzählungen lagen, häufig die verbalen Darstellungen, die sich aus den Bildern ergaben, manchmal der triebhafte Drang, der sich in den dargestellten Objekten ausdrückte, und ab und zu die Übertragung des Patienten. Seine Theorie der Überdeterminierung gestattet einen pluralistischen Standpunkt, demzufolge es niemals eine einzelne Wahrheit geben kann, die ein Phänomen, ein Symptom oder einen Traum vollständig erklärt: Der Charakter einer Person hat viele Wahrheiten.

Jede der Freudschen Perspektiven wurde zu einem ideatorischen Feld, in dem er Eindrücke aus seiner praktischen Arbeit sammelte. In seine Triebtheorie gehörte der Widerstand des Analysanden gegen körperliche Bedürfnisse beziehungsweise deren Ausdruck. Versprecher ordnete er seinem Sprachmodell zu, kindliche Nöte seiner Theorie von den Traumata. Die Liste ließe sich fortsetzen.

In diesem Kapitel untersuche ich Aspekte der inneren Erfahrung des Analytikers bei seiner Arbeit mit dem Patienten. Im vorigen Kapitel habe ich gezeigt, daß der Analytiker und sein Patient mit dem Unbewußten arbeiten, was zur Bildung besonderer psychischer Strukturen (Genera) führt, und gegen

Ende dieses Kapitels werde ich ein Beispiel aus der Praxis anführen, das, wie ich hoffe, diesen Prozeß zumindest teilweise veranschaulichen wird. Vor allem aber werde ich mich darauf konzentrieren, wie der Analytiker seine freien Assoziationen einsetzt, denn ich glaube, daß die unbewußte Kommunikation verbessert wird, wenn es dem Analytiker gelingt, dem Analysanden seine eigenen Bewußtseinsinhalte zu erschließen, die zwar noch unbewußt, aber für die vom Analysanden mitgeteilten Bewußtseinsinhalte von besonderer – und spontaner – Relevanz sind. Natürlich müssen die Parameter für eine solche Erweiterung der analytischen Technik überdacht werden, und ich werde das tun, indem ich über die Formen der Objektivität in der Psychoanalyse nachdenke, die beim Analytiker immer mit dem inneren freien Spiel von Ideen und Gefühlen Hand in Hand gehen sollten.

Objektivität in der Psychoanalyse

Ist die Subjektivität des Analytikers von den Erfordernissen objektivierender Bezugsrahmen losgelöst, so haben wir es nicht nur mit einer wilden Analyse zu tun, sondern auch mit einer entblößten Subjektivität, denn die inneren Erfahrungen des Analytikers haben nur aufgrund „objektiver" Reflexionen einen Sinn. Der Analytiker muß jedoch sein eigenes einfaches Selbst Erfahrungen machen lassen, wenn er das Material des Analysanden streut und es mit seiner eigenen disseminierenden Subjektivität bearbeitet, wobei er die „Daten" des Analysanden in seine eigenen psychischen Nachrichten verwandelt. Er macht das Material des Patienten nicht einfach dadurch zu seinem eigenen, daß er es aufnimmt („by containing it", um Bions Metapher zu verwenden), sondern indem er es verzerrt, verschiebt, ersetzt und verdichtet. Denn das ist die Arbeit des Unbewußten. In regelmäßig wiederkehrenden Momenten ist er jedoch das komplexe Selbst, das über seine psychische Neuschöpfung des Materials reflektiert und die objektivierenden Perspektiven der Psychoanalyse nutzt, die ihm bei seiner Organisation – nicht *des* Materials, sondern *ihres* Materials helfen: nämlich des Materials von Patient *und* Analytiker.

Zweifellos wird manch einer einwenden, ein einzelnes Subjekt könne niemals für sich selbst Objektivität erreichen, folglich sei die Vorstellung, ein Psychoanalytiker könne ein objektives Verhältnis zu seinen eigenen Assoziationen gewinnen, eine Unmöglichkeit. Aber jede Disziplin muß innerhalb der Parameter ihrer eigenen generativen Subjektivität und ihrer eigenen bedeutungsvollen Objektivität arbeiten, und der Psychoanalyse steht in der Tat ein höchst komplexes, verschlungenes Netzwerk objektivierender Kriterien für die beständige Bewertung der Bewußtseinszustände des Patienten wie des Analytikers zur Verfügung.

Zum einen besitzen wir die Grundregeln der Psychoanalyse, Gesetze, die dem analytischen Paar vorausgehen und die, auch wenn dieses nicht mehr besteht, weiterhin Bestand haben und an die wir uns halten. Ob nun klassisch oder unabhängig, ob nach Klein, Kohut oder Lacan, Analytiker haben ein System ererbt, wie sie mit dem analytischen Paar und dessen Subjektivität umgehen sollen. Dieses System unterstützt unter anderem die wesentlichen Rechte des Patienten auf freie Assoziation, die Notwendigkeit für den Analytiker, moralisch neutral zu sein, und einen beachtlichen Kanon strenger Richtlinien, den wir Technik nennen und der den Analytiker verpflichtet, dem Material unterschiedslos die gleiche Aufmerksamkeit zukommen zu lassen. Auch wenn diese Richtlinien zu stattlichen Ideologien werden können, die dem Analysanden aufgezwungen werden, sind sie doch häufiger ideatorische Strukturen, die der Analytiker erlernt und übernommen hat und an die er sich hält. So gesehen, liegen solche Richtlinien großenteils außerhalb der persönlichen Geschichte oder Subjektivität des Analytikers.

Zum anderen verfügt der Analytiker über verschiedene Möglichkeiten, die Reaktion eines Patienten auf eine Deutung zu testen. Er verfolgt häufig die Kommentare, die ein Patient nach einer analytischen Intervention abgibt, um zu sehen, ob der Patient unbewußt den Kommentar bestätigt oder nicht bestätigt. Das ist eine äußerst schwierige Beurteilung, denn der Analytiker nimmt auch die emotionale Reaktion des Analysanden wahr, ja, identifiziert sich mit dem Patienten, um zu sehen, wie es sich anfühlt, wenn man eine solche Deutung bekommen hat. Ich selbst folge meinem eigenen therapeutischen Grundsatz (Bollas, 1989) einer Dialektik der Differenz: Wenn ich einen Kommentar gegeben habe und der Patient zu zögern scheint oder in ein Schweigen verfällt, das mir wie ein Einverständnis vorkommt, dann sage ich: „Vielleicht würden Sie das anders ausdrücken“, oder „Ich glaube, Sie sind anderer Meinung“. Das ist für den Analytiker vielleicht nicht immer angenehm. Tatsächlich wird ein Analytiker angesichts seiner narzißtischen Investition in die abgegebene Deutung wenig Lust verspüren, sich anzuhören, wie der Patient seinen Kommentar dekonstruiert; ein Grund mehr, so scheint mir, daß der Analytiker bei seiner praktischen Arbeit über ein wirksames Element der Differenz verfügt, um seinen eigenen narzißtischen Investitionen in seiner Deutung zu begegnen.

Einige wichtige Überprüfungsmöglichkeiten sollten vorhanden sein, um die eigenwilligen Subjektivitäten des Analytikers zu korrigieren, obgleich die eigenwillige Idee möglicherweise bereits als Derivat der Patientenmitteilung relevant sein kann. Wenn ich nach einer Deutung sage, „Sie würden das vielleicht anders ausdrücken“, dann stütze ich mich auf die Korrektur des Analysanden und seine nachfolgenden Assoziationen. Das ist eine unschätzbare Quelle, um das eigene innere Gespür für die Mitteilungen des Patienten zu nutzen, denn der Analytiker prüft diese ideatorischen Gedankengänge mit Hilfe der differierenden Sichtweise des Patienten. Auch wenn die Korrekturen des Patienten als Widerstände fungieren (nehmen wir einmal an, um den Analytiker auf die falsche Fährte zu locken), wissen wir, daß solche Abwehrhaltungen nur Kompromißbildungen mit der psychischen Wahrheit sind, die sich schließlich in den Assoziationsketten manifestieren wird. Es kann jedoch äußerst wichtig sein, daß der Analysand den Analytiker korrigiert, und zwar dann, wenn der Analytiker tatsächlich eine schwerwiegende Fehldeutung gegeben hat; deshalb ist es für den Analytiker, der seine eigenen inneren Assoziationen nutzt, besonders wichtig, den Analysanden zu ermutigen, seine Sicht der Dinge darzulegen und den Analytiker zu korrigieren.

Der Psychoanalytiker kann seine subjektiven Zustände auch dadurch einschätzen, daß er die Übertragung objektiviert (indem er sich fragt, wer aus dem Patienten spricht, an wen sich dieser im Analytiker wendet und warum gerade in diesem Augenblick), und dadurch, daß er die Gegenübertragung objektiviert (er sich fragt, was er selbst fühlt und denkt oder wer und was in der inneren Welt des Patienten darauf antwortet und warum jetzt). Eine andere Möglichkeit zur Objektivierung besteht darin, zu betrachten, wie, wenn es dazu kommt, Übertragung und Gegenübertragung miteinander in einen Objektbeziehungsdialog treten, was zum Beispiel eintritt, wenn der Patient sich an den Analytiker als einen kritischen Vater wendet und dadurch beim Therapeuten um die Erfahrung des bestraften Kindes bittet. Indem der Analytiker die Übertragung identifiziert, die Gegenübertragung objektiviert und das Verhältnis zwischen beiden analysiert, kann er teilweise die Bedeutung mancher seiner inneren Assoziationen beurteilen.

Schließlich wird der Therapeut vom Patienten wahrscheinlich einen detaillierten und komplexen Bericht über dessen persönliche Geschichte haben, der, auch wenn er ein Mythos ist, dennoch Darstellungen von Deckerinnerungen an die tatsächliche Vergangenheit enthält. Diese Darstellungen können dem Analytiker eine Orientierung sein, wenn er von Zeit zu Zeit die Geschichte des Patienten im Licht der Informationen, die sich aus seinen Assoziationen ergeben, rekonstruiert. So dient diese persönliche Geschichte dem Analytiker auch dazu, die dichte Bewegung der Assoziationen zu verarbeiten, wenn er seine inneren Zustände (Ideen, Gefühle) mit den historischen Berichten abstimmt.

Es ist wichtig, daran zu denken, daß solche objektivierenden Kriterien bei der praktischen Arbeit immer zur Verfügung stehen und es dem Analytiker daher erlauben, gemeinsam mit dem Analysanden für Augenblicke ungehindert in unbewußte Prozesse einzutauchen. Zusammen mit den objektivierenden Faktoren der Analyse nutzt der Therapeut seine Assoziationen, Vermutungen, flüchtigen Ideen, Affekte und Ahnungen für seine Interventionen. Der Patient reagiert darauf. Er korrigiert den Analytiker. Oder er arbeitet den Kommentar seines Analytikers weiter aus. Es entsteht eine Dialektik, und das Ergebnis der Patienten-Analytiker-Intervention ist ein Kompromiß zwischen den beiden ursprünglichen Kommentaren, die beide durch die Dialektik zerstört worden sind.

Es handelt sich um eine dialektische Wirkung zwischen zwei verschiedenen geistigen Dispositionen, sofern die Beteiligten die Positionen des einfachen und komplexen Selbst austauschen. Im einen Augenblick verliert sich der Analysand in erzählendem Nachdenken; dabei begleitet ihn sein Analytiker, der seinerseits in das Erlebnis des Zuhörens versunken ist. In einem anderen Augenblick wechselt der Analytiker in die reflexive Position eines komplexen Selbst, bevor er wieder in den Zustand des Erlebens zurückkehrt. Gelegentlich befindet sich der Analytiker im Zustand des einfachen Selbst und folgt einer inneren assoziativen Logik, während der Patient sich objektiviert und vielleicht dem Analytiker erzählt, was seiner Meinung nach seine früheren Assoziationen bedeuten. Nach einiger Zeit, in der beide Beteiligten an den zentralen Problemen, die auftreten, arbeiten, zeichnet die Dialektik ein immer deutlicheres inneres Bild des Problems. Es ist nicht ganz richtig, hier von einem Bild zu sprechen, denn das Problem, an dem gearbeitet wird, wird nicht bildlich dargestellt, sondern es handelt sich um ein Gespür für das sich am Ende ergebende Bild. Dieses Gespür ist aus dem inneren Objekt abgeleitet, das sich in einen speziellen psychischen Bereich verdichtet, in dem Daten gesammelt und rezipiert werden und eine Perspektive entwickelt wird, die ausreicht, um die bleibenden Einsichten zu erzeugen, wie sie aus solchen Persönlichkeitsänderungen geschaffen werden. Genera werden, lange bevor die Einsicht da ist, spürbar und auch nutzbar und lassen sich intuitiv (das heißt unbewußt) wahrnehmen.

Intuitives Verständnis entwickelt sich, wenn das Subjekt der Spielarbeit vertraut und sie fördert. In ihr wird das Subjekt zu Ideen, Gefühlen und Ahnungen ermutigt, solange sie richtig oder in den richtigen Bahnen zu verlaufen scheinen. Genau diesen Weg gehen Psychoanalytiker meiner Ansicht nach, wenn sie ihre Patienten analysieren und dabei diese inneren Quellen beständig mit Hilfe der dem Therapeuten zur Verfügung stehenden objektivierenden Faktoren überprüfen.

Freie Assoziation

Ich gehe von der Grundregel aus, daß alle Psychoanalytiker, die für längere Zeit schweigen, zu den Erzählungen ihrer Patienten frei assoziieren.[1] Die „Eindrücke", über die Freud schrieb, sind natürlich keine unverfälschten Spuren der Assoziationen des Analysanden auf der Tabula rasa des Analytiker-Bewußtseins. Diese Eindrücke sind vielmehr jene Erzählungen, die vom Psychoanalytiker herausgearbeitet werden. Ganz gleich, worüber der Patient spricht, ja, selbst wie der Analytiker bei Gelegenheit aus den Erzählungen des Patienten bewußt Bedeutungen sammelt, er bearbeitet diese Erzählungen mit seinen Assoziationen.

Freilich ist die imaginative Weiterentwicklung der Patientenerzählungen durch den Analytiker oft weniger geordnet und ähnelt, verglichen mit der geschlosseneren Erzählung des Patienten, eher dem Stoff des Primärvorgangs, zumal der Analysand, so frei er auch in seinen Assoziationen sein mag, doch unter dem Druck steht, vernünftig zu sprechen. Sprechen heißt Zusammenhänge herstellen. Der Analytiker hingegen hat die Freiheit zu schweigen. Vieles von dem, was er denkt, bleibt in der Welt absoluten Schweigens, einer Innenwelt, die das freie Spiel der Ideen maximiert: Bilder, Worte, Gefühle,

[1] Einige Psychoanalytiker haben darüber geschrieben, wie Analytiker ihre eigene Assoziationen nutzen. Am weitreichendsten und interessantesten ist für mich der Aufsatz von Peter Thomson. Der Artikel von Duncan „The Flow of Interpretation" (1989) behandelt sehr einfühlsam, wie Analytiker und Analysand in der analytischen Sitzung wechselseitig aufeinander einwirken. McDougall schreibt elegant und direkt über Deutungen als spontane Äußerungen (vgl. *Theatres of the Mind*). Auch Coltart, Symington und Casement schildern den geschickten Einsatz freier subjektiver Zustände in der Arbeit mit ihren Patienten.

somatische Zustände, Körperaffinitäten mischen sich und stimmen in den beweglichen Chor psychischen Verstehens ein. Und damit kommen wir zu einem interessanten Punkt. Der Patient, unter der Last der Aufgabe, sein Selbst zu erzählen, ist in dem, was er sagt, begrenzt, dem Psychoanalytiker hingegen ist ein größeres Spektrum freien inneren Assoziierens gestattet.

Hedges hat über die vielen „Perspektiven des Zuhörens" in der Psychoanalyse geschrieben, und Pine in *Drive, Ego, Object, and Self* überzeugend die vier Psychologien, die dem Analytiker in der Praxis zur Verfügung stehen, dargestellt. Obwohl der Psychoanalytiker für sein Verständnis des Patienten Konflikt- und Entwicklungsmodelle braucht, gehen sie doch nicht ausreichend auf die dichte Komplexität ein, die der Analysand vermittelt. Warum nicht? Weil beide Beteiligten ein Unbewußtes besitzen. Auch wenn wir einen bestimmten Teil des Materials über ein spezifisches Modell organisieren, tun wir das teilweise unbewußt. Wichtiger noch, unsere bewußte Überlegung hinsichtlich der Bedeutung einer Mitteilung (Traum, erzählter Bericht, Stimmung) ist nur ein Bruchteil des Bewußtseinsinhalts, den wir besitzen, denn uns fallen auch viele Deutungen ein, die wir nicht äußern. Hinzu kommt, daß wir häufig eine natürliche innere dialogische Antwort auf das haben, was der Patient sagt (wie: „Ach wirklich? Das wundert mich aber!" oder „Ach nein, Sie Armer!" usw.). Wir verweilen bei manchen Erzählbildern des Patienten, wir geben uns Tagträumen hin, wir werden von Gefühlen angerührt, die unversehens wechseln. Ich merke zum Beispiel, wie ich ganz damit beschäftigt bin, mir kurz nach dem Traumbericht des Patienten ein Traumfragment noch einmal vor Augen zu führen; während der Analysand weiter assoziiert, habe ich gewissermaßen einen Tagtraum, so daß ich mit meiner eigenen Traumarbeit an dem Material des Patienten arbeite. Während das stattfindet, ist ein anderer Teil meines Selbst die ganze Zeit abgespalten, hört den Assoziationen des Patienten zu, und wenn ich aus meinem Tagtraum erwache, erinnere ich mich daran, was gesagt wurde, und nehme eine objektivere Zuhörerhaltung ein.

Darüber hinaus verschwinden wir oft ganz aus der Welt des Denkens in das, was Bion als „O" bezeichnet, einen Zustand der Meditation, in dem wir keine bestimmten Gedanken zu haben scheinen. Diese Momente innerer Stille sind ständige Unterbrechungen in der sonst geistig produktiven Welt innerer Erfahrung. Wie nützlich ist dann unser Bewußtsein inmitten einer derart dichten Oper innerer Zustände? Wie wird das von einem unserer Modelle organisiert? Ich glaube, wir müssen, wenn wir nicht unsere Theorie des Unbewußten ganz über Bord werfen wollen, den Schluß ziehen, daß wir uns immer nur marginal der Bedeutung unserer inneren Zustände und noch weniger der Bedeutung der Mitteilungen des Patienten bewußt sind.

Vielleicht können wir neue Wege finden, unsere Subjektivität zu nutzen – vor allem die persönlichen Bewußtseinsinhalte, Affekte und Beziehungsreaktionen, die zu unserer Selbsterfahrung in der klinischen Arbeit beitragen. Doch wie wertvoll sind solche Assoziationen? Bis zu einem bestimmten Grad folgen die inneren Erfahrungen des Analytikers dem, was der Träumer assoziativ aus dem Traummaterial macht, und nur in dieser Hinsicht bearbeitet der Analytiker assoziativ Gegenwart und Diskurs des Patienten. Während der Patient spricht, assoziiert der Psychoanalytiker. Während der Patient sich mit der Last des Erzählens abmüht, ist der Analytiker oft in Gedanken verloren. Der Patient organisiert das Material; dieses dringt in das Bewußtsein des Analytikers, während er es, ganz so wie Freud das mit seinen eigenen Träumen und den Träumen seiner Patienten getan hat, auf psychischem Wege disseminiert.

Wie wir es auch immer betrachten, der Analytiker ist nicht neutral, wenn er dem Bericht über einen Traum zuhört; und wie viele Assoziationen der Träumer auch liefert, jeder Analytiker ist in seinen eigenen inneren Assoziationen produktiv, sie bilden eine komplexe seelische Symphonie aus Gefühlen, Bildern, Wortentzifferungen, Erinnerungen, interpersonalen Beurteilungen, Geschichtenhören und meditativen Pausen. Auch wenn der Analytiker meint, vieles von diesen inneren Assoziationen sei eindeutig, es trifft nicht zu. Gerade die Gesetze der inneren Rede und inneren Vorstellung besagen, daß diese Assoziationen selbst Kondensationen früherer Arbeit sind, die in der Analyse geleistet worden ist. Wir können die psychische Realität des Patienten nur teilweise durch Denken begreifen, ihre Logik ähnelt mehr dem Wesen von Dichtung und Musik als dem abstrakten Denken oder, um den psychoanalytischen Ausdruck zu verwenden, dem Sekundärvorgang.

Wenn der Patient einen Traum erzählt, „erhält“ der Analytiker Bilder, die er vor seinem inneren Auge sieht. Er erhält auch so etwas wie eine Geschichte und ist eine Art Leser. Der Traumbericht kann die Affekte des Träumers vermitteln, die der Analytiker zum Teil spüren wird. Jeder Traumbericht weckt die Neugier des Analytikers, zumal er jetzt auch teilweise ein Detektiv ist, der die Hinweise, die ihm die manifesten Inhalte geben, sichtet. Den Linguisten in sich verpflichtet er dazu, die verbalen Präsentationen zu entziffern, einem anderen Teil seiner selbst überträgt er die Aufgabe des Historikers, den Traum in die vielen rekonstruierten Kontexte einzuordnen. Als kindlicher Beobachter registriert er, wo und wie – wenn überhaupt – sich im Traum das Kindliche ausdrückt, und als Interpret der Übertragung hört er sich den Traum als Ausdruck der Erfahrung des Patienten mit dem Analytiker an. Auf diese Weise wird der Analytiker durch einen Traumbericht an viele Stellen seines Selbst geführt; er ist wie eine psychologische Fabrik mit einer Abteilung, die für die Endkonstruktion von Traumdeutungen zuständig ist.

Auch wenn das innere freie Erleben nur zum Teil überdacht werden kann, so ist es doch die Grundlage unserer Selbsterfahrung und daher die innere Basis des Denkens. Innerlich werden wir in jedem Augenblick, besonders aber während der intensiven Momente des Erlebens und gewöhnlich, wenn wir mit einem Objekt beschäftigt sind, von inneren Konstellationen unbewußt organisierter psychischer Wahrnehmungen „geleitet", die Teil einer beständigen, asymmetrischen, schöpferischen Reaktion auf die Welt sind.

In der psychoanalytischen Beziehung besteht eine Partnerschaft zwischen zwei Personen, die gemeinsam an einer wichtigen Aufgabe arbeiten, aber oft völlig verschieden denken, zumindest wenn der eine (der Patient) frei spricht und der andere (der Psychoanalytiker) frei Erfahrungen macht. Glücklicherweise kennen beide diese Aufteilung sehr gut, so daß klar ist, daß ein zeitweiliges Schweigen des Analysanden zugunsten eines freien inneren Assoziierens stattfindet, und der Psychoanalytiker gelegentlich eine Deutung „gibt", die notwendigerweise einem Sekundärvorgang entspringt und deutlich, sinnvoll, psychologisch und für den Patienten rational verwendbar sein soll.

Was aber geschieht mit der riesigen Menge angesammelter innerer Erfahrungen beim Analytiker? Gibt es Verfahrensweisen, dem Analysanden diese Information zu übermitteln, vor allem, wenn eine derartig starke, innere Erfahrung Gedanken zu fördern scheint, die der Analytiker in bezug auf die freie Rede des Analysanden für relevant hält? Vielleicht muß man, um den *methodischen Ort* dieser Frage beurteilen zu können, prüfen, ob es noch andere Interventionen gibt, die zum Teil aus dem Unbewußten des Analytikers stammen.

Wenn ein Patient einen Traum erzählt und ihm dann die Assoziationen ausgehen, frage ich oft nach Assoziationen zu einem einzelnen Traumbild. Isoliert man ein spezielles psychisches Objekt wie etwa ein Traumbild, so erhält man daraus oft mehr unbewußte Information als aus den Assoziationen des Patienten zum gesamten Traum, gegen den er vor allem dann Widerstände hat, wenn der Analytiker versucht, den Traum zu deuten. Ich suche auch nach Tagesresten, frage den Patienten, was an jenem Tag, an dem er das träumte, vorgefallen ist. Patienten verstehen gewöhnlich, warum ich frage, und entdecken manchmal unbewußt die bedeutsamen Tagesereignisse. Wenn der Analysand euphemistisch über ein Ereignis spricht – zum Beispiel: „Ich hatte eine schreckliche Auseinandersetzung mit meiner Schwester" –, ohne das auszuführen, frage ich manchmal: „Was war schrecklich?" oder einfach „Schrecklich?"

Ich stelle diese Fragen, weil ich nicht genügend Information von meinem Analysanden bekommen habe. Doch indem ich ein Traumobjekt herausgreife (und andere vernachlässige) und an einem bestimmten Punkt in der Sitzung (nicht aber an anderen, ebenso möglichen Punkten) um Klärung bitte, arbeite ich von einem vorbewußten Bereich in mir selbst aus; dort stelle ich diese speziellen Fragen zu einer speziellen Zeit, auch wenn ich noch nicht weiß, warum ich das tue; wahrscheinlich möchte ich mehr Material für meine eigene innere Erfahrung haben.

Die meisten Analysanden werden sich der Tatsache bewußt, daß der Psychoanalytiker weiterhin eine getrenne Subjektivität bleibt, was sich gewissermaßen an seinen Fragen, Kommentaren und Deutungen ablesen läßt. Natürlich sollten so selten wie möglich Fragen gestellt werden, denn der Analysand braucht eine möglichst ungehinderte Redefreiheit. Deshalb stelle ich meine Fragen gewöhnlich nicht, wenn sich die freie Rede des Patienten gerade in dynamischer Bewegung befindet, das heißt, wenn er psychisches Material oder eine Einsicht oder einen Widerstand zu entwickeln scheint.

Mit der Zeit weiß der Patient es durchaus zu schätzen, daß sich der Analytiker auf einen Traum oder ein erzähltes Objekt konzentriert, denn daraus ergeben sich weitere psychische Bearbeitungen. Die psychoanalytische Partnerschaft wird *unbewußt kollaborativ*. Wenn die Frage des Analytikers beim Patienten Widerstand hervorruft, bedarf es sorgfältiger Prüfung, denn der Grund für eine solche Opposition muß klar sein. Auch wenn, wie das häufig geschieht, der Analysand mit seinen anschließenden Bemerkungen die Widerstände entgegen der Laufrichtung der psychischen Wahrheit, die der Therapeut artikuliert hat, weiterführt, fungieren solche Widerstände als Kompromiß, der zeigt, wie weit eine solche Wahrheit im Netzwerk von Verleugnung, Rationalisierungen, Affektisolierung etc. reicht. Das gilt auch für die ebenso häufige Willfährigkeit gegenüber dem Analytiker, wenn der Patient unter anderem vielleicht versucht, die Assoziationen des Analytikers weiterzuverarbeiten. Irgendwann wird dann die wahre Meinung des Patienten über seinen Analytiker – und werden seine Korrekturen an ihm – zutage treten, sofern der Psychoanalytiker die unvermeidlichen Irrtümer, die er begeht, relativ leicht nimmt und begierig ist, etwas vom wahren Selbst des Patienten zu hören. Wenn der

Patient auf Fragen des Analytikers bloß bestätigend und nicht dynamisch produktiv assoziiert, dann war die Frage des Analytikers wahrscheinlich nicht mit dem Unbewußten des Patienten in Übereinstimmung. In einem solchen Fall sollte der Analytiker darauf hinweisen, daß er sich bewußt ist, beim Patienten einen Gedanken angestoßen zu haben, der offenbar nicht den Kern dessen trifft, was in diesem Augenblick für den Patienten innerlich bedeutsam ist.

Irrtümer vermitteln dem Analysanden die unbequeme Wahrheit, daß die Deutungen des Psychoanalytikers nie fehlerlos sind. Analytiker erkennen das an, doch besitzen sie verschiedene Techniken, um Fehler, falsche Darstellungen, oder „nicht ganz richtige" Formulierungen im Bericht des Analysanden zu korrigieren; all diese werden interessanterweise zu einer verläßlichen und nutzbaren Matrix: In einem solchen Fall ist etwas nützlich, weil es falsch ist und eine genauere Darstellung erfordert. Darüber hinaus erweitert das die Erfahrung des Analysanden mit der Sensibilität seines Analytikers (seiner speziellen Art zu arbeiten); und auch wenn er auf diese Weise vielleicht zu der enttäuschenden Erkenntnis gelangt, daß der Analytiker nicht alles weiß (ein starker infantiler Wunsch beim Analysanden), so wächst dadurch doch das unbewußte Verständnis des Patienten, wie menschliche Kommunikation funktioniert. Die Beziehung zwischen Patient und Analytiker ist unvermeidlich dialektisch, denn jeder der Beteiligten zerstört beim anderen die Wahrnehmung und rhetorische Wiedergabe der Ereignisse, um ein drittes intermediäres Objekt, eine Synthese herzustellen, die keiner der Beteiligten zunächst besitzt und die sowohl den Verlust omnipotenter Wünsche – nämlich im Besitz einer Wahrheit zu sein – objektiviert als auch beide Partner zu jener Zusammenarbeit führt, die als einzige für die Wahrheitsfindung in der Analyse nützlich ist.

Nach einiger Zeit wird der Psychoanalytiker vielleicht beschließen, sich und dem Analysanden etwas zu bedenken zu geben, was wir eine freie Assoziation nennen können, denn es handelt sich weder um eine Frage, eine Klärung oder eine Konfrontation noch um eine Deutung. Ich glaube, in der Praxis macht der Psychoanalytiker, wenn er verbal intervenieren will, viel häufiger von seinem inneren Assoziieren Gebrauch, als gemeinhin angenommen wird. Fälschlich werden solche aufgedeckten freien Assoziationen Deutungen genannt. Wenn der Analytiker dem Analysanden einen spontanen Gedanken oder eine Erinnerung mitteilt, die ihm anläßlich des Materials oder der Gegenwart des Patienten eingefallen sind, so ist das eine *selektive Enthüllung* einer freien Assoziation. Wenn er viele Assoziationen und Beobachtungen zu einem bewußten

Verständnis des Patientenmaterials gesammelt hat, dann ist das die eigentliche Deutung. Wenn er hingegen etwas aufdeckt, das ihm gerade eingefallen ist, das er noch nicht versteht und das sich vielleicht als nicht haltbar erweisen wird, handelt es sich um eine freie Assoziation.

Es gibt natürlich ganz wichtige Parameter für die Enthüllung solcher inneren Assoziationen. Die Grundregel ist meiner Ansicht nach, daß die mitgeteilten Assoziationen zum Patientenmaterial, zur Übertragung oder zur emotionalen Realität der Sitzung in Beziehung stehen sollten. Am häufigsten enthülle ich meine Assoziationen, wenn ich über einen Traum des Patienten und seine Assoziationen nachdenke. Manchmal erinnern mich Traumelemente und Assoziationen eines Patienten an einen seiner früheren Träume oder an eine Sitzung. Was ist, wenn das „lebendigste" assoziative Material vom Psychoanalytiker kommt? Was ist, wenn der Analysand steckenbleibt oder sich in teilnahmslos angedeuteten Assoziationen verzettelt, die nichts Sinnvolles zustande bringen können, es sei denn, der Analytiker steuert irgendein Bild oder eine Erinnerung bei, die ihm eingefallen ist? Kann es nicht sein, daß das fehlende Bindeglied im Bewußtsein des Analytikers liegt, statt in der freien Assoziation des Patienten, so daß der Analytiker mit seinem Material etwas Lebenswichtiges hinzufügt, das bis dahin fehlte (oder abgespalten war)? Wenn das funktioniert, kommt der Patient wieder mit seinem Traum in Berührung, und die latenten Gedanken werden schließlich so klar, wie sie in dieser höchst spekulativen Arbeit, die wir da tun, nur sein können. Später kann der Analytiker genau sehen, was denn nun den Widerstand oder die Projektion des Patienten ausgemacht hat und warum es dem Therapeuten überlassen blieb, den freien assoziativen Prozeß zu fördern.

Man wird vielleicht einwenden, der Analytiker solle sich ruhig verhalten und die unbewußten Faktoren, die den Widerstand des Analysanden bewirken, in sich aufnehmen, verarbeiten und deuten. Denn wenn der Analytiker merkt, daß ein Widerstand vorliegt, würde er mit seiner Assoziation die zugrundeliegenden Ängste oder Depressionen beim Analysanden geradezu zudecken. Aber der Analytiker kann spüren, daß seine innere Assoziation eigentlich vom Patienten gefördert wird – sie ist Teil der unbewußten Kommunikation der beiden Beteiligten –, und wenn das der Fall ist, wird er, indem er die spontane Idee ausspricht, teilweise die Äußerung des Analysanden liefern.

Wenn der Patient Schwierigkeiten hat, mit meiner Assoziation zu arbeiten, oder sich nur teilweise darin wiederfindet, dann nehme ich das gewöhnlich als ein Zeichen, daß ich den Kontakt verloren habe, und sage dann so etwas wie

„Ich habe Sie abgelenkt. Vielleicht führen Ihre Gedanken Sie woandershin." Es ist nicht überraschend, daß meine Irrtümer den freien assoziativen Prozeß oft durch Opposition befördern: Habe ich unfreiwillig eine klare „Unwahrheit" gesagt, dann reagiert der Patient darauf und offenbart dabei, was statt dessen der Fall ist.

Um es ganz deutlich zu sagen: Ich betone auch immer, daß die mitgeteilten Assoziationen meine eigenen sind und daß sie keineswegs mit der geistigen Anstrengung eigentlicher Deutungen verwechselt werden dürfen, bei denen es mir darum geht, etwas zu sagen, von dem ich annehme, daß es für den Patienten wahr ist. Ich habe herausgefunden, daß der Patient freier ist, meinen Vorschlag anzunehmen, wenn es sich um eine Assoziation und nicht um den Entwurf einer Deutung handelt, und ich glaube tatsächlich, daß der Psychoanalytiker sich bei beiden Gelegenheiten in einem ganz unterschiedlichen subjektiven Zustand befindet. Der Patient ist „freier", weil er meine Assoziationen entweder als Ort gemeinschaftlicher Arbeit oder als Anstoß für eine notwendige Negation und sich entwickelnde Opposition lesen kann.

Wir *machen* Deutungen, und oft sind sie das Ergebnis beträchtlicher intellektueller Syntheseleistung seitens des Analytikers, der damit zwangsläufig auch seine psychoanalytische Kreativität ausdrückt. Ungeachtet dessen, wie leidenschaftslos, ruhig oder bescheiden der Analytiker seine Deutungen dem Patienten anbietet, spiegeln diese Produkte doch notwendig eine narzißtische Investition wider, denn die Mühe, die verfügbaren Daten in eine Deutung einzubinden, erfordert vom Analytiker Energie, Konzentration und Engagement für die „Wahrheit", und das wäre ohne eine solche Investition nicht erreichbar. Auch wenn ich weiß, daß sich meine Deutungen unvermeidlich nur zum Teil als richtig erweisen werden, daß ganz viele nur annähernd richtig und andere vollkommen falsch sein werden, bin ich fast immer froh, sie zu geben. Wenn ich mich zu einem wirklichen Verständnis von etwas durchgerungen habe, weiß ich, daß ich einen Teil von mir selbst in die therapeutische Situation einbringe, der von meinem rezeptiven, evokativen, grübelnden und assoziativen Selbst unterschieden ist. Wenn ich einem Patienten meine Deutung sage, zeigt sich vielleicht ein gewisses intensives Engagement, das daran abzulesen ist, wie ich versuche, mich bei der Besprechung dieses Komplexes klar auszudrücken. Ich bin sicher, meine Analysanden spüren in einem solchen Augenblick, daß etwas in mir anders ist, etwas, das natürlich analysierbar wäre.

Die Mitteilung über eine Assoziation geschieht hingegen von einem anderen Ausgangspunkt aus als eine Deutung. Der Analytiker engagiert sich dabei weniger, er hat sie nicht bewußt verstanden, ihr „Wert“ ist nicht verifizierbar, und ihr Status ähnelt mehr dem assoziativen Mäandern des Analysanden als einer eigentlichen Deutung. Eine Assoziation wird nicht weniger überlegt geäußert als eine Deutung, insofern der Analytiker immer bedenken wird, ob sie sprachlich angemessen ist; aber sie wird für die Analytiker-Patienten-Partnerschaft zu einem anderen inneren Objekt als die regelrechte Deutung. Ganz zu Recht erwarten Analytiker von ihren Patienten, daß sie über Deutungen nachdenken und diese kommentieren, und wenn ein Analysand das nicht tut, wenn er Deutungen grundsätzlich zu ignorieren scheint, kann das zum Problem werden. Anders bei den freien Assoziationen: Hier erwartet der Analytiker nicht, daß der Analysand darüber nachdenkt; er hofft vielmehr, daß der Patient sie nutzen wird, entweder um Assoziationen zu fördern oder um eine letztlich aufschlußreiche Negation hervorzurufen oder auch um sie zu einem Nukleus abwehrender Antikörper werden zu lassen, die es dem Analytiker ermöglichen, unbewußte Widerstände zu deuten.

Daß der Psychoanalytiker seine eigenen Assoziationen erwähnt, könnte den Eindruck erwecken, er bringe sich auf diese oder jene Weise mit seinen eigenen Bedürfnissen ins Spiel: etwa seinem Bedürfnis, dem Patienten ein Freund zu sein, seinem Bedürfnis, dem Patienten das alleinige Recht auf freie imaginative Rede streitig zu machen, seinem Bedürfnis, Großzügigkeit auszudrücken, von der Art: „Da sehen Sie, in mancher Hinsicht bin ich wie Sie.“ Es gibt viele mögliche Gründe, weshalb die Äußerung einer Assoziation den analytischen Prozeß korrumpieren kann, doch wenn der Analytiker sich seiner selbst analytisch bewußt ist, müßte er wissen, wann sein Assoziieren ein Übergriff ist. Die Mitteilung einer Assoziation sollte den Analysanden in eine vorbewußte Beziehung zu seinen unbewußten, latenten Gedanken bringen. Ist diese zu klug, tiefsinnig oder weit hergeholt, könnte sie als Übergriff empfunden werden, der das wahre Selbst des Patienten hemmt und einen falschen Diskurs vorantreibt. Natürlich ist es wichtig, daß der Therapeut sorgfältig abwägt, welchen Gebrauch der Analysand nachfolgend von einer mitgeteilten Assoziation machen wird; daran bemißt sich gewöhnlich ihr Wert.

Es ist jedoch interessant, daß der psychische Wert solcher Bewußtseinsinhalte und ihre selektive Mitteilung an den Analysanden in der analytischen Literatur kaum behandelt wird, obwohl Therapeuten immer wieder in schöner Regelmäßigkeit zur Vorsicht mahnen: Es sei gefährlich, es führe zu einem Glauben an den Wert des Irrationalen, es sei eine Abreaktion des Analytikers, um sein Innenleben zu entlasten, es schaffe einen Interessenkonflikt mit den projektiven Identifikationen des Patienten. Es ist kurios, wie übertrieben manchmal unsere Angst vor unserem Innenleben ist, weswegen wir nicht zu Ende gedachte, assoziative Inhalte ganz aus der analytischen Begegnung heraushalten wollen. Wird diese mentale Apartheid nicht an unsere Patienten weitervermittelt, denen wir ansonsten schließlich ein Gespür für die geringfügigsten privaten Details unseres Lebens zuschreiben? Vermitteln wir nicht geradezu eine Angst vor der Subjektivität?

Sicherlich beabsichtigte Freud mit seinen Analysen nicht, das Es dem Ich zurückzugeben oder das Unbewußte bewußt zu machen oder eine Flucht vor diesen Bereichen. Unabhängig davon, wie gut wir analysiert sein mögen, bleiben wir immer ein Subjekt, das nie mehr als nur ein Teilwissen hat. Wir kennen den anderen teilweise. Wir kennen uns selbst teilweise, kennen das Leben teilweise. Ein Gutteil unseres Lebens leben wir unbewußt, im Dialog mit dem Unbewußten des anderen, in einem Bereich unbewußter sozialer Prozesse. Ich glaube, es ist fruchtbar, die Verkörperungen des ungedachten Wissens in Betracht zu ziehen, auch wenn vieles von diesem Wissen dem Bewußtsein für immer unzugänglich bleiben wird. Wir sollten weniger Angst haben und uns lieber fragen, warum wir in einer übertriebenen Abwehr düstere Vorsicht walten lassen. Unsere Analysanden sollten lieber erkennen, daß wir *diszipliniert* an unseren eigenen inneren Prozessen arbeiten, statt uns für leidenschaftslose Chirurgen zu halten, die ungerührt ein Heilmittel in der Hand haben, mit dem sie den letztlich widerstandslosen Patienten erwarten.

Ich möchte jetzt zwei Beispiele aus der Praxis anführen, die zeigen sollen, wie und warum ich dem Analysanden meine inneren Assoziationen offenbare. Das zweite Beispiel wird detaillierter sein und, wie ich hoffe, dazu dienen, dem Leser besser verständlich zu machen, wie in einer Psychoanalyse psychische Genera gebildet werden.

Erstes Beispiel aus der Praxis

Antal (25 Jahre alt) erzählt mir den folgenden Traum: „Ich gehe eine Klippe entlang und auf einen Friedhof zu; ein wackeliger Holzsteg ragt über die Klippe hinaus. Ich möchte zum Friedhof, kann aber die Schranke oder die Mauer nicht übersteigen, so bin ich gezwungen, auf die Plattform hinauszutreten, was mir große Angst macht. Es gelingt mir, den Friedhof zu erreichen; als ich aufwache, ängstigt mich der Traum immer noch.“ Der Patient erzählt, das

Haus seiner Familie solle verkauft werden, da sein Vater vor sechs Monaten gestorben sei. Am Tag vor dem Traum hatte der Immobilienmakler ihn angerufen, um ihn von dem beabsichtigten Verkauf in Kenntnis zu setzen. An jenem Tag hatte er auch Geburtstag, und er deutet den Traum so: Er habe in ihm darum gekämpft, zum Szenario von Geburt und Tod zurückzukehren, das ihn in seinem Leben so sehr beschäftigt hat. Sein Elternhaus grenzt an einen Friedhof, auf dem sich das Grab seiner Schwester befindet, die im Alter von vier Monaten starb, ein Jahr vor der Geburt des Patienten. Er hatte über diese Schwester nie gesprochen, bis, noch in der Frühphase der Analyse, seine Erinnerung an ihren Tod wach wurde; das war einige Jahre vor dem hier mitgeteilten Traum.

Als der Patient von seinem Traum berichtete, hatte ich das Bild vor Augen, wie Edgar Gloucester zur Klippe führt, um ihm die Illusion des Todes zu vermitteln. Mir war bewußt, daß mich die Klippe in seinem Traum zu dieser Assoziation an *King Lear* gebracht hatte. Ich wußte, daß dieser Patient erst vor kurzem, während er an einem Buch über *Hamlet* schrieb, Schwierigkeiten gehabt hatte, und ich fragte mich, ob es da eine Assoziation zu *Lear* gab. Der Patient hatte jedoch die Stunde damit begonnen, daß er erzählte, sein älterer Bruder habe ihn angerufen, um zu hören, wie der Verkauf des Hauses vorangehe, habe dabei aber nicht an seinen Geburtstag gedacht. Das konnte unbewußt die Andeutung einer *Lear*-Assoziation sein, denn in *King Lear* konkurrieren zwei Brüder miteinander, um dem Vater zu beweisen, wer loyaler ist: ein Thema, das im Leben dieses Patienten immer wiederkehrte. Ich dachte auch an den Kampf von Hamlet und Laertes am Grab, aber diese Assoziation war nicht so stark. Dann ging mir das Wort „Friedhof" durch den Kopf, und ich dachte bei mir, wie süchtig dieser Patient doch nach Themen war, die mit Gräbern zu tun hatten. Bei „Holzsteg" fragte ich mich, ob er sagen wollte, wie langweilig es sei, den Weg der Sucht gehen zu müssen. Als er beschrieb, wie er versuchte, die Mauer zu erklimmen, änderte sich seine Stimme, ihre Textur war jetzt voller Verzweiflung und körperlicher Schwere. Ich fühlte, daß er unmöglich über die Mauer klettern konnte, und war sehr erleichtert, als er beschloß, es mit der Plattform zu versuchen, auch wenn sie über die Klippe hinausragte. Natürlich wußte ich nicht, warum ich so fühlte.

Ich fragte ihn, ob er mir etwas von seinem Tag erzählen könne. Er hatte zum Mittagessen Besuch gehabt, und es war sehr angenehm gewesen. Ob er mir mehr darüber erzählen könne, fragte ich ihn. Er sagte, es seien ein oder zwei Leute vom Verlag seines *Hamlet*-Buches da gewesen. Das stellte die Verbindung zu Shakespeare her und gab meiner *Lear*-Assoziation mehr Berechtigung. Dann erkundigte ich mich, ob ihm zu der Klippe noch etwas einfiele. Er sagte, eigentlich nicht, nur zu dem Wort Abgrund: „precipice". Bei dem Wort „precipice" fiel mir „precipitant" (hastig) ein, und ich fragte mich, ob wir es zu eilig hatten, den Traum zu verstehen. Ich war neugierig, wo für den Patienten in der Sitzung die Hast lag, aber ich merkte, daß seine Assoziation nicht frei entstanden, sondern bewußt konstruiert und damit zum Stillstand gekommen war.

In diesem Moment riß in dieser Sitzung der Faden. Mir blieb meine lebhafte Überzeugung, daß *Lear* eine Rolle spielte und ich dachte jetzt, es könnte etwas damit zu tun haben, daß der Patienten darum kämpfte, an seine Gefühle von Verzweiflung und Schmerz heranzukommen. An dieser Stelle sagte ich, „So nahe am Abgrund denke ich weniger an *Hamlet* als an *Lear*" und Antal warf ein: „Wo Edgar Gloucester an die Klippe führt". Sehr eilig fügte er dann entschuldigend hinzu: „Mir wird jetzt erst klar, daß ich Details vom vorangegangenen Tag noch nicht erzählt habe. An dem Abend vor dem Traum habe ich *Ran* gesehen (einen Film von Kurosawa über das Thema von *King Lear*). Dann erzählte Antal, daß er häufig, scheinbar ohne Anlaß, in Tränen ausbreche, und ich überlegte laut: „Vielleicht eher, wenn es um Vater und Sohn geht?" Er hielt inne und erzählte mir nach einigen Minuten des Schweigens, in der Tat seien es solche Szenen, die ihn am tiefsten berührten. Darauf schwieg er wieder eine Weile und fuhr schließlich fort, über seinen Geburtstag zu sprechen und über sein Gefühl, schuldig zu sein, so als müßte er etwas für die Welt tun. Wir wußten beide (aus der Analyse), daß seine Hingabe an die Welt zum Teil eine unbewußte Buße für den Tod seiner Schwester war, aber sein Gespräch über den Bruder, der seinen Geburtstag vergessen hatte, und meine Assoziation zu *King Lear* gestatteten es mir zu vermuten, weshalb dieser Patient nicht anders konnte, als sich von „Gräbern" absorbieren zu lassen: „Natürlich beweist Edgar am Ende, daß er der bessere Bruder ist, deshalb glaube ich, daß es Sie teilweise befriedigt, daß Ihr Bruder Sie vergessen hat, denn dann können Sie Ihrem inneren Vater sagen: ‚Da siehst Du, Vater, was er für ein schlechter Bruder ist.'" Der Patient lachte und bekannte, daß er gedacht hatte, er würde nie so gedankenlos sein wie sein Bruder, und wie stolz ihn dieser Unterschied in ihren Persönlichkeiten gemacht hatte.

War das aber der richtige Akzent? Ich weiß nicht. Daß ich infolge des Bildes von der Klippe an *Lear* dachte, zeigt, in welch unbewußt engem Verhältnis ich zu meinem Patienten stand, hatte er doch am vorangegangenen Abend *Ran* gesehen. Der Umstand, daß ich mich bei der Betrachtung seines Traumes entschloß, meine Assoziationen zu nutzen, weil ich das starke Gefühl hatte, meine Assoziationen seien für den Traum relevant, schien durch die Tatsache gerechtfertigt, daß der Patient *Ran* „vergessen" hatte. Angesichts dieser Assoziation und des Widerstandes von seiten des Patienten muß man sich fragen, welche Blindheit inmitten von Einsicht steckt und wie es mit der Generationenfolge und einer Unmenge anderer ödipaler Fragen bestellt ist. Natürlich ließ ich mich bei meinen Assoziationen von dem „leiten", was ich aus dem Traumleben dieses Patienten hörte. Daneben ließ ich mich von seinen affektiven Zuständen (und deren Klangbild) im Traumbericht benutzen, obwohl ich in der Tat durch die erinnerten Tagesreste weiter in Richtung Shakespeare geriet.

Zweites Beispiel aus der Praxis

In diesem zweiten klinischen Beispiel beschreibe ich zwei Assoziationen, die ich im Abstand von einer Woche geäußert habe, und untersuche dann ein wichtiges Moment in der Analyse der Patientin, das ein Jahr später auftrat, als sie eine neue psychische Struktur ausgebildet hatte, zu der die freien Assoziationen beigetragen haben mögen.

Zu diesem Zeitpunkt ihrer Analyse war sie in mancher Hinsicht eine sehr kooperative Patientin, aber Deutungen, die sich auf ihre hysterische Verunglimpfung ihres Mannes (und aller bedeutenden Menschen) bezogen – worin sich ihre äußerste Verzweiflung und ihr unbewußter Neid auf ihren Vater ausdrückte –, erreichten sie nicht. Als sie in einer Sitzung in minutiösen Einzelheiten beschrieb, wie schwächlich und abstoßend ihr Mann war, sagte ich, „Wann wird sich dieser Frosch endlich in einen Prinzen verwandeln?" Die Patientin lachte. Sie sagte: „Es ist komisch, daß Sie ihn einen Frosch nennen, denn letzte Woche, als ich in der Buchhandlung für ihn eine Karte zum Valentinstag suchte, konnte ich erst nichts Passendes finden. Ich suchte und suchte und da ich ihn einfach nicht liebe, gab es nicht das Richtige. Dann aber sah ich eine Karte mit einem Frosch obenauf und innen hieß es: ‚Im Inneren bist Du ein Prinz.'" Diese Karte kaufte sie, um sie ihm zu schenken.

Eine Woche später, während sie lustlos über die vielen Enttäuschungen in ihrem Leben klagte – besonders über die Ungeschicklichkeit ihres Mannes und die Distanziertheit ihres Vaters –, kam mir eine Idee. Ich sagte zu ihr: „Wenn Sie so reden, habe ich ein Bild von Ihnen vor Augen: Ein kleines Kind von etwa drei Jahren im Ballettröckchen und in Ballettschuhen, von dem Mama und Papa möchten, daß es den Gästen etwas vortanzt, und das dann, vom Applaus geschmeichelt, glaubt, die Welt werde immer so sein." Von starken Gefühlen überwältigt, brach sie zum ersten Mal in ihrer Analyse in Tränen aus und antwortete: „Sie haben mich herausgeputzt, haben mir diese Kleider angezogen und mich vor die Gäste gestellt, aber weil mein Vater mich immer so kritisiert hat, kam ich als ein ängstliches, erstarrtes Kind auf die Bühne und wußte nicht, was ich tun sollte!" Der entmutigende und unechte emotionale Gleichmut der Patientin brach zusammen, als das Bild, das ich konstruierte, starke Gefühle hervorrief und zum Kern ihrer aufschlußreichen Opposition gegen mich wurde. Mein Bild war historisch nicht ganz richtig, denn sie hatte nie Ballettstunden genommen oder vor ihren Eltern oder deren Gästen getanzt. Ich beschrieb dieses Bild, weil in ihm etwas von meiner Patientin lag, das ich zuvor nur abstrakt „gesehen" hatte, aber es schien etwas Richtiges wiederzugeben. Daß sie es sofort benutzte, um mir zu widersprechen, und daß es so viel emotionale und ideatorische Bedeutungen förderte, beweist mir seinen klinischen Wert und half ihr letztlich zu erkennen, daß ihre hohe Investition in ein ideales Selbst sie in ihrer ödipalen Phase dazu geführt hatte, wirklich zu glauben, ihr Vater würde ihr den Hof machen. Daß er das nicht tat, wurde für sie zum Objekt tiefster Enttäuschung, sowohl von ihm als auch von sich selbst, was sie abwechselnd entweder in der Verunglimpfung ihrer Partner oder in heftigen Ausbrüchen von Selbstentwertung auslebte.

In mancher Hinsicht kann der Analytiker, indem er in freier Assoziation erwähnt, wie er sich gerade seinen Patienten vorstellt, eine andere psychische Verarbeitung von Bewußtseinsinhalten evozieren, als wenn, wie gewöhnlich, der Patient erzählt und der Analytiker darauf mit Deutungen antwortet. Bei dieser Patientin hatte ich in *einem* Augenblick meinen Ort in bezug auf das Unbewußte neu bestimmt, indem ich ein Bild produzierte, das höchst evokativ war.

Mehr als ein Jahr nach dieser Episode berichtete die Patientin von folgendem Traum: „Ich besuchte ein Ballett in Covent Garden. Es war entweder *Aschenputtel* oder *Schwanensee*. Ich trage einen weißen Body aus Trikot, genieße es, ihn anzuhaben und fühle mich in meinem Körper wohl. Irgendwann gegen Ende der Aufführung kommt einer der Veranstalter und sagt mir, sie bräuchten mich morgen nachmittag zum Tanzen, weil sie niemand anderen hätten, um ein verhindertes Mitglied des Ensembles zu ersetzen. Ich protestiere, ich könne gar nicht tanzen. Er beharrt darauf, ich könne es. Aber ich gebe nicht nach, und dann stellt sich heraus, daß es eine Oper ist, in der ich auftreten soll. Ich sage, ich könne nicht singen. Er meint, das mache nichts, denn ich hätte nur eine Sprechrolle. Der Traum wechselt dann zu den Minuten, bevor am nächsten Tag der Vorhang aufgehen soll. Ein wie ein Prinz gekleideter Mann sieht mich an und sagt, ich sei nicht die Richtige, ich sei eindeutig nicht die Hauptdarstellerin. Ich gebe ihm recht. Doch die anderen Leute bestehen darauf, ich müsse trotzdem weitermachen, denn wenn ich das nicht täte, müßte die Aufführung ausfallen. Ich sage, daß sie in diesem Fall die Aufführung ausfallen lassen müßten. Natürlich machte mir das etwas aus, zugleich aber war ich ganz sicher, daß ich die richtige Entscheidung traf. Damit war der Traum zu Ende."

Wenige Minuten bevor die Patientin mir ihren Traum erzählte, hatte sie mir eine Broschüre überreicht, in der ihre Rechtsberaterkanzlei und der von ihr angebotene spezielle Fortbildungskurs beschrieben war. Das war ein wichtiger Augenblick: Nie war sie mutig genug gewesen, mir etwas von diesem Kurs zu zeigen, der an sich in London einen guten Ruf genoß. Sie fürchtete, ich würde ihn mißbilligen und seine Schwächen erkennen.

In den vorangegangenen drei Sitzungen war in dieser Patientin eine größere Veränderung vorgegangen, die ich durchaus wahrnahm und die mich darauf aufmerksam machte, daß etwas ganz Wichtiges geschehen würde, obwohl ich zu dieser Zeit nicht wußte, was im Gange war. Lange hatte sie sich Vorwürfe gemacht, daß sie sich nicht darum bemühte, die Qualifikation und Gerichtszulassung als Anwältin zu erwerben, und sich jahrelang mit den Randgebieten ihres Berufes begnügt. Wir hatten einen beträchtlichen Teil der Analysearbeit darauf verwandt, diese Sehnsucht zu verstehen, und uns insbesondere auf ihre Überzeugung konzentriert, daß irgendwo, an irgendeinem anderen Ort, gewiß in anderen Menschen das ideale Selbst lag, das es zu erreichen galt. Dieses Wunschdenken stand im Gegensatz zu ihrem verunglimpften und reduzierten Selbst, das sich in seinem Potential an realistischer Selbsteinschätzung dadurch verausgabt hatte, daß sie ihr Vermögen an idealisierte Objekte band; diese Deutung wurde dadurch noch zusätzlich bestätigt, daß die Analysandin beständig das Gefühl hatte, daß andere Menschen versuchten, ihr ihre Besitztümer zu entreißen, was ich zuweilen mit ihrem Neid auf andere in Verbindung brachte – eine Art der Beraubung des Selbst vermittels projektiver Identifikation. Jetzt hingegen erzählte mir die Analysandin zum ersten Mal, sie habe nicht mehr die Absicht, einen Weg zu finden, Anwältin zu werden, und habe ihre Bemühungen in dieser Richtung aufgegeben. Tatsächlich war sie von ihrem Berufsstand in ihrer Rolle als Rechtsberaterin anerkannt worden, was sie rückblickend als gut empfand. Das war genug. In dieser Sitzung sagte ich: „Und ich glaube, daß Sie auf jeden Fall das, was Sie jetzt tun, mehr mögen." Daraufhin korrigierte sie mich: „Ich mag es nicht nur, ich liebe es." Sie sagte das mit einer Leidenschaft, die wirklich verblüffend war, denn sie gehörte zu den Analysanden, die jahrelang keine Woche vergehen lassen, ohne darüber zu jammern, daß sie nur Rechtsberater sind, und sich als zweitklassig und als Versager empfinden und glauben, es seien ihnen reichere Pfründen entgangen.

Auf diese Stunde folgten dann – zwei Sitzungen vor dem berichteten Traum – zwei weitere Stunden, in denen sich jetzt ein merklicher Unterschied in ihrem Selbst abzeichnete: Sie war viel sicherer, weniger gequält, es gab keine Äußerungen von Neid, keine Verunglimpfung ihres Ehemannes. Ja, sie sprach sogar zärtlich über ihn, nicht aus Mitleid, sondern voller Verständnis für seine derzeitigen Interessen, und vermittelte dabei den Eindruck, daß er durchaus wichtig war. In diesen beiden Stunden sagte ich sehr wenig, und in die Stille hinein erzählte die Patientin über ihre Kanzlei, über ihre Kindheit, über ihre gegenwärtigen Beziehungen mit einer noch nicht ganz ausgeprägten Emotionalität – darunter verstehe ich, daß sie aufgrund von Derivaten einer sich entwickelnden inneren emotionalen Realität zu berichten schien, über die eigentlich noch nicht berichtet werden konnte, weil sie sich noch *in statu nascendi* befand.

In den Assoziationen zu ihrem Traum hatte die Patientin gesagt, sie habe sich anfangs in ihrer Aufmachung wohlgefühlt, sei dann aber plötzlich durch die Leute vom Tanztheater irritiert worden. Ich fragte sie, ob sie nicht den Eindruck habe, sie habe sich gut gefühlt, nein zu sagen, sich zu weigern, auf die Bühne zu treten. Sie stimmte dem zu, sagte aber, es sei ein anderer Augenblick im Traum, der ihr signifikant vorkomme: jener erste Augenblick, in dem sie ausgewählt wurde, etwas zu tun, wovon sie wußte, daß sie es nicht tun konnte. Im Zusammenhang damit erinnerte sie sich an ihre Bühnenangst als Kind, als sie etwas vor der Klasse vortragen sollte. Und es fiel ihr auch noch etwas ein, das sie früher nicht erwähnt hatte: ein Fall von akutem Realitätsverlust, der einige Jahre zurücklag, als sie auf die Bühne gehen mußte, um einen Preis entgegenzunehmen. Sie fühlte sich, als sei sie, wie sie es nannte, „außerhalb des eigenen Körpers", und sie meinte, sie habe dieses Ereignis aus großer Entfernung beobachtet und in diesem Augenblick eine akute Panik verspürt, eine Angst, sie könnte sich „hier und jetzt selbst verlieren".

Ihr Traumbericht rief unter anderem meine freie Assoziation von ihrem Tanzen vor den Eltern wieder wach, die ich ihr ein Jahr zuvor mitgeteilt hatte. Hier sollte sie nun in Covent Garden tanzen. *Aschenputtel* und *Schwanensee* schienen zweifellos wichtig als spezielle Gelegenheiten für eine Transformation vom ungeliebten zum geliebten Objekt. Ich dachte für mich, daß die Patientin offenbar lange Zeit unbewußt an etwas gearbeitet haben mußte, nicht so sehr an meiner damaligen freien Assoziation, sondern daß diese Assoziation selbst Teil einer Art unbewußter Arbeit gewesen war, die ich vorbewußt bedacht und ihr dann mitgeteilt hatte und die nun in ihrem Traum wieder aufgetaucht war. In den Monaten vor dem Traum war die Patientin zum ersten Mal in der Lage gewesen, mir etwas von ihrer Liebe und Zuneigung zu mir und von ihrem Wunsch zu sagen, ich möchte gut über sie denken; diese Enthüllung war für sie schmerzhaft, aber, wie mir schien, auch ein Gewinn, eine Art persönliche Bewältigung. Es wurde klar, daß sie nicht nur Angst hatte, von mir abgelehnt zu werden; schlimmer noch war für sie, ich könnte sie infolge der mitgeteilten Zuneigung idealisieren. Das führte zu einer ausgedehnten Phase, in der sie über die Vergötterung assoziierte, die ihre Mutter mit ihr betrieben hatte.

Ich finde es verblüffend, wie dem Analytiker bestimmte Bilder und Ereignisse in einem Traum besonders bedeutungsvoll vorkommen. Ich hatte das Gefühl, daß sich in ihrer hautengen Kleidung eine kindlich narzißtische Investition in den eigenen Körper ausdrückte und daß diese Investition im Traum tatsächlich zunächst einmal ihre Identifikation mit den Gestalten auf der Bühne widerspiegelte. So, wie sie den ersten Teil des Traumes berichtete, schien er, wenn ich so sagen darf, eine Erinnerung an sich als spielendes Kind zu sein.

Im mittleren Teil des Traumes brachte sie dagegen ihre Angst zum Ausdruck, von den Wünschen anderer eingenommen zu werden. Die Leute im Traum wollten jetzt, daß sie etwas täte, das sie zwar nicht tun konnte, das aber im Bereich ihrer eigenen Wünsche lag. Doch als die Analysandin mir in den vergangenen Wochen von ihrem Gefühl erzählte, von ihrer Mutter durch deren Idealisierung vereinnahmt worden zu sein, stellte ich mir ein ungefähr dreijähriges Kind vor, das einen Wunsch hat und seinen eigenen Körper genießt, dann aber von einer Mutter gestört und bedrängt wird, die darauf besteht, daß der ganz persönliche Wunsch der Tochter eine zu verwirklichende Realität sei.

Gleichzeitig drückte die Patientin im Traum den Wunsch aus, in Beziehung zu mir verkörpert zu sein. Aufkommende exhibitionistische Bedürfnisse klangen hier deutlich an, aber ebenso ihr Widerstand, für die analytische Veranstaltung, insbesondere für den Prinzen-Analytiker zu tanzen, der ungeachtet der psychischen Wahrheit möglicherweise zu sehr in die analytische Produktivität verliebt sein könnte. Doch als sie aus dem Gesicht des Prinzen ablas, daß sie für diese Rolle nicht die Richtige war, fühlte sie sich nicht deprimiert oder erniedrigt, ganz im Gegenteil: Sie schien dankbar, daß er ihr geholfen hatte, wodurch ihr implizit der Unterschied zwischen privaten Wünschen und öffentlichen Möglichkeiten klar geworden war, und mit seiner Hilfe gelang es ihr auch, die Forderungen des Theaters zurückzuweisen, in diesem Fall, indem sie vom Realitätsbezug Gebrauch machte beziehungsweise sich an der Wirklichkeit orientierte und das auch ausdrückte; auf diese Weise konnte sie sich vor überzogenen Ambitionen bewahren.

Ich erinnerte sie an unsere freien Assoziationen im Jahr zuvor und sagte, sie scheine diese jetzt zu korrigieren. Das Problem war nicht, daß ihre Eltern sie fälschlich herausgeputzt hatten und daß sie sich kritisch verhielten, sondern daß beide, sie selbst und ihre Eltern, das Mädchen-Selbst, das sie war, so sehr vergötterten, daß sie nicht darauf achteten, welche Schritte in der Realität nötig waren, um Wünsche zu verwirklichen. Selbst jetzt konnte sie nicht auf eine Bühne treten, um die Anerkennung für ihre Arbeit entgegenzunehmen, ohne irgendwie das Gefühl zu haben, sie sollte dort nicht sein.

Dann erzählte sie mir zum ersten Mal, daß ihre Mutter während ihrer gesamten Kindheit darauf bestanden hatte, sie anzuziehen. Als ich das hörte, schien es mir zunächst fast unglaublich, aber sie beschrieb das morgendliche Ritual, bei dem sie von der Mutter, die sie ihre kleine Puppe nannte, nach deren eigenen Wünschen gekleidet wurde. Die Mutter ging auch mit ihr in Boutiquen und fragte die Ladenbesitzer, ob nicht auch sie der Meinung seien, daß ihre Tochter eine wunderbare Figur habe (was diese ausnahmslos bestätigten), woraufhin die Tochter dann von der Mutter eingekleidet wurde. Die Beschreibung dieser Vorfälle oder Rituale geschah nicht haßerfüllt oder voller Verachtung, sondern wurde fast zärtlich vermittelt, so, als wolle sie, indem sie über die Erinnerung sprach, die Mutter entschuldigen.

Ich sagte, wir könnten jetzt vielleicht besser verstehen, weshalb sie bei ihrem Mann und auch bei anderen Menschen immer das Gefühl hatte, die anderen versuchten ihr etwas wegzunehmen, sie zu berauben: Es scheine, daß die ungewöhnliche Liebe ihrer Mutter zu ihrem Körper ihr diesen weggenommen habe. Sie bestätigte das, dann herrschte etwa zehn Minuten Stille, wobei ich ganz sicher war, daß sie in tiefer innerer Arbeit mit etwas beschäftigt war. Schließlich sagte sie, es komme ihr wichtig vor, daß sie durch ihren Besuch in Covent Garden in die Lage geraten war, der Aufführung zustimmen zu sollen. Danach stockte sie einen Augenblick und meinte dann, sie hielte das Ende des Traumes für wichtig, aber sie könne nicht erkennen, warum. Ich hatte das

Gefühl, daß sie seiner Bedeutung sehr nahe war, und sagte ihr, mir schiene, das Traumende drücke zum Teil ihr heimliches kindliches Einverständnis mit den Ambitionen ihrer Mutter aus, daß sie jetzt aber in sich einen inneren Vater habe, der ihr mit der Realität helfen könne: Obgleich sie nicht auf der Bühne mit dem Prinzen tanzen könne und trotz der Mitteilung, sie sei für die Rolle nicht geeignet, habe sie tatsächlich ein Gefühl der Sicherheit gewonnen, denn die Auskunft, sie sei für die Rolle nicht geeignet, habe ihr ein Gefühl für den Wert ihrer persönlich verstandenen Realität gegeben.

Sie schwieg einen Augenblick. Dann erzählte sie mir, daß sie, wenn sie auf Kongresse fahre (sie zögerte etwas), das Gefühl habe, ich sei irgendwie bei ihr, sie fühle sich in eine Art „Schutzmantel" gehüllt, der ich sei, und das sei ein Geheimnis, und doch handle es sich nicht wirklich um mich, sondern um das, was sie durch ihre Organisation aus mir gemacht habe, etwas ihr ganz eigenes. Ich kann nicht behaupten, daß ich gleich verstand, was sie mir da eigentlich mitteilte. Natürlich spürte ich, daß es bedeutsam war, und wollte lieber darauf antworten, statt analytisches Schweigen zu bewahren. Zudem hatte ich sogleich eine Vermutung. So sagte ich, das schützende Mantel-Ich wie auch sie, in weißes Trikot gekleidet – eine Identifikation mit denen auf der Bühne – schiene eine Art notwendiges Benutzen des anderen zu sein, ein Benutzen, das für sie sozusagen ein Geheimnis darstelle, doch eines, das, wie sie in der Vergangenheit erfahren habe, ihr abgenommen werden könnte, wenn es nicht heimlich unterstützt würde. Ich glaube, mein Kommentar war nur teilweise richtig, aber den latenten Ideen nahe genug, um dieses Element aus der Sitzung in Assoziationen wachzuhalten. Außerdem war ich überzeugt, daß auf dieser Ebene die Analysearbeit ebenso stark von unbewußt-vorbewußten Intuitionen vorangetrieben wird wie von bewußtem Verstehen präziser Bewußtseinsinhalte. So lag ich, als ich sagte, was mir eingefallen war, irgendwo zwischen Assoziation und Deutung.

Die Patientin sprach dann offen über einen Wandel, der, so schien es ihr, bei mir einige Tage zuvor stattgefunden habe, und der ihr bedeutsam erschien. Sie wußte nicht, wie sie ihn beschreiben sollte, und jetzt, nachdem sie länger darüber nachgedacht hatte, glaubte sie nicht mehr, daß es wirklich ein Wandel bei mir, sondern ein Wandel in uns beiden war oder vielmehr, wie sie sich dann nochmals korrigierte, ein Wandel in ihr, der uns beide verändert habe. Sie meinte, sie habe mich immer als eine Art Olympier betrachtet und die Analyse als ein Orakel, bei dem ich der Gott war und sie die Bittstellerin, die sich mit dem Problem herumschlug, etwas aus dem Orakel herauszubekommen. Jetzt hingegen empfand sie mich als einen Menschen bei der Arbeit. Sehr intensiv bei der Arbeit. In der Analyse. Diese Erkenntnis unterschied sich wahrlich von der Art, wie sie sich zuvor in meiner Gegenwart wahrgenommen hatte.

Ich wußte, ihre Bemerkung war sehr wichtig, aber sie kam überraschend. Tatsächlich hatte ich, als ich den Traum hörte, geglaubt, in den Veranstaltern des großen Balletts, die die Transformation vom Defizit zu Glanz und Ruhm versinnbildlichten, drücke sich Übertragung aus. Ich dachte, sie wollte sagen, sie glaube, ich erwartete Großes von ihr, aber daran hatten wir schon früher viele Male gearbeitet, und der Prinz in ihrem Traum schien ein Teil von mir zu sein, der ihr sagte, sie sei für die grandiose Rolle, die sie sich selbst zugedacht hatte, nicht geeignet.

Zudem konzentrierte ich mich darauf, der spürbaren Differenz zwischen ihrem Widerstand gegen das Opernensemble und den vielen Widerständen in ihrem Leben nachzugehen: Widerstand gegen ihren Mann, gegen Freunde, gegen ihre Mutter und so weiter. Die Fülle von Analmaterial hatte auf dessen triebhafte Valenz hingewiesen: Sie wollte ihre Fäzes zurückhalten, um sich ihrer Mutter zu widersetzen; sie wollte sie nicht aufgeben, obwohl viele Träume Szenen zeigten, in denen sie unter Fäzes begraben war. Jetzt aber schien der Widerstand gegen größenwahnsinnige Ambitionen logische oder realistische Züge anzunehmen. Aber in einem Traum! Mit anderen Worten, sie hatte einen Weg gefunden, den Vater als Realitätsprinzip zu nutzen und dann das Prinzip zu nutzen, um einen Weg zu finden, nein zu sagen, und zwar auf eine Weise, die nicht pathologisch war.

Ich erklärte ihr, daß der Traum einen inneren Wandel anzukündigen scheine, daß sie jetzt einen Teil von sich gefunden habe, der sowohl zu ihren eigenen überzogenen Wünschen als auch zu den inneren Eltern, die sie offenbar bis zum Exzeß vergötterten, nein sagen konnte. Das bedeute, ihr eigenes Körperselbst gefunden zu haben, das aus ihrer eigenen Gestalt bestehe, aber auch in Elemente ihrer Identifikationen mit Müttern und Vätern gekleidet sei, wobei das alles letztlich ein Geheimnis sei.

Wir hatten beide, meine Patientin und ich, das Gefühl, daß ein psychischer Wandel stattgefunden hatte, und das erwies sich auch gleich als richtig. Ich hielt es für meine Aufgabe, ihn offen anzuzeigen, was wie ein Feiern hätte aussehen können, zugleich war ich mir aber bewußt, daß sie verständlicherweise Angst haben mußte, ich könnte sie zum Objekt meiner eigenen Idealisierung machen. Deshalb sagte ich ihr, ihr Schutzmantel sei ihr höchst eigener Gebrauch meiner Person, sie hätte aber Sorge, ich könnte mir die Bedeutsamkeit dieser Sitzung aneignen, wenn wir jetzt anfingen, diesen Wandel in ihr zu bewundern. Sie lachte erleichtert und sagte, solange wir beide darüber sprächen, glaube sie nicht, daß das geschehen würde. Und in der Tat fühlte ich, daß ein Wandel geschehen war, der zwar offensichtlich etwas mit der Analyse zu tun hatte, aber ganz unabhängig von mir war und den die Patientin fest in der Hand hatte.

Psychische Genera, die in der Analyse zustande kommen, sind das Ergebnis von Spiel- und Arbeitsformen zwischen Analysand und Analytiker. Ich glaube, meine freie Assoziation zur Patientin im Ballettkostüm hatte irgendwo einen Berührungspunkt mit der unbewußten inneren Realität der Patientin, obwohl diese Assoziation historisch nicht richtig war. Sie war meiner Ansicht nach ein kleiner, aber bezeichnender Beitrag zu dem Traum ein Jahr später, als die Patientin tanzen sollte. Dieser Traum kündigte bei der Analysandin eine neue psychische Haltung an, in der sie selbst vor einen Prinzen (auch den Analytiker-Prinzen) treten und zu den Beschränkungen, die ihr solche Idealisierungen setzten, nein sagen konnte.

Unsere Irrwege

Psychoanalyse ist keine Beziehung zwischen Gleichen. Der Patient kommt zum Analytiker, weil er leidet, und der Analytiker bietet ein Verfahren zur Untersuchung und möglichen Heilung dieses Leidens an. Wenn der Analytiker immer wieder seine inneren Assoziationen einbringt, so geht es ihm nicht darum, mehr Gleichheit mit dem Patienten zu erreichen, auch wenn er, indem er manche seiner Assoziationen einsetzt, an dem Prozeß stärker beteiligt ist. Aber er wird weiterhin entscheiden, wann und warum er seine inneren Assoziationen mitteilt und wann und warum er dies nicht tut. Der fachgerechte Einsatz solcher Assoziationen muß ein disziplinierter Akt sein, der für den weiteren Verlauf der Analyse förderlich ist. Der Analytiker muß das dem Analysanden zu Beginn der Analyse klar sagen. Dies ist ganz gewiß keine Gelegenheit für Enthüllungen aus dem Leben des Psychoanalytikers selbst und ebensowenig die Basis für eine neue Dialogform in der Psychoanalyse nach dem Muster: „Sie sagen, was Ihnen in den Sinn kommt, und ich sage Ihnen, was mir wiederum dazu einfällt."

Wenn der Analytiker etwas von den freien Bildern, Wörtern oder Erinnerungen (aus dem früheren analytischen Material) im Gespräch mit dem Patienten benutzt, dann hat er es, auch wenn er sich über dessen Bedeutung nicht im klaren ist, aus der riesigen Menge innerer Assoziationen ausgewählt und daher teilweise durch seine therapeutische und technische Intelligenz auch bearbeitet. Seine Mitteilungen ähneln mehr vorbewußten Bewußtseinsinhalten, einem vorübergehenden Mittelding zwischen dem Unbewußten und dem Bewußten. Häufig werden solche vorbewußten Inhalte gerade durch die Bearbeitung seitens des Patienten zu bewußten inneren Assoziationen. Meiner Meinung nach ist das einer der großen Vorzüge dieser Disziplin, denn sobald der Analytiker mit der Technik vertraut ist und seine Assoziationen dem Patienten „beibringen" kann – und dazu bedarf er der Erfahrung –, kann das Unbewußte des Patienten die kollaborative Arbeit *gelegentlicher* vorbewußter Inhalte des Analytikers, die oft evokativ sind, nutzen.

Mehrere Jahre lang – während meiner Ausbildung in Ich-Psychologie in Amerika und in Objektbeziehungstheorie in England – glaubte ich, es sei möglich, eine Technik zu entwickeln, die nur dann versagt, wenn ich versagt habe, sie richtig zu benutzen. Ich meinte, es gäbe wenigstens ein Modell, das den Therapeuten, wenn er es erst verstanden hatte, auf den richtigen Weg zum Verständnis seines Analysanden führen würde. In gewisser Hinsicht bin ich nicht enttäuscht worden. Beide Modelle statten uns mit Techniken aus, die für die klinischen Aufgaben sehr nützlich sind. Aber die Arbeit mit Analysanden ist viel komplizierter als jede Theorie über das Seelenleben. Die Modelle von Hartmann, Klein, Kohut und Lacan geben dem Therapeuten eine hilfreiche Orientierung in einem engen Bereich und schaffen notwendig eine Tautologie, weil der Psychoanalytiker diese Modelle als Netz benutzt, um seinen eigenen Schatten zu fangen. Wie aber steht es mit der riesigen Menge unserer Arbeit, die über unser Begriffsvermögen hinausgeht? Ist sie irrelevant, weil wir sie nicht verstehen? Müssen wir nicht bei unserer Arbeit notwendig eine Menge Fehler machen, angefangen damit, daß wir im einen Fall zu langes Schweigen, in einem anderen zu wenig Schweigen zulassen, oder damit, daß wir eine Deutung geben, die im wesentlichen am Kern vorbeigeht, oder eine, die teilweise richtig ist, aber an entscheidenden Stellen falsch? Schließen wir daraus, daß es irgendwo eine Technik gibt, die wir erlernen können, die uns von dieser Neigung zu Irrwegen erlöst?

Das oben Gesagte legt nahe, wir könnten unsere Patienten verstehen. Dem stimme ich nicht zu. Ich glaube, wir können sie nicht „begreifen", weil niemand – auch man selbst nicht – wirklich zu verstehen ist. In einigen wichtigen Punkten wie etwa: eine Vorstellung von der Übertragung einer Person zu gewinnen, bestimmte Symptome zu entschlüsseln, Abwehrhaltungen zu erkennen und ödipale Komplexe zu analysieren, gelangt der Therapeut zu einem wirksamen, wenn auch begrenzten Verständnis seines Patienten. Aber das Unbewußte hört niemals auf zu arbeiten, und das psychische Material, in dem es sich niederschlägt, übersteigt unseren Verständnishorizont bei weitem. Alle Analytiker und alle ihre Patienten müssen sich mit der Beschränktheit der Psychoanalyse abfinden, wenn sie in eine wahrhafte Beziehung zum menschlichen Sein treten wollen.

Natürlich suche ich danach, was in jedem einzelnen Augenblick wahr ist. Ich nehme meine Aufgabe ernst, und ich glaube, daß an den meisten meiner Kommentare etwas Wahres dran ist. Aber ich mißtraue meinem Ehrgeiz. Ich weiß, daß, so wichtig es auch ist, der Wahrheit auf die Spur zu kommen, der Drang den Kern der Sache aufzudecken, für den Analysanden möglicherweise ein schwerwiegender Nachteil sein kann. Es ist nur ein kleiner Schritt von dem irgendwie selbstgerechten Gefühl, nach der Wahrheit zu suchen, und der Tatsache, daß man dem Patienten die eigenen Ansichten (das heißt die eigenen Modelle des Selbst) aufdrängt.

In dieser Hinsicht wird jeder Psychoanalytiker, der im Analytikersessel sitzt, dem Prozeß, den er in Gang setzt, untreu. Seine Ausbildung, seine Beziehung zu seinem eigenen Analytiker und seinen Supervisoren und seine Bewußtseinsmodelle sättigen ihn mit vorgefaßten Meinungen, die sich den Idiosynchromen der freien Selbstbestimmung des Analysanden entgegenstellen. Freuds Erfindung des analytischen Prozesses, ein enormer Fortschritt in der Entwicklung der menschlichen Freiheit, stieß verständlicherweise bei ihm selbst (wie bei jedem von uns) auf Widerstand, denn er hatte das Material vollständig zu organisieren. Wir müssen nicht nur Modelle zur Heilung einsetzen, unsere Patienten erwarten von uns zu Recht folgendes: Ihr Leiden kann nur geheilt werden, wenn wir uns um Organisation bemühen. Aber das Paradox bleibt bestehen: Indem wir unsere Heilmodelle praktisch umsetzen, arbeiten wir unweigerlich gerade dem Prozeß entgegen, der es dem Analysanden ermöglicht, über die vieldeutigen Bewegungen des unbewußten Ausdrucks zu entfliehen.

Natürlich wenden wir unsere Modelle von Bewußtsein und Selbst und den zugehörigen Objekten auf den Patienten an. Wie anders? Wie Pine sagt, ist es für uns unmöglich, unsere Patienten nicht in verschiedene Bezugsrahmen einzuordnen. Kann es dann nicht möglich sein, daß gerade unsere Unkenntnis für den Patienten wie für den Analytiker die Matrix der Freiheit ist? In *Forces of Destiny* behaupte ich, wir bräuchten ein „Unwissen“ über unsere Patienten, wobei ich hinzufügen möchte: Wenn wir uns selbst gegenüber ehrlich sind, dann haben wir keine Wahl; es gibt unzählige Beweise für das Scheitern unseres Wissens, das durch die wachsende Komplexität und dynamische Bedeutung unvermeidlich abgelöst wird, so wie ein Element analysierten Materials seine frühere latente Bedeutung ändert, wenn es mit neuen latenten Gedanken neu investiert wird.

Der Analytiker, der dem Material des Analysanden selektiv seine gedanklich unverarbeiteten Assoziationen hinzufügt, unterstützt die beständige Darstellung der Masse unbewußten Denkens, mit dem wir leben. Aber er erkennt auch unsere Beziehung zum Unbewußten als dem Träger einer Bedeutung an, die sich unserem Verständnis entzieht. Die Irrtümer unserer Assoziationen, die der Analysand korrigiert – oder auch „destruiert", indem er einen anderen Gebrauch davon macht –, assistieren uns bei der gewöhnlichen und notwendigen Dekonstruktion analytischer Gewißheit. Wenn wir unsere Bewußtseinsmodelle auf den Patienten anwenden, was wir unweigerlich tun, dann sollten wir auch gemeinsam bestätigen, daß unsere Autorität zugleich unweigerlich dekonstruiert wird. Darin liegt möglicherweise der Ausgleich zwischen dem notwendigen Ehrgeiz, der unsere Suche nach der Wahrheit legitimiert, und der unbeschreibbaren Bewegung des unbewußten Prozesses, der uns veranlaßt, demokratische Vertreter im Parlament des Bewußtseins zu bleiben, statt Monarchen einer oktroyierten Wahrheit zu sein.

Zweiter Teil

6. Cutting

Montagmorgen in einer offenen psychiatrischen Klinik. Die Therapeuten, der Klinikdirektor und mehrere Schwestern sitzen um einen stattlichen Konferenztisch herum, der seiner Förmlichkeit zum Trotz wie von einem Ausschlag befallen, mit Plastikbechern voll Kaffee übersät ist, mit dessen Hilfe die Analytiker sich dem nächtlichen Schlummer zu entreißen suchen. Eine Oberschwester verliest den wie üblich langatmigen Bericht über die Taten und Untaten der Patienten während des vergangenen Tages und der Nacht: von zutreffenden, mitteilenswert erscheinenden Einsichten bis hin zu Faustkämpfen, von Beschwerden über das Essen bis zu verstohlenen sexuellen Augenblicken; keines der Ereignisse ist frei von dieser Dialektik zwischen Wahrgenommenem und Halluziniertem, die alle Bewohner einer psychiatrischen Klinik immer auf der Kippe hält.

Heute berichtet die Schwester über mehrere Fälle von Cutting. Das Wort allein versetzt unserer Seelenruhe einen Stich. „Wer?", „Wie viele?", „Wie tief?" wollen wir wissen, als noch eine Patientin als jüngster Fall genannt wird. In den vergangenen Monaten haben von unseren fünfzig Patienten sechs angefangen, sich selbst an verschiedenen Körperteilen durch Schnitte zu verletzen, zumeist an Handgelenken und Oberschenkeln. Mit einem einzelnen Cutter schienen wir immer fertig zu werden, jetzt aber kommt eine neue Sorge auf: Die Frauen sind in einen Wettbewerb getreten, stacheln sich gegenseitig an, tiefer zu schneiden und die Wunde auf die gesamte „Körperschaft" zu übertragen, während jeder von uns sich besorgt fragt, ob eine seiner Frauen – ich rede jetzt natürlich von unseren Patientinnen – sich schneiden und unsere Verbindung stigmatisieren wird mit diesem Akt des ... Ja, welchem Akt eigentlich?

„Nun, S schneidet sich eindeutig, weil sie ihre Grenzen testen will. Das ist ein Grenzen-Testen. Wie weit kann sie gehen, bevor wir einschreiten und sagen: ‚Genug. Entweder akzeptieren Sie die Regeln unserer offenen Klinik, die Selbstverletzung verbietet, oder Sie gehen sonstwohin.'" / „S schneidet sich offenbar, weil sie die Frage stellt: ‚Wer soll über meinen Körper, den in Frage stehenden Körper bestimmen? Sie etwa? Wie können Sie es wagen?' Wir sollten sie auffordern, über ihre Gefühle zu sprechen, da sie diesen – ihren – Körper gar nicht mehr unter Kontrolle hat." / „Wir müssen den Analytiker oder S oder beide fragen: ‚Was geht im Augenblick in der Übertragung vor sich, das die Analysandin dazu bringt, ihren Analytiker zu schneiden?" /„Cutting als Befreiung. Die Patientin schneidet sich, um sich von den inneren Inhalten, die sie verfolgen, abzuschneiden; sie läßt sie konkret herausbluten und vereint auf diese Weise das Ich mit dem Über-Ich zu einer Allianz der Lust in Schmerzen."

„S"

„Mein Schneiden ist geheim. Es ist meine Schöpfung in verstohlenen Augenblicken. An einem intimen Ort. Niemand ist da, wenn ich das tue. Ich ritze meine Haut mit einer feinen Rasierklinge. Ich schneide geschickt, so daß niemand die überaus kunstvollen Gebilde dieser verbotenen Kunst sehen kann. Ich plaziere einen Schnitt neben den anderen – jeder einzelne ein Tal von Einschnitten. Ich sage zur Schwester, ‚Ich möchte Ihnen etwas zeigen.' Sie mag mich. Ich spreche mit ihr über Geheimnisse. ‚Ich habe mich geschnitten', und sie nimmt mich mit in ihr Zimmer, wo sie die Inenseite meines Oberschenkels in weichem Licht badet. Sie kann die Schnitte nicht finden. Wo sind sie? *Dort*, und ich nehme ihren Finger und lege ihn auf die Stelle, wo die Schnitte leben. Sie kann sie fühlen, und ich bin erleichtert, daß sie mir glaubt. Sie runzelt die Stirn, belehrt mich wortlos, gibt mir eine wundheilende Creme. Wird sie unser Geheimnis verraten? Hoffentlich nicht.

– Ich höre, A hat sich in den Bauch geschnitten. Quer rüber. Ein tiefer Schnitt. Sie hat während ihrer Analysestunde geblutet, aber Dr. Z wußte nichts davon, denn sie hat den Schnitt mit ihrem schönen schottischen Pullover geschützt, sein dickes Zopfmuster hat das Sakrament aufgesogen. Wenige Augenblicke vor dem Ende der Stunde hob sie dann ihren Pullover hoch, um den Schnitt zu zeigen, und das Gesicht von Dr. Z war blankes Entsetzen. Er schloß die Augen. Leidenschaftliche Schnitte von seiner kleinlichen Sorge zugenäht. A mußte ins Krankenhaus, man nähte sie mit dreißig Stichen quer über den Bauch, aber sie weigert sich zu sagen, warum sie sich schneidet.

– Ich schneide mich gern. Das ist meine persönliche Séance. Wem gehört diese Klinge, die ich benutze? Mit wessen Hand führe ich diese Schnitte aus? Ist das meine Hand? Wer schneidet mich? Ich schneide jetzt so tief, daß es blutet. Es spritzt heraus. Sylvia Plath schnitt sich 1962:

> Wie erregend –
> Statt einer Zwiebel mein Daumen.

Die Kuppe ist ab,
Nur noch eine Art Scharnier
aus Haut ...
(Plath, Cutting)

Was feiere ich, wenn ich mich schneide? Ich liebe es, wie die Zeit läuft, das Intervall zwischen dem Einschnitt und dem Moment, in dem das Blut austritt. Ich warte. Habe ich tief genug geschnitten, damit es blutet? Oder ist es ein Jungfrauenschnitt, keine Menarche hier? Ich muß warten. Ich bin dieses Warten gewöhnt. Mein Schnitt in den Körper hat nicht geblutet, bis ich zwölf war; daher weiß ich sehr gut, was es heißt zu warten, bis es blutet.

– Es kommt hoch und fließt heraus, spritzt über meine Haut. Rein. Kein Abstoßen von Eiern. Keine toten Säuglinge hier. Keine stinkenden Flecken, die meine Beziehung zu diesem anderen Schnitt problematisch machen: Dies hier ist reines Blut.

– Wie tief habe ich geschnitten? Wird es herausfließen und gestillt werden? Wird es gerinnen, sich in kleinen Klumpen des Widerstandes sammeln, um sich selbst zu stoppen? Oder muß ich es stillen? Soll ich es mit reinem Wasser mischen? Nicht diese Mischung aus Blut und Urin, sondern mit reinem Quellwasser? Fließt es noch? Soll ich also meinen Körper, meinen Krankenhauskörper mit seiner neuen Wunde zum Arzt bringen, zur Behandlung? Wird die Mama-Schwester sie überhaupt sehen und mir ihre heilenden weiblichen Cremes geben, oder bin ich zu weit gegangen? Habe ich sie verloren, diese reine Mama, die mich beruhigt hat? Wenn das Blut fließt, werde ich die Mama-Schwester verlieren und sie gegen eine neue Welt eintauschen müssen, den Ort von Dr. Z, der die Stirn runzelt und seine empfindungslosen Finger an die Wunde legt. Werde ich genäht werden, zusammengenäht?

– Scheiß drauf. Es ist ganz schön, das. Eine betäubende Spritze, kein Schmerz und flinke, geschickte Finger, die das wieder zusammennähen. Dann wieder zurück zur Mama-Schwester, die die Fäden zieht, wie die kleinen Baumwollfäden einer Puppenwelt, und dann die sanften Blicke und die weibliche Freundlichkeit.

– Nicht der Ausdruck der Furcht im Gesicht des Mannes. Ich habe das noch nicht getan, aber A hat es Dr. Z gegenüber getan mit diesem wunderbaren großen Schnitt quer über ihren Bauch. ‚Schau her, du Bergmann des Unbewußten, mach deine Augen auf und schau dir diesen furchterregenden Schnitt, diese Fotze, diese Spalte an, ohne daß Schamhaar deinen Blick vor diesem

Objekt bewahrt: ein Loch, das blutet und blutet und blutet. Schau es dir an, du Feigling!‘ Ich bin noch nicht so weit. L hat sich in den linken Oberarm geschnitten, gleich unter der Schulter, an einer ganz besonders geheimen Stelle, und das Blut floß ihr den Arm hinunter, tropfte von ihrem Finger in die Schale mit Haferflocken, mischte sich mit Milch und Cornflakes. Sie rührte und rührte. Was für ein Schock! Wer konnte es wagen, da zuzuschauen! Das genügte, um eine schaudernde Stille im Frühstücksraum entstehen zu lassen. Eine Mama-Schwester führte sie von der Milchschale weg, aber die Männer – ha! – die konnten sich nicht rühren. Sie können dieses Blut nicht ertragen, sie können nicht damit umgehen, mit unserem Schnitt, unserer Spalte, die auf unserem Körper wandert und sich neue geheime Stellen sucht.

– Ach, all die Zeiten, in denen ich mir meine Fotze angesehen habe. Ich war rein und schlicht, ein Mädchen, ich hatte keine Probleme, und meine schönen schwarzen Haare – seine schüchternen Locken versteckten mein Pfund verschwundenes Fleisch, wuchsen und wuchsen, und selbst meine erste Blutung war keine so große Sache. Vielleicht mache ich mich lächerlich. Ich mußte mich dort sehen, aber ich konnte es nicht. Ein Mann hat keine Probleme, seinen Schwanz zu erkunden. Er kann jederzeit an sich runterschauen und da ist er. Ich kann das nicht. Ich hab's versucht, in vielen, vielen Positionen. Ich konnte gerade mal eben die Vulva sehen, aber mich nicht schön lange und entspannt betrachten. Es tat mir immer irgendwo weh im Körper, wenn ich versuchte, mich anzuschauen. Ich bräuchte einen langen, langen, entspannten Blick darauf.

– Also holte ich mir einen kleinen Handspiegel von meiner Mutter aus dem Bad. Ich lag ausgestreckt auf dem Bett, von hinten mit Kissen gestützt und spreizte die Beine. Da war es. Der berühmte französische Psychoanalytiker Jacques Lacan hat einen Aufsatz über das Spiegelstadium geschrieben. Er sagt, der Säugling sehe in den Spiegel und erblicke ein Bild reiner körperlicher Organisation, ein Ganzes, das ihn im Bild zur Einheit macht und ihn von seinem inneren Verständnis, er bestehe aus Teilen, trennt. Was sagt er über dieses geheime Spiegelstadium, wenn ich meinen Schnitt, meine Fotze betrachte und finde eine Lücke, ein Loch, eine Wunde, ein …? Ist das nicht die Wiederkehr des *corps morcelé*, des zerstückelten Körpers? Ist das das Bild der Einheit? Wo finde ich in den Ikonen meiner Zivilisation Wiedergaben eines solchen Loches, einer solchen Beleidigung? Griechische und römische Männer bevölkern immer noch die Museen unserer Welt mit repräsentativer Arroganz und protzen mit ihrem Penis, wo aber ist unsere Vagina?

– Vielleicht in den Ellipsen, den Lücken in unserem Bewußtsein. Die Löcher im Geist stellen sich nicht dar. In den geschlossenen Augenlidern der Ärzte, wenn wir unsere Wunden aufblitzen lassen. Die Fotze ist die negative Halluzination einer ganzen Zivilisation. Oder etwa nicht?

– Meine Schnitte sind nicht das Wahre, stimmt's? Meistens ritze ich nur die Oberfläche. Manchmal kommt Blut, dann tue ich so, als wäre ich überrascht: Oh! Blut. Aber ich paß' schon auf. Meine Schnitte schockieren den Analytiker. Ich lasse meine blutende Wunde aufblitzen und zwinge ihn, seine Augen zu schließen, aber dieses Loch ist nur eine Sackgasse, sie hat keinen Innenraum, keine komplizierten Faltungen von Hautschichten, die sich den Weg in mein Inneres bahnen. Ich konfrontiere die Ärzte mit einem medizinischen Modell meiner Fotze, einer geschnittenen Version ohne Zugang zum Körperinneren, bloß eine oberflächliche Wiedergabe des diagnostisch Vertrauten.

– Würde mein Arzt mich kennen, würde er wissen, wann ich Lust habe, mich zu schneiden. Er würde es wissen, bevor ich mich zum Bluten bringe. Wenn ich meine Periode bekomme, so ein, zwei Tage bevor sie anfängt, passiert es, da verändere ich mich. Jede verändert sich anders. Wir fühlen uns mit uns uneins, lassen uns von kleinen Dingen irritieren, und ich schneide mich von meinen Freunden ab, denn ich will keine Last sein. Ich bekomme ein unangenehmes Völlegefühl, fühle mich wie ein Behältnis, das bis zum Rande gefüllt ist und fast die Haut sprengt. Meine Brüste sind empfindlich. Schmerz. Es *ist* Schmerz. Jeden Scheißmonat. Und meine engeren Freunde, ein oder zwei, die *wissen* das. Ich brauche es ihnen nicht einmal zu sagen. ‚Ist es wieder soweit, was?' oder ‚Wieder diese verfluchte Zeit?', und ich nicke, immer ist es so, wenn ich anfange, mich zu verändern. Aber mein Arzt, der ist ein Ignorant. Der weiß gar nichts. Nicht ein einziges Mal hat er mich gefragt, ob ich Einlagen trage. Manchmal schnuppert er, also hat er mich vielleicht gerochen, aber das ist viel zu spät. Er sagt nie etwas. Und die glauben, sie seien so klug, diese Ärzte. Sie schreiben über seelische Schmerzen, aber sie erkennen sie nicht, wenn sie vor ihnen sitzen! Alles zu spät. Da sitze ich miesepetrig, gemein, von Schmerz gequält, und er sagt nichts oder weiß nichts, ich glaube noch nicht einmal, daß er weiß, wenn ich gerade blute. Warum sollte ich das dem Ignoranten auch sagen? Ich bringe meine Handtasche voller Tampax mit, stelle sie ihm vor die Nase, jeden Monat ein paar Tage lang. Wird er was sagen? Ich lasse ihn warten und gehe auf die Toilette, bloß um ihm einen Hinweis zu geben, aber er merkt nichts.

– Er kennt mich nicht. Er weiß nichts von den Zeichen meines Schmerzes, deshalb genieße ich es, ihn mit meinen Sackgassen zu erschrecken, meinen kleinen Fotzen, die er sehr, sehr ernst nimmt. Sie sind wahre Zeichen des Schmerzes. Unbestreitbare Zeichen. Inschriften. Texte auf meinem ganzen Körper. Er liest und liest diese kleinen Spalten mit dem ganzen Ernst eines Anthropologen, dessen einzige Feldforschung unter Eingeborenen in der Bibliothek stattfindet. Es macht mir Spaß zu lachen, wenn er meine kleinen Spalten so ernst nimmt. Ihm dreht sich der Magen um. Ich kann sehen, wie er sich Sorgen macht, seine *Unsicherheit*. Er ist sich seiner selbst nicht mehr so sicher. Vielleicht schaffe ich einmal einen richtig tiefen Schnitt. Vielleicht gehe ich in ein Motel, schneide mir die Pulsadern auf, lege mich ins warme Badewasser, nehme ein paar Xanex und schlafe ein.

– Auf diese Weise versetze ich ihm einem Stich. Das hat er auch gesagt. Sei's drum. Das genau will ich ja. Ich will, daß mein Schnitt ihn trifft: ‚Oh, Dr. Y', fragen ihn dann seine Kollegen, ‚wie geht es S?' Er ist der Arzt, dessen Patientin sich schneidet. Der Arzt, den man mit den Schnitten und Fotzen in Verbindung bringt, der Arzt, der nicht besonders viel weiß, der nicht weiß, wann es zu bluten anfängt. Soll er doch ein Scheißkerl sein. Ein kleiner Scheißkerl. Ich blute: Er blutet. Ich blute stark: Er blutet stark. Schneide ich oberflächlich: Atmet er unsichtbar erleichtert auf. Soll er doch eine verdammte Fotze sein. Soll ich ihn alle achtundzwanzig Tage bluten lassen? Soll ich alle achtundzwanzig Tage launisch und schweigsam und geheimnisvoll sein und zusehen, wie er sich in eine Fotze verwandelt: aufgeschlitzt vor Angst? Soll ich ihn fragen, ob alles in Ordung ist? Wie wär's mit: ‚Sie sehen heute nicht so gut aus, Herr Dr. Y. Sie sind blaß. Das Blut ist aus Ihrem Gesicht gewichen.' Soll ich das tun? ‚Das scheint Ihnen monatlich zu geschehen, Herr Dr. Y? Was haben Sie? Sie würden das projektive Identifikation nennen, nicht wahr? Ich erschrecke Sie zu Tode, ungefähr alle achtundzwanzig Tage, weil Sie dann glauben, ich würde mich umbringen, und dabei haben Sie an meiner Stelle diese monatliche Periode. Armer Mann. Soll ich ihm das sagen?

– Nein. Für mich hat er kein Inneres. Es gibt keine Stelle, an der ich in ihn hineinschauen könnte. Er ist nur diese phallische Äußerlichkeit, dieser Komposthaufen der Entblößung, diese verkörperte Ärztlichkeit; warum sollte er also in mich hineinschauen? Warum sollte ich mich ihm öffnen? Er ist sowieso ignorant. Diese kleinen Spalten, diese falschen Einschnitte, falschen Schmerzen sind für ihn und seine falschen Heilmittel.

– Wir Frauen im Krankenhaus sollten uns verbünden. Wir haben ihnen Angst gemacht. Binnen einer Woche mußten eine, zwei, drei von uns zum

Genähtwerden ins Krankenhaus! Man sagt, das sei ein Rekord. Ein Strom von Blut von diesem falschen Krankenhaus hin zu dem wahren Ort, wo sie den Schmerz zusammennähen. Wir hatten eine Riesenchance, uns zu verbünden; wir taten das auch, bis R, diese blöde, ehrgeizige Schlampe anfing, sich zu schneiden. Mit großer Geste, versteht sich. Ganz offen. Ohne jede Kunst. Sie trat einfach in den Aufenthaltsraum mit einem Schnitt, der von der Schulter bis zum Handgelenk reichte, und überließ sich dem freundlichen Dr. P, wie die schöne Hysterikerin an der Salpêtrière in Paris, dem Krankenhaus für impotente Psychiater, in Charcots Arme flog. Sie brachte uns gegeneinander auf. Ein Krieg der Fotzen. Wer hat die verborgenste Spalte? Wer die größte? Breiteste? Längste? Attraktivste? Abstoßendste? Ach, jetzt ist alles verloren, jetzt sind wir alle Geiseln unseres albernen Wettbewerbs um diese Männer, alle außer A, die in ihren marmornen Leib mit der Sicherheit eines Toskaners schneidet: Ihr Felsblock sollte geschnitten werden, und sie führte die Klinge wie der Bildhauer den Meißel.“

7. Cruising in der Arena der Homosexuellen

Bruce, ein ernsthafter und nachdenklicher Mann Anfang dreißig, liegt auf der Couch, zuckt vor erotisierter Abscheu vor sich selbst, als er mir erzählt, er wisse noch nicht, ob er heute nachmittag der Versuchung widerstehen könne, in die Sauna zu gehen. Er weiß sehr gut, wie es dort ist. Sobald er das Gebäude betritt, spürt er, wie ihn eine betäubende Spannung packt. Im Umkleideraum blickt er verstohlen und trotzdem vielsagend auf die etwa fünfzehn Männer in verschiedenen Stadien ihres Kleiderwechsels: manche gehen, manche kommen. Sobald er drinnen ist, sucht er sich einen Platz im Dampfbad, hoffentlich einen guten Platz, wo man ihn in der von ihm bevorzugten Pose sehen kann, mit einem lose über die Genitalien drapierten Handtuch. Wird jemand aus dem Nebel auftauchen und ihn genauer in Augenschein nehmen? Wird das der Richtige sein? Wird er wissen, daß Bruce es nicht mag, den anderen zu blasen oder penetriert zu werden, zumindest nicht dort? Daß ihm ein sanftes Masturbieren unter dem Handtuch genügt, während er gestreichelt, vielleicht auch mit verliebten Augen angesehen wird? Wenige scheinen das zu wissen. Er muß so viele Möchtegern-Freier zurückweisen, und gewöhnlich verläßt er den Schauplatz mit einem tiefen Gefühl der Einsamkeit, voller Abscheu gegen sich selbst und beschmutzt von den zurückbleibenden Bildern, von Schwänzen, Hintern, glatten Brustkörben, haarigen Armen, Ballettbeinen oder irgendwelchen anderen Teilen in diesem Body Shop.

Soll er also in die Sauna gehen, oder kann er bis zum Abend warten, um dann eine ganz bestimmte Disko aufzusuchen? Dort, da ist er sicher, wird er einen passenderen Liebhaber finden. Dort sind die Männer lebendiger, tanzen zum hämmernden Rhythmus der Musik, werden vom glitzernden, stroboskopischen Licht gestreift; dort verwirklichen sich Leidenschaften in schweißbedeckten Körpern, die im nächtlichen Licht glänzen und einen verstärkenden Hintergrund bilden für die pulsierenden Augen mit ihren schnell die Seele reizenden Blicken, die zwischen den Tanzenden aufblitzen. Jetzt? Wollen wir jetzt mal eben zum Lokus und dann rasch eins, zwei? Mit dir? Bist du der Richtige dafür?

Jedesmal, wenn Bruce „draußen" ist, ohne eine feste Beziehung, gibt er sich ein paar Wochen lang den Verlockungen der Disko hin, dann wechseln seine Liebhaber jede Nacht, verwandeln sie sich vor seinen Augen aus wunderbaren erwartungsvollen Objekten in verbrauchte Fremde, die schon Sekunden nach dem Orgasmus verschwinden.

Bruce' immer wiederkehrende Berichte über diese besondere Szenerie des Schwulenlebens füllten viele seiner Analysestunden. Sie war ein Kennzeichen seiner Existenz. Das gab mir Gelegenheit, diese Szene unter vielen verschiedenen Gesichtspunkten zu betrachten. Ich glaube jetzt, daß bestimmte Schauplätze des Schwulenlebens, nämlich solche, die unpersönlichen sexuellen Begegnungen mit Fremden gewidmet sind, zuweilen erheblich zum unbewußten geistigen Schmerz bestimmter männlicher Homosexueller beitragen. Zweifellos sind die Phantasien von Homosexuellen im einzelnen ebenso verschiedenartig wie die erotischen Interessen Heterosexueller. Eine Schwulenbar unterscheidet sich äußerlich nicht von einem entsprechenden heterosexuellen Kontaktlokal. Heterosexuelle sind gewiß ebenso an der Erotik von Körperteilen interessiert; auch sie üben sich in Täuschungsmanövern sich selbst und dem anderen gegenüber und tarnen ihr Interesse am Orgasmus mit einem anderen, das so rasch in die Flucht vor dem dafür benutzten Objekt münden kann. Das homosexuelle Leben unterscheidet sich nicht grundsätzlich vom heterosexuellen Leben; ich werde weiter unten zeigen, wie gerade das Leid der Entpersönlichung, unter der manche homosexuelle Männer (besonders die Cruiser) leiden, auch in der heterosexuellen Gesellschaft vorkommt und zum Teil von ihr verstärkt wird. Tatsächlich könnte sich dieses Kapitel ebensogut mit einem anderen mentalen Leiden befassen, würde ich mich hier auf den heterosexuellen Junggesellen und sein zeitweiliges Eintauchen in flüchtige Beziehungen konzentrieren oder würde ich die Psychodynamik einer Beziehung untersuchen.

Aber es wäre falsch zu behaupten, die Schwulendisko, der Schauplatz homosexueller Promiskuität, unterschiede sich in nichts von der Bar für alleinstehende Heterosexuelle. Beide mögen manches gemeinsam haben, aber es gibt zwischen ihnen auch wichtige und grundlegende Unterschiede, die es uns, meine ich, ermöglichen, den seelischen Schmerz mancher homosexueller Männer besser zu verstehen. Bei der Untersuchung dieser traumatischen „Szene" habe ich meine eigenen therapeutischen Erkenntnisse durch die Lektüre von Romanen und Tagebüchern homosexueller Autoren ergänzt. Ich dachte mir, daß manche dieser Schriftsteller wahrscheinlich die Szene der Schwulendisko beschreiben würden, daß sie ihre Erfahrung, wie es ist, dort beobachtender Teilnehmer zu sein, untersuchen und zweifellos auch die Psychologie des Aktes selbst reflektieren würden. Ich hatte mich nicht geirrt. In der Tat bin ich einer Gruppe von Schriftstellern zu besonderem Dank verpflichtet, deren außerordentlich gründliche

Selbstprüfung und deren tiefes Selbstverständnis von ihrer bemerkenswert starken Bewußtheit zeugen. Ich glaube, ich habe aus ihrer Literatur mehr gelernt als aus psychoanalytischen Arbeiten über sie. Ihre Werke – von James Baldwins bewegendem Roman *Giovannis Zimmer* bis zu Alan Hollinghursts neuerem Erstling *Die Schwimmbadbibliothek* – beleuchten literarisch und psychologisch, was es heißen kann, homosexuell zu sein, sie sind eine literarische Erkundung des Selbst, die ohne Frage auch therapeutische Ziele hat.

Obwohl Homosexuelle unter einer Stigmatisierung leiden, die dann zum Tragen kommt, wenn Leute aus der Geschlossenheit ihrer Innenwelt heraustreten, sich „outen" und ihre erotischen Phantasien offen zugeben, hat ihr kollektives Nachdenken über das Wesen ihres erotischen Lebens auch Vorteile, und sie wissen diesbezüglich weit mehr über sich als andere sexuelle Gruppen, die „normalen Heterosexuellen" mit eingeschlossen.

Der Akt auf der Bühne

Schauplatz der Schwulenpromiskuität ist gewöhnlich die Bar, die Disko oder Sauna, es kann aber auch ein Park oder eine öffentlichen Toilette sein. Jonny Rio, der promiskuitive Held aus John Rechys Roman *Nummern* wandert von den dunkeln Kinos in die Parks von Los Angeles: Hier ist „eine Art Pantomimik im Gange, eine Art gefrorener Traum, der Schattenspielen gleicht" (Rechy, S. 109), überlegt er sich, als er zwischen anderen Spannern im Park umherstreicht. Baldwin beschreibt eine Szene, bei der eine der Romangestalten „bewirkte, daß aus den Leuten an der Theke gewissermaßen Mitglieder einer Truppe wurden, die sich nun anschickten, ihre Rollen in einem Theaterstück zu spielen, das ihnen gut bekannt war." (*Giovannis Zimmer*, S. 47). Was macht den Reiz dieses schrecklichen Ortes aus? Gewiß nicht die gespannte, sich steigernde Erotik wechselseitiger Beziehungen; viel häufiger ist dies ein Theater von Fremden. „Ich habe nie einen anderen Mann begehrt – mich erregt nur, was ein anderer Mann mit mir tut", sagt Johnny Rio (Rechy, S. 47). Ist die Diskoszene der Ort der Handlung, der Ort des Aktes, wo das, was ein Mann (sich und anderen und für andere) tut, besonders erregend ist?

Wir wissen, daß ein bestimmter Ort augenscheinlich erregend sein kann, aber ebenso wissen wir, wie so viele homosexuelle Schriftsteller betonen, daß dies auch der Ort „eines mörderischen Konflikts zwischen [einem] verlangenden Körper und [einem] erlahmten Geist" ist (Rechy, *Nummern*, S. 81). Warum sind solche Bekanntschaften schändlich? – fragt jemand in *Giovannis Zimmer* einen anderen. „Weil die Zuneigung fehlt, die Freude. Es ist, als ob man einen elektrischen Stecker in eine stromlose Steckdose preßt. Berührung, aber kein Kontakt.“ (Baldwin, S. 50) Vielleicht ist gerade das der Ort, um solche Leblosigkeit vorzuführen, die sich maskenhaft und dekorativ in ihr krankhaftes Gegenteil verkehrt, eine widerliche Karikatur des Lebens und der Freude: Die Szene der „gays“, der Schwulen, ein Ort, um die schreckliche Einsamkeit zu verbergen. Wie Johnny Rio sagt: „Es ist also ein Spiel – aber ein Spiel, das man nicht gewinnen kann, weil es endlos ist. Nur D kann gewinnen – das Spiel selbst. Und der Park.“ (*Nummern*, S. 212 f.) Der Park, das ist der spezielle Ort, den Johnny Rio bewohnt. Später sagt Johnny, er wolle nur „Leute, die eine Identität besitzen, Männer oder Frauen, Leute, die ich kenne [...], nicht einfach ‚Nummern‘ [...] Der Park war alles [...] Man verliert die Kontrolle über sich und sein Selbst.“ *(Nummern*, S. 263) Warum ist dieser Akt so unwiderstehlich? Warum ist er ein so entscheidender symbolischer Ort in der Welt der Schwulen?

Das Es

Die Cruiser-Szene, die ebensosehr der Ort für die wütende Lustabfuhr ist – („Offenbar ist es bei ihm gekommen, denn er zieht seinen Mund weg, steht auf und – spuckt verächtlich aus.“ *Nummern*, S. 115) – wie für orgasmische Intimität, verfolgt die promiskuitiven Homosexuellen, die dorthin gehen müssen. Als Bruce mir über seine Erfahrungen in der Disko erzählte, wurde bald klar, daß an diesem Ort seine Identität aufgehoben war, ebenso wie auch die Identität derer, die wie er an dem Akt teilnahmen. Dies schien der Ort für eine unpersönliche dritte Person Singular zu sein, für ein sexuelles Übergangs-Selbst oder ein „Es“. Manchen homosexuellen Schriftstellern ist es gelungen, dieses undeterminierte Objekt, das aus dem Ort der Begierde erwächst, zu fassen.

Die Hauptfigur in Baldwins Roman *Giovannis Zimmer* erlebt, wie eine Person aus der Szenerie hervortritt:

> Nun kam jemand aus dem Halbdunkel auf mich zu, ein Geschöpf, wie ich es nie zuvor gesehen hatte. Es glich einer Mumie oder einem Zombi, einem aus dem Grabe Zurückgeholten – so jedenfalls war der erste überwältigende Eindruck. Und es bewegte sich wie ein Schlafwandler oder

> wie jene Figuren, die man mitunter im Zeitlupentempo über die Kinoleinwand gleiten sieht. Es hielt ein Glas in der Hand, es ging auf Zehenspitzen [...]. (Baldwin, S. 36)

Jemand tritt aus dem Schatten und nimmt Gestalt an:

> Er sitzt noch keine fünf Minuten, als ein Schatten aus der Dunkelheit schmilzt, entlang den Sitzen seiner Reihe huscht und sich dann, nur einen Sitz entfernt von ihm, zu einem männlichen Wesen materialisiert. (Rechy, *Nummern*, S. 84)

Oder eine Person auf der Bildfläche ist reine Form:

> Ich war noch warm von den Übungen und duschte mit nahezu kaltem Wasser, wobei ich die seltsame Vielfalt der Körperformen beobachtete, die einen zögernden Rückzug in die saubere, bekleidete Welt antraten. (Hollinghurst, *Die Schwimmbadbibliothek*, S. 51)

Ein anderer Mann scheint die Fremdheit selbst zu verkörpern:

> Währenddessen war die Person zur Tür hereingekommen, die mich, ohne daß ich wußte, warum, mehr als irgendein Stammgast hier faszinierte: Sutherland. (Holleran, *Tänzer der Nacht*, S. 38)

Der Schauplatz dieses Aktes kann eine Welt vollkommener Unpersönlichkeit sein, einer erotisierten Entfremdung, in der gerade die Nicht-Identität des Fremden die Quelle der Erregung ist, so wie im Falle des Cruisers, dessen Angst alle Anzeichen seines suspendierten Selbst trägt. Manchmal scheint das ein Treffpunkt für Begegnungen von Es zu Es zu sein, ein Rendezvous personifizierter sexueller Begierden, das ironischerweise Freuds Theorie der triebhaften Objektbeziehungen ähnelt. Das Objekt wird offenbar heraufbeschworen, um den Organismus von seiner Erregung zu befreien. Wie ein Meister der Triebe jagt der Cruiser nach seinen Objekten, durchstreift er die Objektwelt auf der Suche nach dem geeignetsten Gegenstand, um die Energie seiner Triebe zu entladen. Zugleich weiß er, daß auch er als Entladungsobjekt fungiert, und in der gespannten Erwartung, gesehen zu werden, kündigt sich bereits der Orgasmus an, der die Beziehung wieder aufheben wird.

„Alles konzentriert sich nur darauf, wie man die größte Lust erzielt", ruft ein Mann in Rechys *Nummern* aus. „Anstatt Seele und Herz zu befriedigen, geilt man den Penis auf!" (Rechy, S. 114) Die dauernde Beschäftigung mit dem Penis objektiviert, daß es keine Beziehung gibt, daß sie vom Es-Objekt ersetzt worden ist, sie nimmt die Lust des Ichs ein: „[...] seine Augen auf Peters Unterleib fixiert, um zu sehen, ob dort irgendwelche verräterischen Zeichen der Erregung zu finden seien, aber er sah nichts" (Merrick, *One for the Gods*, S. 35). Der Penis wird zum Signal für die Intention, die Absicht eines jeden Subjekts angesichts eines jeden Objekts. „Mein Lieber, ganze *Leben* sind schon auf der Jagd nach Schwänzen vergeudet worden", seufzt ein Mann in *Tänzer der Nacht* (S. 41) und faßt auf diese Weise treffend zusammen, welcher Lebensverlust sich aus dieser Besessenheit ergeben kann.

Umgekehrt gilt aber auch, wenn der Akt das Subjekt auslöscht und dominiert, dann ist eines der Ziele – ein Liebesobjekt zu finden –, ein Versuch aus der Asche der „Es-zu-Es"-Auslöschung wieder zur Liebe, zu einem wechselseitigen Sich-Kennenlernen und zu einer eigenen Identität aufzusteigen. Merrick sagt ganz richtig:

> Kein Wunder, daß er an späten Sommerabenden an diese gespenstischen Orte wanderte: Er erwartete, wiedergeboren zu werden. Er war aus seinem früheren Leben verschwunden, hatte sein früheres Leben mit den Anzügen abgelegt, die er in einem Keller in Washington zurückgelassen hatte, er war ein Geist, der eigentlich darauf wartete, über die Liebe zum Leben zu erwachen. Er verliebte sich in Leute, ohne zu wissen, wie er sie kennenlernen konnte. (Merrick, S. 73)

Aus dieser Sicht ist der Schwulentreff für manche Homosexuellen, wie Rechy sagt, eine „Arena", in der sich die abgetöteten Selbste versammeln, um in der Erotik ihre Errettung aus dem Elend zu suchen. Doch die Arena selbst funktioniert wie ein unheimliches Theater, in dem manche Akteure auf ihrer Suche nach Liebe zwanghaft Tod und Vernichtung inszenieren.

Ein gänzlich anderes Bewußtsein herrscht bei Männern, die sich von solchen Begegnungsstätten nicht betäubt fühlen, eine Sicht, die ich hier nur kurz erwähnen will, weil sie nicht in meine Untersuchung der Arena als abtötender Raum paßt. Mike, ein homosexueller Patient, ist ein Einzelgänger, der als Kind nie ein Körpergefühl entwickelte, sondern sich von der Forderung seiner Mutter, ihr Engel zu sein, wie von der Gleichgültigkeit des Vaters marginalisiert fühlte, was das Kind als Sohn seines Vaters in eine schizoide Rolle drängte. Noch bis gegen Ende zwanzig befriedigte er seine erotischen Bedürfnisse durch Masturbation und hielt sich in seiner Wohnung auf, fernab von jeglichen Kontakten zu anderen. Als er Ende zwanzig war, besuchte er eine Disko, wo er für einige Minuten „Sex hatte". Er empfand eine große persönliche Erleichterung, die in gewisser Weise Teil der Erotik dieser Situation war. Hier, so stellte er sich vor, waren Leute, die sich wie er in ihrer Sexualität unsicher fühlten, die sich körperlos vorkamen und die immer irgendwie Außenseiter gewesen waren. Für Mike war die Arena ein geheimes Rendezvous mit Gleichgesinnten, die, obgleich immer namenlos und unbekannt, dennoch heimlich Beteiligte an einer gemeinsamen Vergangenheit waren. Für Mike war die Arena ein Ort der Beruhigung, den er von Zeit zu Zeit aufsuchte, um eine sexuelle, körperliche und „persönliche" Begegnung mit einem anderen zu haben, auch wenn die persönliche Dimension sich auf vorhersehbare Weise nach festgelegtem Ritual entfaltete.

Ich behaupte nicht, daß Menschen wie Mike nicht spüren, wie in der Arena die Person ausgelöscht ist – ich bin sicher, daß ihm manches von dem dort herrschenden Geist zu schaffen macht –, aber ich glaube, es ist wichtig festzuhalten, daß für einen nicht geringen Teil der Homosexuellen die Arena zweifellos wichtige sexuelle Bedürfnisse erfüllt und einiges Bedeutsame zu ihrer Verkörperung beiträgt.

Im Inneren der Mutter

Wie viele Psychoanalytiker, die die Kindheitsberichte ihrer homosexuellen Patienten hören, bin ich verblüfft, wie erschütternd gleichbleibend die Beschäftigung mit der Mutter ist, die gewöhnlich als mitfühlend und einbeziehend, als stark persuasiv und persönlich absorbierend gesehen wird. Was aber soll man daraus machen? Manche Patienten beschreiben die Persönlichkeit ihrer Mutter so detailliert, daß man am Ende überzeugt ist, sie sei tatsächlich eine dominierende Gestalt, die dem Kind die eigene Persönlichkeit zudiktiert hat. Doch die Mütter anderer Homosexueller wirken ganz anders: Sie sind Objekte der Beschäftigung, weil sie einen verläßlichen Schutz vor der sonst so furchterregenden Welt zu bieten scheinen und zudem oft die Liebe und Zuneigung geben, die von einem räumlich oder emotional entfernten Vater nicht zu bekommen ist.

Das Dilemma bezüglich eines analytischen Verständnisses der mütterlichen Beiträge zur Homosexualität wird noch durch den Umstand verschärft, daß in der analytischen Praxis nur homosexuelle Männer auftauchen, die leiden – ein inadäquater Maßstab für die Gesamtheit der Homosexuellen. In meiner Untersuchung des promiskuitiven Cruisers muß ich mich daher auf das beschränken, was ich aus Berichten der homosexuellen Männer weiß, die eine Psychotherapie oder Psychoanalyse in Anspruch genommen haben, ferner aus den Werken homosexueller Romanschriftsteller und Essayisten sowie aus der psychoanalytischen Literatur. Jeder Versuch, eine umfassende Theorie der Homosexualität aufzustellen, ließe sich ohnehin nur mit erheblichen Verzerrungen hinsichtlich der besonderen und wichtigen Unterschiede zwischen den homosexuellen Männern verwirklichen, ein Akt, der im Extrem so etwas wie ein „intellektueller Völkermord" (siehe 10. Kapitel) sein könnte.

Ich gehe deshalb davon aus, daß es für die Beziehung des homosexuellen Knaben zu seiner Mutter ebenso viele bestimmende Faktoren gibt wie für die des heterosexuellen Kindes. Manche Mütter nehmen vielleicht im Bewußtsein ihres Kindes einen mächtigen Platz ein, weil sie mächtig waren. Andere nehmen einen mächtigen Platz ein, weil das Kind sie mächtig machte, um Teile seines Selbst auf sie projizieren und dort sicher verwahren zu können; oder um Zuflucht vor einem abwesenden und kalten Vater zu suchen; oder um ein ideales Selbst in einem idealen Anderen zu deponieren, während der Vater ein schlechtes Selbst in einem negativen Anderen unterhält. Oder, oder, oder. Wahrscheinlich gibt es zahllose Gründe.

Bruce dagegen war sicher, daß er als Kind von seiner Mutter in deren innerer Welt gefangengehalten wurde. Sie widmete sich ihm ganz, hatte ein obsessives Vergnügen daran, ihn in Mädchenkleider zu stecken, ihn auf lange exhibitionistische Spaziergängen mitzunehmen, um den Sohn Nachbarn, Geschäftsleuten und Freunden vorzuführen, und sie spielte ihre eigenen idiosynkratischen Phantasiespiele mit ihm. Es war ein bezauberndes Theater ganz nach ihrer Lust und Laune. Eine solche Existenz innerhalb der Innenwelt der Mutter, als ihr Objekt, ist gelegentlich in der homosexuellen Literatur dargestellt worden, und zwar, wie ich meine, gewöhnlich in bezug auf die Atmosphäre der Arena: Sie vermittelt das Gefühl, sich im Traum eines anderen zu befinden:

> Johnny erhebt sich wie betäubt – entsetzt über das, was er getan hat –, als wenn er eine Rolle im Traum eines anderen gespielt hätte, in dem Alptraum eines anderen. (Rechy, *Nummern*, S. 286)

> Auch wenn es ihm, solange es andauerte, wie ein endloser Alptraum erschien, begriff er, daß dieses Ereignis nicht länger als fünf Minuten gedauert hatte. (Merrick, *One for the Gods*, S. 48)

> All dies geschah in einem Zustand, der zugleich tranceartig und klar bewußt war; als ob ein anderes Wesen für eine bestimmte Zeit die Hülle, aus der Malone bestand, besetzt hätte. Als er nach Hause kam und aus seiner Trance aufwachte – wie ein Mann, der gerade jemanden umgebracht hat, in seine Wohnung zurückkehrt und sich zu einem Teller Suppe hinsetzt –, nahm Malone eine stundenlange Dusche und wusch sich den Mund mit Seife aus. (Holleran, *Tänzer der Nacht*, S. 68 f.)

Bruce' Besuche in der Sauna oder der Disko hatten etwas Tranceartiges. Kann es sein, daß sich bei manchem Homosexuellen in der Arena die Erfahrung wiederholt, die dieser hatte, als er sich von seiner Mutter in ihrer eigenen Phantasiewelt als ein „Es" benutzt und daher ausgelöscht fühlte, und das, obwohl er ihr diese Autorität durch seine projektive Identifikation von Anfang an zuerkannt hatte? Es kann sich um eine offene und schwerwiegende Auslöschung handeln wie zum Beispiel, wenn eine Mutter ihren Sohn als Mädchen kleidet; oder es kann ein periodisch auftretender Mißbrauch des Kindes sein, der aber für dieses eine nicht minder eindeutige Selbsterfahrung ist, denn es weiß nicht, wer es für die Mutter ist, und weiß folglich auch nicht mehr, wer seine Mutter ist. Sie wird zu einer vertrauten Fremden. Vielleicht repräsentiert dieser Homosexuelle in der Arena seine Mutter, wenn er einen Fremden für seine Es-zu-Es-Erotik sucht.

Regression zum einfachen Selbst in der Erfahrung der Arena ist eine besondere Art von Komplexitätsverlust, denn da der Cruiser spürt, daß er sich innerhalb einer Objektwelt befindet, die ihn absorbiert, ist sein Verlust an Reflexivität im Grunde nur eine rituelle Erfahrung. Es gibt für ihn keine wahre Hingabe, er wird seine eigene Welt nicht mit Teilen seines Selbst ausstatten, weil er bereits wahrgenommen hat, daß die Welt zu erpicht darauf ist, das Subjekt nach ihren eigenen Vorstellungen zu verändern. Daher sind Cruiser, die sich scheinbar ihrem einfachen Selbst überlassen, in Wahrheit außergewöhnlich ihrer selbst bewußt und wachsam und schaffen eine Art perspiratorischen Sex.

So ist es vielleicht nicht überraschend, daß der Cruiser immer fast in Panik ist, wenn er die Arena betritt:

> Er hat den verkehrten Weg eingeschlagen, tiefer ins Dickicht hinein, und darum überfällt Johnny ein Gefühl der Angst, panischer Angst, völlig unbegründet natürlich, er könne sich im Park verlaufen, als müsse er ewig darin bleiben, immer unterwegs. (Rechy, *Nummern*, S. 133)

> Denn das ist die seltsame Eigenschaft einer Diskothek, in die du schon lange gehst: Inmitten der ganzen Lichteffekte, der Musik, der Körper, des Tanzens, der Drogen, bleibst du völlig ruhig, und obwohl du die Tanzbewegungen mitmachst, denkst du an tausend verschiedene Dinge. Du stellst fest, daß du den Texten zuhörst, und du fragst dich, was die Leute um dich herum eigentlich machen. Sie wirken auf dich völlig ausgerastet. Du stehst da auf der Tanzfläche, bewegst deine Hüften, fragst dich, ob es Liebe wirklich gibt, und es wird dir zum ersten Mal bewußt, daß es 3 Uhr 25 ist und die Nacht schon halb vorbei [...] und du überlegst so gewichtig wie ein Richter: Was soll ich mit meinem Leben anfangen? Was kann man überhaupt mit seinem Leben anfangen? Und letzten Endes weißt du nicht mehr, wohin mit deinen Augen. Du weißt nicht, wohin du schauen sollst, während du tanzt. Du bist ausgestoßen aus der Gemeinschaft der Heiligen. (Holleran, *Tänzer der Nacht*, S. 123)

Wenn die Arena das kindliche Gefühl der Isolation als ein „Es" im Theater des anderen objektiviert (ob dieses nun von ihr vereinnahmt wird oder es sich in sie flüchtet), steht sie zugleich auch für das Bemühen des Subjekts, das Theater unter seine Kontrolle zu bringen: es zu inszenieren, zu dirigieren und in ihm zu handeln. In sublimierteren Fällen mag das auch der Grund sein, weshalb ein homosexuelles Genie zum Theater, zur Oper oder zum Film geht, wo es etwas schöpferisch meistern kann, dessen Opfer es zuvor gewesen ist. Aber für den Cruiser in der Arena ist die Panik und Dissoziation noch sehr gegenwärtig, und um die Auslöschung des Selbst zu bekämpfen, sucht er sich ein erotisches Opfer, auf das der Kontrollverlust übertragen werden kann.

Nummern verweist, wie der Titel andeutet, auf das Bedürfnis des Cruisers, so viele Männer wie möglich zu erobern. Wenn ein früheres, orgastisch bereits entladenes Liebesobjekt noch einmal in der Arena auftaucht, ist der Cruiser nicht an ihm interessiert: Es gehört zu den Bezwungenen, ein Beweis für den Cruiser, daß er sein sexuelles Schicksal unter Kontrolle hat. „Aber Johnny möchte nicht den gleichen Partner. Er möchte – nein, er braucht – einen anderen." (*Nummern*, S. 91) Zurückgewiesen zu werden kann einen Cruiser in fürchterliche Angst versetzen: „Eine einzige Zurückweisung – wirklich oder nur gedacht – kann Johnny aber umwerfen, auch wenn ihr hundert Erfolge gegenüberstünden." (*Nummern*, S. 92) „Stell dir ein Vergnügen vor", überlegt Malone, „in dem der Moment der Befriedigung der gleiche ist wie der Moment der Zerstörung: Küssen ist Gift; dieses Gesicht, nach dem du dich gesehnt hast, von dem du geträumt hast, zerfällt jedesmal, wenn du es zu deinen Lippen hebst." (*Tänzer der Nacht*, S. 70)

Das dominierende Verhalten eines Cruisers gegenüber anderen Cruisern ist nicht einfach nur der Versuch, in der Arena eine begrenzte Macht zu erlangen. Denn, wie mehrfach gesagt, wird der andere meist wegen seiner großen Attraktivität, wegen seines eigentümlichen und speziellen Reizes als Objekt begehrt. Eine jugendliche Erscheinung wird fast immer bevorzugt. Durch Trainieren im Fitness-Studio nähern die Cruiser ihren Körper immer mehr jenem idealen Selbst an, das sie erreichen möchten. Zum großen Teil bestimmt der Markt der Arena, wieviel Einsatz jemand aufbringen muß, um sich einen solchen Körper zuzulegen: Je schöner das Objekt, desto höher der Wert; und der Cruiser wird, wenn es um den Austausch von körperlichen Werten geht, wahrscheinlich die dominierende Gestalt sein. „Jacques warf einen entzückten Blick auf Giovanni, beinahe so, als bewundere er ein wertvolles Rennpferd oder ein seltenes Stück Porzellan", schreibt Baldwin (*Giovannis Zimmer*, S. 31). Ist dieses begehrte Objekt einfach eine narzißtische Reflexion des Cruisers? Sucht er den herrlichen Knaben, der er früher war? Diese Seite der Gleichung ist in der psychoanalytischen Literatur häufig betont worden: Der Homosexuelle strebt nach seinem idealen Körperselbst, um seine Beziehung zu einem unbefleckten Körper fortzusetzen; er liebt sich selbst im Grunde abgöttisch, so wie die Mutter ihn abgöttisch geliebt hat. Aber dieses Liebesobjekt wird zusammen mit dem Trieb ziemlich gewaltsam entladen.

Freud war 1922, vielleicht ohne es zu wissen, der Definition eines wesentlichen Kennzeichens der Objektdestruktion in der Arena sehr nahe. Er überlegte, daß die meisten Homosexuellen einen älteren Bruder in der Familie beneideten, wobei die destruktive Seite der homosexuellen Erotik diesen Neid widerspiegelt. Es *gibt* einen Rivalen, der oft zum Objekt des Neides wird. Nach meiner Auffassung ist es das in der Mutter verwahrte *innere Objekt*, das Mutter und Kind als das eigentliche Kind ansehen. Manchmal kann es der Rivale und das Double des Kindes sein. Solange es sich in Übereinstimmung mit der Mutter fühlt, scheint alles in Ordnung zu sein, und das Selbst und das eigentliche Kind der Mutter fühlen sich identisch. Aber in Zeiten mangelnder Anerkennung wird das Kind wütend, daß die Mutter ihr Objekt wie einen Schatz hält, und ein Machtkampf kann sich zwischen ihnen entspinnen. Das homosexuelle Kind kann dann ein falsches Selbst entwickeln, das von Mutter und Kind stammt, ein Double, das eingesetzt wird, um das wahre Selbst zu verbergen. Aus dieser Sicht wäre die Arena ein Theater des Scheiterns, in dem manche Homosexuelle das wahre Selbst einem Drama fragmentierter Teilobjekte (Penis, Hintern, Anus) überlassen, die ein Selbst objektivieren, das von seinem Verlangen fragmentiert wird.

Was immer die Gründe für das Gefühl, durch einen Riß von Mutter oder Vater getrennt zu sein, sein mögen, oft (aber nicht immer) rührt der Schmerz des homosexuellen Kindes von einem vielleicht verborgenen Bruch mit den Eltern her. Dieser Bruch ist ein schreckliches Versagen der elterlichen Erziehungsfähigkeit, die Kinder brauchen, um in der Welt aufzuwachsen; dieses Kind kann nicht der Sohn seines Vaters sein und ist unsicher, ob es überhaupt eine eigene Person werden wird. Meiner Ansicht nach verliert es oft dadurch, daß es die Erfahrung dieses Verlustes macht, die autorisierende Kraft seines wahren Selbst und projiziert dessen Kraft in ein ideales zweites Selbst. Da es angesichts der Blockaden in seiner Entwicklung nicht die nötige persönliche Stärke aufbringt, projiziert es sie in einen idealen Knaben, den es später, wenn es erwachsen ist, retrospektiv in die Realität versetzen und abgöttisch lieben kann. Die Liebe des Jungen oder des idealen Jungen ist eine rückgewinnende Liebe, ist das Bemühen, sich mit der abgespaltenen Hälfte wieder zu vereinen und den eigenen Mangel und die eigene Isolation zu überwinden. Überflüssig zu sagen, daß dieses zweite Sein, das verlorene Teile des Selbst beinhaltet, Gegenstand dringlichster Bedürfnisse, die Objektivierung eines schmerzlichen Verlusts und, wenn es mit dem anderen ausgelebt wird, eines paradoxen Neides und Hasses ist.

Vielleicht sucht der Cruiser sein Double, um es zu bezwingen und über seinen destruktiven Rivalen die Oberhand zu gewinnen. Ist das der Grund, weshalb manchmal Leute so dargestellt werden, als träten sie aus dem Nebel oder Schatten, um dann erst, unmittelbar vor der Begegnung mit dem Cruiser „erkannt" zu werden? Hebt das den eigenartigen Weg hervor, den der andere nimmt: aus der Nebelwelt der mütterlichen Phantasie, aus dem Schatten anderer Orte ans Licht, wo das Double zu sehen ist?

Wenn sie aus dem Schatten eines Parks, der Dunkelheit einer Bar oder eines Kinos heraustreten, verkörpern diese anonymen Anderen beiläufig den Übergangscharakter der psychischen Welt; man trifft sich in einem intermediären Bereich, wo das gegenwärtige Selbst und der innere Objekt-Rivale einander begegnen. Zumindest ist es eine Lust, das glücklose psychische Objekt (das jetzt offenbar nicht in seinem Element ist) zu beherrschen, wenn „es" in immer neuer Gestalt aus seiner anderen Welt wieder auftritt. „‚Fast vier Stunden war ich im Kino, und drei Leute machten sich an mich heran, und eine ganze Menge hätten es gern auch getan, und zwei haben mir einen geblasen, und ein weiterer versuchte es, und dreimal kam's bei mir!' Stolz wird er sich dessen bewußt." (*Nummern*, S. 98)

Aber das Paradox, daß derjenige, der sein psychisches Double sucht, zugleich als inneres Objekt eines anderen Cruisers auftritt, bleibt dem Ich nicht verborgen und ist eine Quelle beständiger Angst. Denn der Cruiser „weiß", daß ebenso wie er nach einem aus dem Dunkel tretenden Rivalen sucht, er als ein flüchtiges Phantom wahrgenommen wird, das von einer verkörperten Macht sexueller Triebe verfolgt und von dem dringenden Bedürfnis gejagt wird, ihn als Objekt zur Auslöschung sexueller Erregung zu gebrauchen.

Der verliebte Cruiser

Wenn Cruiser sich gegenseitig sexuell befriedigen, suchen sie gerade dort nach Liebe, wo ihre Auslöschung betrieben wird. Liebe kann den Todestrieb besiegen; wie das Objekt überlebt, um ein anderer zu werden, so kann in der Erotik der Begegnung von Es-zu-Es zum Teil ein Versuch liegen, das Selbst aus der vernichtenden Atmosphäre der Arena zu *befreien*. Wenn man auf das Schwanzlutschen verzichten kann, dann hat man damit schon einen Schritt getan, die Einöde hinter sich zu lassen.

Ich vertrete die Auffassung, daß die Befreiung von den traumatischen Umständen der Arena oft in und durch eine gelungene homosexuelle Verbindung geschieht. Gerade dadurch, daß der Homosexuelle einen festen Partner findet, heilt er sich selbst und seinen Partner von den sexuellen Übergriffen in der Arena. Freilich gibt es auch bei den beständigsten Paaren die nagende Angst, der Partner könnte aussteigen und heimlich in die Arena gehen. Aber ich glaube nicht, daß in sich gefestigte Homosexuelle das als Verrat an einer alternativen Objektwahl ansehen, sondern nur zuweilen als eine traurige Kapitulation vor der Auslöschungsszene. So gesehen, ähnelt dies viel mehr der Situation des Spielers, der sich dem Casino ausgeliefert fühlt – seiner Auslöschungsszene –, als dem Bedürfnis nach einem anderen Partner.

Dennoch wird die Arena für viele Homosexuelle ein reizvoller, wenn auch schrecklicher Ort sein, ob sie ihn nun aufsuchen oder nicht. Sie bleibt ein Punkt, der Angst auslöst. Wie das Flugzeug weiterhin jemandem Angst machen kann, selbst wenn er aus Furcht vor den möglichen Folgen auf das Fliegen vollkommen verzichtet, so kann die Arena für manche Schwule weiterhin beängstigend sein.

Wenn die Arena angstbesetzt, der Ort der Auslöschung ist, an dem die Bedürfnisse des Körpers und für den Körper das Selbst in einem strafenden Orgasmus aufheben, dann objektiviert sie auch die entsetzliche Einsamkeit, die denjenigen durchdringt, der sein echtes Gefühl für sich selbst an das innere Objekt des anderen verloren hat. In diesem Fall wird die Lust an einer Beziehung mit dem anderen gegen das Gefängnis innerer Objektbeziehungen eingetauscht, die den somatisch-narzißtischen Bedürfnissen der Leib-Seele-Einheit, dem Psychosoma des anderen dient. Die Furcht, zurückgewiesen zu werden, wird von einer Figur bei Baldwin gut beschrieben:

> Mir war auch klar [...]: Jacques' prahlerisches Werben um mich war mit einem Verlangen verbunden, dem Verlangen, mich bald loszuwerden, damit er mich dann verachten konnte, so wie er all die vielen Jungen verachtete, die ohne Liebe in sein Bett gekommen waren. Gegen dieses Verlangen behauptete ich mich, indem ich vorgab, Jacques und ich wären Freunde, und die Angst vor einer Demütigung bewog Jacques, das ebenfalls vorzugeben. (*Giovannis Zimmer*, S. 29)

Das falsche Selbst, das Baldwins Gestalt aufbaut, um sich vor Jacques zu schützen, ist gerade diejenige Persona, die in zerstörerischer Täuschung den Körper als Köder einsetzt und ihn so zum Objekt der Auslöschung bestimmt. Als sein eigener Henker trägt das Opfer das Wissen um den Tod in die Arena der Sexualität und verstärkt den Horror gegenüber dem, was er vermittelt, einen Horror, der ihn am Schicksal des anderen zutiefst Anteil nehmen läßt. Noch einmal Baldwin:

> Er sah mich an, und wieder bemerkte ich in seinem Gesicht etwas, das ich in den letzten Stunden schon mehrmals flüchtig wahrgenommen hatte: Unter seiner Schönheit und seiner Bravour verbargen sich Angst und der brennende Wunsch, zu gefallen. Entsetzlich rührend war das, und am liebsten hätte ich die Hand ausgestreckt und ihn gestreichelt. (*Giovannis Zimmer*, S. 53)

Als Johnny Rio in seinem geparkten Auto sitzt, fühlt er „sich mit einemmal furchtbar verlassen“ (Rechy, *Nummern*, S. 39), ein Gefühl, das bei ihm immer schon schwindelerregende Angst ausgelöst hat. „Und was ich auch tat“, sinnt Baldwins Ich-Erzähler, „immer saß ein anderes Ich in meinem Bauch, starr und kalt vor Entsetzen über das Problem meines Lebens.“ (*Giovannis Zimmer*, S. 71) Der Schrecken der Einsamkeit, für manche eine psychische Eintrittskarte in die Arena, setzt etwas Kämpferisches an die Stelle des sonst stummen Gefühls, kalten Abstand zu den Versuchen der Begierde zu wahren. Die Verzweiflung verwandelt sich in eine dissoziierende Kraft, die das eingekapselte Selbst zu zerstörerischem Sexualverhalten zu drängen scheint:

> Er setzt den Koffer ab. Dann steigt er in seinen Wagen, und plötzlich war ihm, als zwinge ihn etwas Fremdes, als zerre es ihn mit Gewalt hin zum Park.
> Und er spürt:
> Diese Kälte. Und:
> Eine Leere. Eine bleierne Schwere. Ein Druckschmerz, der ihm den Atem benimmt. Eine furchtbare Resignation. Eine grenzenlose Trostlosigkeit.
> Und dann, als er die Arena betritt:
> Eine Erregung, die ihn bis zum Schreien elektrisiert. (*Nummern*, S. 273 f.)

Sicherlich verursacht die Feststellung, daß die anderen Teile des Selbst abgetötet sind, jene Kälte. Sie wiederum ruft den Schmerz hervor, der sich zur erschreckenden Vision eines sexuellen Todes steigert.

Die Transformation des Seins (vom Selbst zum Es) und die Folge der Gefühle von Angst zu Kälte, von Trauer zu Erregung enthalten vielleicht genau die Bewegung, die das Kind erlebte, als es sein wahres Selbst an das Double, das sich der andere ausgedacht hatte, übergab. Wird diese furchtbare Auslöschung auch zu einem Moment der Erregung? Wird die Veränderung des eigenen Lebens, die Flucht des wahren möglichen Selbst in die Phantasie des anderen zu einer Ansammlung von Erregung, die eben aus dieser Bewegung herrührt?

Homosexuelle und Heterosexuelle zusammen

Es kann Homosexualität ohne Heterosexualität vielleicht gar nicht geben; damit will ich sagen, daß die Ambivalenz des Heterosexuellen gegenüber dem

Homosexuellen im Laufe der Jahrhunderte zu einem substantiellen Bestandteil der seelischen Qual des Homosexuellen geworden ist und, wie ich zeigen möchte, zum Teil zum Fortbestand der homosexuellen Arena beigetragen hat. Da es in der westlichen Welt verboten war, sich offen zur Homosexualität zu bekennen, habe sich die gesamte Vitalität des homosexuellen Lebens auf den Geschlechtsakt selbst konzentrieren müssen, sagt Michel Foucault: „Homosexuellen war es nicht gestattet, ein System des Umeinander-Werbens zu entwickeln, denn der kulturelle Ausdruck, der dafür nötig gewesen wäre, wurde ihnen verwehrt – das Zuzwinkern auf der Straße, der Bruchteil der Sekunde, in der sich entschied, ob man weitermachte, die Geschwindigkeit, in der homosexuelle Beziehungen sich verbrauchten – all dies sind Produkte von Verboten.“ (S. 18) Die homosexuelle Begegnung hat ihren Augenblick der Wahrheit, wenn der kurze Orgasmus vorüber ist, wenn, nach Foucault, sich die Liebenden einander erinnern, vom Geruch ihrer Körper träumen, den Fokus des Liebhabers heraufbeschwören, sich den Ton seiner Stimme ins Gedächtnis zurückrufen. Im heterosexuellen Werben hingegen wird die Frage, wer herrschen und wer sich unterwerfen wird, im Laufe einer langen Zeit durchgespielt und geregelt. Sie steht den Heterosexuellen zur Verfügung, um einander kennenzulernen, bevor es überhaupt zum Geschlechtsverkehr kommt. Der Homosexuelle dagegen muß warten, bis dieser Akt vorbei ist, bevor er etwas über die Identität seines Liebhabers erfährt. Paul Robinson meint: „Die Struktur des homosexuellen Sexuallebens ist das genaue Gegenteil eines normalen Lebens“ – Liebe erwächst aus Sex, denn „Schwule nehmen bereits auf einer sehr viel niedrigeren Stufe ihres emotionalen Engagements sexuellen Kontakt auf.“ (S. 30) Was Foucault über die retrospektive Liebe sagt, mag für die Objektliebe des Homosexuellen gelten, nicht aber für den Cruiser. Hier gibt es keine solche nachklingende Lust, eher das Gegenteil, einen Zustand der Betäubung und des Ausgelöschtseins.

Foucault und Robinson stellen meiner Ansicht nach eine wichtige Frage, die die heterosexuelle Unterdrückung als Faktor in der Sexualität des Homosexuellen betrifft. Das widerspricht nicht meiner Argumentation, wonach die Arena manchmal ein Ort der Selbstauslöschung ist. Deshalb möchte ich jetzt untersuchen, auf welche Weise der Heterosexuelle sich zum Komplizen der seelischen Qual des Homosexuellen macht.

James und Harry

Ich will zunächst auf eine Reaktion eingehen, die meiner Ansicht nach unter Heterosexuellen leider immer noch verbreitet ist, und zwar, wenn sie einem Menschen begegnen, den sie ebenfalls für heterosexuell halten. Nehmen wir zwei Männer, die einander vor kurzem beruflich kennengelernt haben. Ich nenne sie James und Harry. James mag Harry und fragt ihn bei ihrer zweiten Begegnung, wo er wohne und ob er Kinder habe. Nein, antwortet Harry, er habe keine Kinder und sei nicht einmal verheiratet. Während das Gespräch zu weniger persönlichen Themen übergeht, hat James gegenüber Harry, dessen Kameradschaftlichkeit ihm gefallen hat, ein etwas ungutes Gefühl. Er fragt sich, ob Harry möglicherweise schwul sei. Nein, unmöglich! Aber er beginnt zu zweifeln. Bei einem späteren Treffen reißt James einen Witz über das Verhältnis zwischen seinem Chef und dessen Sekretärin – eine Einladung an Harry, sich der heterosexuellen Hetzjagd anzuschließen. Harry will das nicht und erzählt im weiteren, daß er an diesem Wochenende seine Mutter besuchen wolle. Er erwähnt auch, daß er Opern mag. James' Zweifel verstärken sich. „Ich glaube doch, daß Harry schwul ist", überlegt er. Ein andermal fragt er einen Kollegen, einen Freund oder seine Frau im Gespräch: „Glaubst du, daß Harry schwul ist?" Und der andere antwortet: „Schon möglich!" Während nun die beiden Heterosexuellen in ihrem Gedächtnis nach verdächtigen Informationen forschen, scheint alles darauf hinzuweisen, daß die Vermutung über Harry stimmt. Beim nächsten Mal wird James, wenn er Harry trifft, eine andere Haltung einnehmen. Was ist also geschehen?

Nach meiner Beobachtung macht der Cruiser in der Arena die Erfahrung, ein „Es" zu sein, wobei seine Liebesobjekte für ihn zum Teil die Rolle von Doubles spielen – das Objekt also entweder durch die Mutter in ihn introjiziert wurde oder von ihm in die Mutter beziehungsweise in ihre innere Traumwelt projiziert worden ist. Unter diesen Umständen ist es hilfreich, sich zu überlegen, wie der Heterosexuelle den Homosexuellen vor seinen Augen in ein „Es" verwandelt.

Ist er? Ist er schwul? Ist er ein Homo? Ist er verquer? Die Bezeichnungen sind schwächer als die Frage selbst, die ihn entpersonalisiert. Üblicherweise – das gilt zumindest in der heterosexuellen Gesellschaft – sind die erotischen Wünsche und die sexuelle Identität des einzelnen Privatsache. Unter dem Druck der Entpersonalisierung durch den Heterosexuellen wird mancher Homosexuelle jedoch Hinweise auf seine sexuelle Identität geben. Vielleicht durch eine Andeutung, eine leicht feminine Geste – ein diskretes, aber deshalb für den Heterosexuellen nicht minder deutliches Zeichen seiner Homosexualität. „Oh, ich liiiebe Luciaaano Pavarotti! Er ist wunderbar, finden Sie nicht auch?" – das reicht, um einen ängstlichen Heterosexuellen wissen zu lassen: „Ja, ich bin schwul. Hab keine Angst. Ich leb' das in der Oper aus." Mit anderen Worten, manches in diesem weibischen Diskurs fungiert als Signal an den Heterosexuellen und ist eine Antwort auf dessen latente Ängste, ohne daß dadurch die Privatsphäre allzu schroff verletzt würde.

Für die Erfahrung des Homosexuellen können solche Momente ziemlich unheimlich sein. Denn wenn der Heterosexuelle zu spüren beginnt, daß der andere homosexuell ist, ändert er seine Auffassung über diese Begegnung zwischen seinem Selbst und dem anderen; aus der Wechselbeziehung wird eine Beziehung zu einem eigenen inneren Objekt. Der Heterosexuelle verwandelt den anderen aus einer Person *in eine Sache*: einen Schwulen, einen Homo. Und hier, vor seinen eigenen Augen, erlebt der Homosexuelle, wie ein weiteres Double geschaffen wird: das innere Objekt des Heterosexuellen. Nicht das idealisierte persönliche Objekt der Mutter, sondern eine verachtete Gestalt, die Angst- und Haßgefühle weckt. Was tut der Homosexuelle in einem solchen Fall? Sagt er: „Verzeih mir meine Sünde, ich geb' sie ja zu"? Sagt er: „Ich bin in Analyse und arbeite daran"? Vielleicht. Wahrscheinlicher aber ist, daß er entweder akzeptiert, abgelehnt zu werden, wohl wissend, daß sein Status als inneres Objekt des Heterosexuellen eine grobe Mißachtung seines eigenen inneren Selbstverständnisses ist, oder er spielt vor dem Heterosexuellen den Schwulen aus, indem er diese Tatsache auf eine bestimmte Weise ausspricht. Entscheidend ist, daß die Verobjektivierung des Homosexuellen durch den Heterosexuellen, die ihrem Zusammenspiel ein Ende setzt, die Person des Homosexuellen in einen privaten, wenn auch vorhersagbaren inneren Raum innerhalb des Heterosexuellen verbannt und daß sie damit manchmal paradoxerweise eine Erfahrung dieser Person fortsetzt, nämlich von der inneren Welt eines anderen vereinnahmt zu werden.

Noch einmal James und Harry. James hat Harry zu einem „Es" gemacht, und Harry hat diesen Verlust seines wahren Selbst an die innere Welt des anderen als einen Akt der Einkerkerung des Doubles empfunden, die er so gut kennt. Ändern wir unser Drehbuch ein bißchen und lassen wir die Zeit ein wenig vergehen. Nach Geschäftssitzungen am Feierabend läßt Harry James wissen, daß er jetzt noch mal eben in der örtlichen Schwulenbar vorbeischaut. Das scheint jeden Tag der Fall zu sein. Außerdem erfährt James von Harry nach einem Geschäftsessen, daß dieser vorhat, die Nacht durchzutanzen, und vielleicht macht Harry eine Andeutung über die sexuelle Eroberung, die er gemacht hat. Wie sich die Dinge weiterentwickeln, fühlt James sich irgendwann von Harrys Promiskuität abgestoßen. Wäre Harry heterosexuell und würde er jeden Abend mit einer anderen Frau schlafen, dann hätte James ihn irgendwann zur Rede gestellt: „Du bist ein Blödmann, weißt du das!" oder: „Was, du schläfst mit ihnen und dann läßt du sie sitzen?" Zunächst würde James vielleicht eine Art jungenhaften Neid durchblicken lassen: „Hey, mit wie vielen hast du's denn, du alter Gauner!" Irgendwann aber würde sich ein Gefühl der Empörung über so eine niedrige Sexualität durchsetzen. Mit anderen Worten, es würde sich in einer solchen Situation ein wahrer Ausdruck von *Gefühlen* einstellen. In der Welt der heterosexuell-homosexuellen Beziehungslosigkeit hingegen wird ein James wahrscheinlich denken: „Er ist eben schwul!" Und damit wird die Sache für ihn erledigt sein, denn Schwule „verhalten sich eben so". Mit anderen Worten, Harry würde auf der Ebene von Liebe und Aggression als jemand behandelt werden, der sich selbst zu einem „Es" gemacht, der sich außerhalb der menschlichen Beziehungen gestellt hat. Diese falsche Beziehungslosigkeit zu sich selbst läßt etwas von jener Losgelöstheit aufleben, die so manche homosexuelle Kindheit überschattet, wobei sich der Heterosexuelle selbst entsubjektiviert, um sich dem Homosexuellen anzupassen.

Leser von Homosexuellenromanen finden in ihnen eine rigorose, oft bewegende und häufig scharfe Kritik an der Arena und ihren Cruisern. Ich zweifle nicht daran, daß viele homosexuelle Schriftsteller die Arena und die Auslöschung des Subjekts oft als eine Plage, vielleicht als einen krankhaften Ort ansehen. Die falsche Selbstanpassung auf seiten des Heterosexuellen ist nicht durch einen unangebrachten Pluralismus zu lösen, der etwa darin bestünde, alle Aspekte der Homosexuellenkultur einfach als eine andere Ordnung der Dinge anzusehen. Paradoxerweise ist es so, daß diejenigen Heterosexuellen, die im Hinblick auf die Arena nur die Achseln zucken – und ungeniert behaupten, das sei eine Sache der vergleichenden Kulturanthropologie –, das falsche Selbst einfach verwissenschaftlichen; so sorgen sie dafür, daß manche Homosexuelle ein „Es" bleiben, und sie weisen ihnen einen gewissen Freiraum in einer Apartheid zu, die ihrerseits von einer beruhigenden Beziehungslosigkeit geprägt ist.

Am Ende vertraue ich darauf, daß aus meiner Darstellung klar geworden ist, was mir in der Welt des Cruisers als problematisch erscheint: die Auslöschung des Selbst, die in der Arena neuerlich erlebt wird, einem Ort, der offenbar eine innere Erfahrung wiederholt, die manche Homosexuelle (obgleich manche vielleicht nur selten Cruiser sind) in ihrer Beziehung zur Mutter erlitten haben. Durch feste Beziehungen, durch die Unterstützung solcher Organisationen wie dem „Gay Liberation Movement“ (vor allem in Männergruppen) sowie durch Psychotherapie und Psychoanalyse ist es verzweifelten Cruisern gelungen, ihre unbewußte Beteiligung an ihrer eigenen Eliminierung zu bearbeiten. Ich glaube nicht, daß alle Homosexuellen, die in eine Sauna, Diskothek oder in einen Park gehen, den sexuellen Tod des Cruisers suchen; vielfach geht es dem Homosexuellen nur darum, einen Partner oder Intimität zu finden: zu werben. Die Arena ist weniger ein ästhetisch bestimmter Raum, vielmehr besteht sie im Bewußtsein des Cruisers. Für den einen Homosexuellen ist ein Kino ein Ort, an dem er sich Filme ansieht, für einen anderen ist es die Arena.

8. Gewaltsame Unschuld

Während der McCarthy-Ära, als linke und liberale Schriftsteller und Künstler vor den Ausschuß zur Untersuchung unamerikanischer Umtriebe (House Un-American Activities Committee, HUAC) zitiert wurden, schrieb Arthur Miller sein Theaterstück *The Crucible* (Hexenjagd). Er benutzte die Hexenprozesse von Salem, die gut zweihundertfünfzig Jahre zurücklagen, um seiner Empörung über die politischen Verfolgungen in der Gegenwart Ausdruck zu verleihen.

Nach Meinung der Ermittlungsbeamten des Kongresses ging es bei den Verhandlungen des HUAC einzig darum, ob die Vorgeladenen sich zu irgendeinem Zeitpunkt irgendwelche unamerikanischen Umtriebe hatten zuschulden kommen lassen. Hatten sie Ansichten vertreten und an Versammlungen teilgenommen, die etwas anderes als die amerikanische Ideologie zum Ausdruck brachten? Wenn das der Fall war, dann sollten sie es gestehen und vor der Nation dadurch wiedergutmachen, daß sie sich der Namen derjenigen erinnerten, mit denen sie – in manchen Fällen dreißig Jahre zuvor – ihre Ideen diskutiert hatten.

In *Hexenjagd* gerät die Tochter von Reverend Parris, die mit anderen Jugendlichen im Wald getanzt hat und nun krank ist, in den Verdacht, vom Teufel besessen zu sein. Man holt den Reverend Hale aus einer anderen Stadt; er soll darüber entscheiden, ob es sich bei Betty Parris' Symptomen um Teufelswerk handle. Das Publikum weiß, daß Reverend Parris zufällig auf die Mädchen gestoßen war, als eine von ihnen nackt tanzte: eine erotische Szene, die vielleicht nicht außerhalb seines Vorstellungshorizonts lag. Kurz nach Beginn der Szene stellt Parris seine Nichte Abigail zur Rede, das Mädchen, das am Ende die Verfolgung und Hinrichtung der Älteren veranlassen wird. Er sagt ihr, er habe „ein Kleid im Gras liegen" gesehen, und Miller läßt Abigail unschuldig nachfragen: „Ein Kleid?", so daß Parris seine Beobachtung wiederholen muß: „[Es fällt ihm sehr schwer, es auszusprechen.] Ja, ein Kleid. Und mir schien, als sähe ich, jemanden nackt durch den Wald laufen!" Abigail protestiert, „[entsetzt] Niemand war nackt! Ihr irrt Euch, Oheim!" Je mehr der Onkel auf dem beharrt, was er sah, desto heftiger werden Abigails Unschuldsbeteuerungen.

Abigail lügt, und als einige der anderen Mädchen bei ihr versammelt sind, verlangt sie von ihnen, über die Ereignisse im Wald Stillschweigen zu bewahren. Abigails Verschlagenheit ist bis zu einem gewissen Grad verständlich, denn sie fürchtet, für ihre erotischen Tänze öffentlich gezüchtigt zu werden; doch dann entdecken wir, daß sie offenbar selbst das Opfer einer Verleugnung ist: John Proctor – der Mann, der letztlich die Gegenpartei zu Abigail anführt und dafür gehängt wird – leugnet, mit Abigail sexuellen Kontakt gehabt zu haben, als sie bei den Proctors wohnte. Man spürt ihre Wut, ihre Hilflosigkeit und Verwirrung angesichts seiner scheinbaren Unschuld.

Im dritten Akt des Stückes – für mich der erschütterndste Augenblick im amerikanischen Drama – stehen sich Abigail und Mary Warren, eine ihrer Freundinnen, gegenüber. Mary deckt die Schuld der Mädchen auf, und eine wütende Abigail schlüpft in die Rolle der unschuldigen Zeugin und bestätigt die Anwesenheit des Bösen, wenn sie schmerzerfüllt ausruft: „Ein Wind, ein kalter Wind kam auf." Im 17. Jahrhundert bedeutete das die Gegenwart des Teufels, daraufhin blicken alle auf Mary, die – „erschreckt und flehend" – ausruft, „Abby!" – wohl wissend, daß Abby sie zur Verkörperung des Bösen abgestempelt hat. Am Ende schließt sich Mary der jetzt hysterischen Gruppe der Mädchen an, die so tun, als stünden sie körperlich unter dem Einfluß des Teufels.

Der amerikanische Leser tut gut daran, sich darüber Gedanken zu machen, welche Rolle die Unschuld von dem Augenblick an in unserer Geschichte gespielt hat, als die Puritaner eine „Stadt auf dem Hügel" gründeten, um ein rettendes Licht über den Atlantik zu senden, das die Europäer vor ihrem Verhängnis bewahren sollte, bis zu so etwas Aktuellem wie den Präsidentschaftswahlen von 1988, bei denen die Führung der Republikaner das Ritual des einfachen Fahneneides als ein Zeichen des Amerikanischseins einsetzte, als Ausdruck der Unschuld hinsichtlich unamerikanischer Elemente. Es ist interessant, wie sich diese Simplifizierung des Bewußtseins – ein Merkmal der Unschuldshaltung – dazu benutzen ließ, erfolgreich festzustellen, was am Kandidaten der Demokratischen Partei so störend war (Staatsschulden, Wohnsitzlose, Umweltverschmutzung), daß er geradezu das Gegenbild der Unschuld verkörperte: Er stand für die düstere Kehrseite, für das, was mit der Unschuld nicht vereinbar war – mit einem Wort: für das Unamerikanische.

Die Typen der Verleugnung

Verleugnungen sind allen Psychoanalytikern vertraut: Der Analysand hat unbewußt das Bedürfnis, an dem, was ihn am meisten quält, nicht schuld zu sein.

Freud definierte Verleugnung als eine Form von Abwehr, als er die Verleugnung des Knaben untersuchte, der nicht wahrhaben will, daß Mädchen keinen Phallus haben. In dieser Verleugnung liegt möglicherweise der erste Schritt zur Psychose, denn sie hindert das Subjekt daran, die äußere Realität zu begreifen. Der Psychoanalytiker bemüht sich, die quälenden Vorstellungen und Emotionen aufzudecken, die eine Verleugnung ursprünglich verursacht haben; und obwohl es sich bei der Verleugnung um eine der primitivsten Abwehrformen handelt – da in ihr wenig Ich-Arbeit (das heißt Symbolisierung oder Substitution) mitspielt –, wird der Analysand gegen die Patienten-Arbeit des Analytikers unbedingt Widerstand leisten, doch nach und nach wird sein Widerstand nachlassen, und die verleugneten Inhalte werden in sein Bewußtsein treten.

Wir alle sind uns insgeheim unserer Verleugnungen bewußt und auch unseres Bedürfnisses, an dem oft Quälenden nicht schuld sein zu wollen. Und obwohl es frustrierend sein kann, jemandem einen verleugneten Sachverhalt nahezubringen, der „nichts davon wissen will", betrachtet man Verleugnung gemeinhin nicht unter dem Gesichtspunkt der Objektbeziehungstheorie. So dürfte es häufig sein: Wenn jemand sich weigert, etwas zur Kenntnis zu nehmen, so, weil ihm das Schwierigkeiten macht. Abigail leugnet anfangs, vom Nackt-im-Wald-Tanzen etwas zu wissen, weil sie ein solches Wissen stören würde (wenngleich es sich hier nicht um eine unbewußte Verleugnung handelt). Ihre Verleugnung des Vorgefallenen bereitet Reverend Parris Schwierigkeiten, und wir sehen, wie ihre Weigerung, anzuerkennen, was im Grunde beide wahrgenommen haben, nun Reverend Parris zwingt, sich zu wehren: Er will eigentlich nicht darüber sprechen. Wenn sie nur alles zugäbe und um Verzeihung bäte, dann könnte er den Nachbarn sagen, das Ungemach in seinem Haus sei nur ein Jugendstreich.

Doch Abby dreht den Spieß um: Sie gibt sich als gänzlich Unschuldige, lehnt die Verantwortung für ihr Handeln ab und und wirft den Älteren im Dorf vor, mit dem Satan im Bunde zu stehen. Indem sie sich sozusagen gewaltsam zur Unschuldigen macht, schiebt sie ihr Vergehen auf den anderen, der nun seinerseits der Angeklagte ist. Jetzt ist die Verleugnung der Wirklichkeit dynamisch in die zwischenmenschlichen Beziehungen eingedrungen; das Subjekt beharrt darauf, der andere habe eine unerwünschte Wahrnehmung. Das Übergangsmoment von der einfachen Verleugnung zur gewaltsamen Unschuld liegt meiner Ansicht nach dort, wo Abby durch ihre Verleugnung Parris dazu zwingt, mehr zu sagen. Als Parris berichtet, was er gesehen hat, unterstellt Abby subtil,

Parris' Wahrnehmung sei von seiner Begierde getrübt. Als er darum kämpft, sie zum Eingeständnis ihrer Handlungen zu bewegen, bedient sie sich des Unschuldstheaters, um ihm seine eigenen Anschuldigungen in die Schuhe zu schieben. Letztlich entgeht er nur knapp der Verfolgung, als Abby dem Satan für ihr Tanzen im Wald die Schuld gibt.

Gewaltsame Unschuld

Was geschieht im Falle einer solchen gewaltsamen Unschuld? In mancher Hinsicht konkurrieren die Älteren mit den Jugendlichen in der Nichtanerkennung des Erfahrungen machenden Selbst, denn jede Seite beansprucht für sich, die Krise im kollektiven Bewußtsein des engmaschigen Städtchens objektiv und richtig darzustellen. Aber wie John Proctor seiner Lust nachgegeben hat, so haben auch die Mädchen nicht auf ihre gemeinsamen erotischen Spiele verzichtet, und diese Zustände einfacher Selbste werden jetzt verurteilt, ja, als Teufelswerk verdammt. Indem das Subjekt seine Unschuld behauptet, provoziert es den anderen, die Wahrheit zu sagen, und manchmal hält es an der Unschuld fest, um den Kontakt zu dem, was es nicht anerkannte, nicht zu verlieren. Mit seiner Provokation des anderen macht der gewaltsame Unschuldige dem anderen Kummer, treibt ihn ideatorisch in die Enge und setzt ihn emotionalen Turbulenzen aus; er ist ein einfaches Selbst, das durch das sadistisch kaltblütige und „objektive" komplexe Selbst unterstützt wird und von der Qual des anderen losgelöst ist. Später werde ich diese Situation anhand der Psychoanalyse einer bestimmten Person beleuchten, aber kurze Darstellungen dieses Prozesses, wie er sich in gewöhnlichen Lebenssituationen ereignet, können uns helfen, diesen Komplex klarer zu fassen.

(A)

Mary und John sind Geschwister. Mary ist fünfzehn, John neun Jahre alt. Immer wieder drückt sich ihr Geschwisterhaß darin aus, daß Mary, wenn die Eltern nicht dabei sind, John provoziert, um ihn gegenüber den Eltern in Schwierigkeiten zu bringen. „Komm, John, laß uns Krieg spielen. Nimm dein Pusterohr und schau, ob du jemanden treffen kannst", sagt Mary und läßt John allein auf „Feinde" schießen, während sie sich in einen anderen Teil des Hauses zurückzieht. „Was machst du hier?“, fragt die Mutter, als sie am Nähzimmer vorübergeht und ihre Tochter dort sieht. „Ich mache ein paar Servietten“, antwortet sie. „Wie schön“, sagt die Mutter, die jetzt in Johns Zimmer geht, denn sie meint, so etwas wie Erbsen aus seinem Fenster fallen gesehen zu haben. Als sie das Zimmer betritt, findet sie John, der sich aus dem Fenster lehnt und auf Autos und Passanten „schießt“. „Was tust du da?“, schreit sie. In flagranti ertappt, wirbelt er ins Zimmer zurück. „Was hast du in der Hand?“, schimpft sie. „Es ist ... Ich habe ... Mary und ich spielen Krieg.“ „Das kann ja wohl nicht wahr sein! Du schießt mit Erbsen auf Menschen, und überhaupt, Mary hilft mir gerade und macht nicht solche Dummheiten.“ „Frag sie doch! Frag sie! Sie hat gesagt, ich soll das tun.“

Ortswechsel. Alle drei sind zusammen: „Mary, hast du John dazu angestiftet?“ Eine gute Schwester würde jetzt die Sache zugeben, und der kleine Bruder wäre, obwohl er ja der Teufel war, der den Unsinn gemacht hat, nicht mehr der alleinige Schuldige. Eine weniger gute Schwester würde unschuldig sagen: „John, sei nicht albern. Ich bin seit einer halben Stunde beim Nähen.“ In diesem Fall hätte Mary ihre Schelmerei auf den Bruder geschoben, indem sie seine Untat dazu benutzt, ihn in Schwierigkeiten (und ihr eigenes Triebleben zum Ausdruck) zu bringen; und das durch ihre völlige Unschuld.

(B)

Bei einer Einladung zum Abendessen sitzt Edward in der Nähe von Veronica, Isabel und Harold; es ärgert ihn, daß Harold so im Mittelpunkt steht. Er weiß, daß Veronica und Harold (die jetzt verheiratet sind) vor etwa fünf Jahren nahe daran waren, sich zu trennen, weil Harold und Isabel bei einer Fachtagung in São Paulo beinahe eine Affäre miteinander hatten. Im Laufe der Zeit ist es den dreien jedoch gelungen, diese Episode mehr oder weniger zu vergessen. Als eine Gesprächspause eintritt, sucht Edward Harolds Aufmerksamkeit auf sich zu lenken, und als Veronica und Isabel sich ihm zuwenden, sagt er: „Harold, Harold, Harold, erzähl' mal. Nächsten Monat soll ich nach São Paulo fahren. Du warst doch dort, wenn ich mich recht erinnere. Wie ist es da?“ Nehmen wir zusätzlich an, daß Harold nicht sicher ist, ob Edward von der Episode weiß, dann kann dieser ganz unschuldig erscheinen, und Harold wird sich ebenso wie Veronica und Isabel plötzlich in einer recht unangenehmen Situation befinden. Harold wird ihr vielleicht auszuweichen versuchen, indem er sagt: „Oh, es ist sehr schön dort, Edward. Tolle Stadt. Du solltest wirklich hinfahren. Sei so gut und reich mir mal bitte das Salz." Und Edward wird vielleicht die Sache auf sich beruhen lassen, wenn er zufrieden ist, sein Unbehagen, seinen Ärger und seine Verletztheit an Harold ausgelassen zu haben. Vielleicht ist seine sadistische Intention aber stärker. „Möchtest du auch den Pfeffer? Noch etwas Wein?" Sieh an, wie hilfsbereit er ist! „Du wirktest aber ein wenig angeschlagen, als du aus São Paulo zurückkamst. War das eine unangenehme Erfahrung für dich?" „Nein, Edward, es ging mir gut; ich war nur müde", so oder ähnlich antwortet Harold, der jetzt durch die aggressive Unschuld auf seine Position festgenagelt ist.

Vielleicht haben diese beiden Geschichten die Objektbeziehung, die ich untersuchen möchte, zumindest angedeutet. Nun zu Jessica.

Jessica

Jessica, eine untersetzte, rothaarige, energische Person von dreißig Jahren kam zur Analyse, weil einer meiner Kollegen, der mit ihrem Verhalten in der Therapie nicht zurechtgekommen war, sie überwiesen hatte. Das zumindest war die Vorgeschichte. Tatsächlich war sie bereits einige Jahre früher eine Zeitlang bei einem Analytiker in Behandlung gewesen, doch sie war überzeugt, er habe damals aufgegeben, weil sie derart frustrierend gewesen war.

Daß der frühere Analytiker frustriert war, wunderte mich gar nicht: Nach etwa zwei Monaten Analyse stellte ich fest, daß Jessica praktisch alle meine Kommentare korrigierte und eliminierte; und selbst wenn sie sie gelegentlich zunächst einmal bestehen ließ, so nur, weil sie nicht sofort ablehnend darauf antwortete.

Bei der Vorbesprechung fand ich sie freundlich, wenn auch sehr förmlich, sogar ziemlich arrogant, doch das führte ich auf den Umstand zurück, daß die analytische Begegnung Angst erzeugen kann. Zumindest, dachte ich bei mir, ist sie sehr stolz und nicht besonders froh, auf diese Art zur Analyse überwiesen worden zu sein. In den ersten Sitzungen sprach sie überaus gelassen über ihre Kindheit und Ehe. Sie war im Lake District in einer Familie der höheren Mittelschicht aufgewachsen. Ihre Mutter, eine wohlmeinende, aber ängstliche Frau, hatte, wie es schien, den größten Teil ihres Lebens ihrer Tochter Jessica und der Förderung der nur mäßig erfolgreichen politischen Karriere ihres Ehemannes gewidmet. Jessica war das Lieblingskind unter fünf Geschwistern;

sie war die Zweitälteste, ein Bruder war zwei Jahre älter, zwei Schwestern jünger als sie und der Jüngste wiederum ein Bruder. Ihr Vater hielt viel von ihr, als sie noch ein Kind war, und sie beschäftigte sich ausgiebig mit seinem Berufsweg und seinen Interessen. Er wurde zum Beispiel fast ein Experte für die Nordirlandpolitik, und Jessica informierte sich darüber und erhielt sogar von einer irischen Jugendorganisation eine Einladung, an einer Tagung über Irlandfragen teilzunehmen. Ihr Vater hielt das für unklug, und weil er fürchtete, sie könnte entführt werden, verbot er ihr hinzufahren.

Als Jugendliche begann sie in der Schule nachzulassen, und obwohl sie die Abschlußprüfung bestand, erreichte sie weder den Leistungsstand, den sie sich selbst gesetzt hatte, noch erfüllte sie die Erwartungen der Familie. Heute erinnert sie sich, wie stolz sie gewesen war, zur Schule zu gehen, wie sie ihr Aussehen in der Schuluniform bewundert hatte, doch hatte sie nicht arbeiten können, weil sie sich oft ganz leer fühlte. In dieser Phase empörte sie sich leidenschaftlich über ihren älteren Bruder, den sie körperlich abstoßend und im gesellschaftlichen Umgang ungehobelt und ordinär fand. In den Sitzungen beklagte sie sich häufig über seine Plumpheit und beschrieb lebendig und minutiös seine Verhaltensweisen, seine Angewohnheiten und seine persönliche Erscheinung. Mit rachsüchtigem Sarkasmus unterdrückte sie ihre Tränen, als sie beschrieb, wie sie sich bemüht hatte, das Aussehen des Bruders so weit zu verbessern, daß er sie zu wichtigen gesellschaftlichen Ereignissen begleiten konnte.

Da sie über die „Verlierer“ in ihrer unmittelbaren Umgebung so enttäuscht war, ließ sie ihren Blick weiter schweifen; und eines Tages fiel ihr ein Rechtsberater auf, um den sie sich bemühte, weil sie absehen konnte, daß er es zu etwas bringen würde. Sie fand ihn nicht attraktiv und liebte ihn auch nicht, war aber der Meinung, ihn zu heiraten wäre ein Sieg über alles, was sie in der Welt verachtete – nicht zuletzt ihre Familie, die sie seit ihrer späten Adoleszenz nur enttäuschend gefunden hatte.

Sitzung für Sitzung füllte sie mit ihren ausführlichen Schilderungen der Ungeschicktheit ihres Ehemannes. Zwanzig Minuten verwandte sie darauf, seine Bemühungen zu beschreiben, das Geschirr zu spülen: wie er die Überreste in den Eimer löffelte, ängstlich darauf bedacht, sich nicht anzuspritzen, und dabei seinen Körper verrenkte, um ein solches Mißgeschick zu vermeiden; wie er beim Abendessen mit Freunden verzweifelt versuchte, ins Gespräch zu kommen, gänzlich mißverstand, worum es ging, und so das Fest verdarb.

Mit der Beschreibung dieser Ereignisse vermittelte sie ihre Verachtung für ihn (oder den Bruder), aber sooft ich versuchte, ihre Gefühle zu fassen, wies sie meinen Kommentar zurück. Einmal erzählte sie mir zehn Minuten lang, wie entsetzlich ungeschickt sich ihr Mann bei dem Versuch angestellt hatte, das Auto zu reparieren. „Er macht Sie wütend“, sagte ich. „Wieso glauben Sie, daß er mich wütend macht?“, gab sie ziemlich überrascht zurück. „Sie würden es anders ausdrücken“, meinte ich, und sie sagte: „Ich glaube nicht, daß das, was ich gesagt habe, irgend etwas mit meiner – wie Sie es nennen – Wut zu tun hat.“ Ein andermal sagte ich ihr auf einen ähnlichen Bericht: „Er enttäuscht Sie.“ Sie antwortete: „Das hat mit Enttäuschung überhaupt nichts zu tun. Er ist, wie er ist, und ich bin ein rationaler Mensch, der die Dinge einfach sieht, wie sie sind. Ich verstehe nicht, wie Sie aus dem, was ich gesagt habe, schließen können, ich sei von ihm enttäuscht.“ „Vielleicht habe ich übertrieben“, erwiderte ich. „Wäre es Ihrer Meinung nach richtiger zu sagen, Sie seien in diesem Augenblick von seinem Tun enttäuscht gewesen?“ „Nein, das war ich nicht“, antwortete sie, „ich meine einfach, er war ungeschickt, das war er, aber ich habe dabei nichts empfunden.“

Derartige Wortwechsel fanden häufig zwischen uns statt, und ich war verblüfft, wie unfähig sie offensichtlich war, zur Kenntnis zu nehmen, was mir eindeutig Gefühlsäußerungen zu sein schienen. Auch ärgerten mich ihre Verleugnungen, um so mehr, als sie in ihrem Verhalten immer arroganter und herablassender wurde, obgleich sie mich unverändert höflich und förmlich behandelte. Wenn ich sie aus dem Wartezimmer holte, erhob sie sich von ihrem Stuhl, als stiege sie von einem Thron, schritt, ohne mich anzublicken oder zu grüßen, ins Sprechzimmer wie die Königin in Westminster Abbey. Ich war noch nie einer so herablassenden Person begegnet, die sich zugleich ihres Idioms offenbar gänzlich unbewußt war und nicht wußte, wie sie war und wie sie sich zu anderen verhielt.

Aus analytischer Sicht hätte die Situation schrecklich sein können, denn in mancher Beziehung schien ihr jegliche psychologische Einsichtsfähigkeit zu fehlen; in anderer Hinsicht war sie jedoch, was ihre Person anging – wenn auch unabsichtlich – recht offen. Schon sehr früh erzählte sie mir, daß sie über Leute unweigerlich die schlimmsten Dinge dächte und froh sei, ihre Meinungen für sich behalten zu können. Sie hielt sich für einen Menschen ohne Persönlichkeit, einfach ein falsches Selbst, das nie irgend jemanden geliebt oder wirklich gefühlt hatte, daß das Leben lebenswert war. Und ihre Beschreibungen von Ereignissen (zu Hause und im Beruf) waren, wie gesagt, nicht nur lebendige Erinnerungen, sondern auch reich an unbewußten Mitteilungen. Doch, wann immer ich versuchte, ihre Gefühle festzuhalten, leugnete sie diese.

Natürlich wissen wir alle, daß jedes Beispiel aus der Praxis eine Menge wichtiger Details auslassen muß. Meines ist keine Ausnahme, denn ich möchte mich auf ein bestimmtes Kennzeichen von Jessicas Persönlichkeit konzentrieren und darauf, wie es sich in der Dialektik von Übertragung und Gegenübertragung realisiert hat.

Ich entdeckte, daß die analytische Partnerschaft Gelegenheit für eine Spaltung sein konnte. Immer wieder gab es die Situation, daß Jessica ein Ereignis lebendig und emotional ansprechend beschrieb; da sie jedoch jegliches Gefühl dabei leugnete, blieb es immer mir überlassen, die Gefühle festzuhalten, die sich aus ihren Erzählungen ergaben. Allmählich ärgerten mich ihre höflichen, aber geringschätzigen Korrekturen meiner Hinweise auf ihre Gefühle. Als sie das traurige, aber doch ergreifende Bestreben ihres Mannes beschrieb, sich mitzuteilen, identifizierte ich mich mit seinem Schmerz und war verärgert über ihre Kälte und darüber, wie sie ihn triumphierend vernichtete. Ich sann darüber nach, wie sie sich geweigert hatte, ihn in ihr Leben treten zu lassen, genauso wie sie mir den analytischen Zugang zur Welt ihrer Gefühle verwehrte. Ich wunderte mich über den paradoxen Charakter dieses Übertragungs-Gegenübertragungs-Dialogs, während Jessica fortfuhr, mir Berichte zu liefern, die praktisch meinen Selbstzustand bestätigten, woran sie aber offenbar unschuldig war.

Im siebten Analysemonat lenkte sie meine Aufmerksamkeit auf eine Bemerkung, die sie schon früher oft gemacht hatte: Sie litte unter „Nebeln" oder Zuständen der „Leere". „Ich habe das Gefühl", berichtete sie, „daß ich jetzt in einen Nebel gerate. Das ist ganz merkwürdig. Mir gehen viele Sachen durch den Kopf, aber ich kann hier nicht denken", woraufhin sie mir ganz überzeugend ankündigte, sie werde wohl jetzt monatelang schweigen, „und ich hoffe, Sie werden das akzeptieren können", setzte sie hinzu. Ich antwortete, aus irgendeinem Grund habe sie sich in ihrem Leben in Beziehungen begeben (mit ihrem Mann und ihren Kollegen), die sie wie leere Muscheln bewahrte – was ich nicht verstünde; doch die analytische Beziehung sei eine lebendige Partnerschaft, deshalb müsse ich mich ganz offen fragen, ob sie eine Analyse wirklich wolle.

Nie zuvor hatte ich mit einem Analysanden so gesprochen. Ich bin es gewohnt, mit Patienten zu arbeiten, die für lange Zeit in Schweigen verfallen, aber für mich bestand kein Zweifel, daß ich Jessica diese Möglichkeit nicht einräumen würde. Das war entschieden meine Meinung, trotzdem ärgerte mich ihre Ankündigung. Außerdem hatte ich das Gefühl, daß sie mich, indem sie die Ausdrucksweise der Londoner psychoanalytischen Schule gebrauchte –

wahre Selbstzustände können sich nur in einer ungestörten, haltenden Umgebung entwickeln – manipulieren wollte. Jessicas Ankündigung geschah an einem Donnerstag, nachdem sie in derselben Woche schon in anderen Sitzungen begonnen hatte, einige frühe Erinnerungen an die Beziehung zu ihrem Vater wachzurufen. Ich brachte ihre Ankündigung mit den früheren Sitzungen in Verbindung und auch damit, wie beunruhigend diese für sie gewesen sein mochten, aber natürlich wußte ich, daß sie leugnen würde, irgendwelche Gefühle dabei zu haben.

Mit der Zeit konnte ich erkennen, daß Jessicas Zustand der Leere, den sie immer wieder erlebte, ein Bewußtseinsverlust war, der bezeichnenderweise auf Selbstenthüllungen folgte, aber lange Zeit scheiterten meine Versuche, mich ihrer Ängste, die mit solchen Enthüllungen einhergingen, anzunehmen, weil sie diese Zustände der Leere beharrlich als bedeutungslos abtat. Statt dessen hatte ich mich auf die Übertragung konzentriert, hatte bemerkt, wie sie mich mit beträchtlichen Informationen versorgte und mich so zu Deutungen berechtigte, die sie dann aber zu einem Autoritätsanspruch meinerseits verkehrte, indem sie unschuldig behauptete, nichts von dem zu wissen, was in meinen Bemerkungen steckte. Es gelang mir, diese Verhaltensweise mit ihrer Beziehung zu ihrem Vater in Verbindung zu bringen, den sie anfangs bewundert, dann beneidet und schließlich verachtet hatte. Ich gab ihr zu verstehen, daß ihre Unschuldshaltung mir die Rolle des scheinbar allmächtigen Vaters zuschiebe. In einer Phase der Analyse überlegten wir, inwieweit sie eine solche Autorität meinerseits reizvoll fand – noch einmal wurde sie von einem starken Vater dominiert –, doch dann wandten wir uns der unbewußten Verachtung zu, die sie für ihn hegte: Was bin ich für ein Mann, wenn ich mich damit begnüge, meine Stärke von einem unschuldigen und hilflosen Kind zugesprochen zu bekommen? Jessica reagierte auf beide Deutungen. Sie wußte, daß sie gehofft hatte, ich würde ein meisterlicher Analytiker sein, und sie wußte auch, daß sie es genoß, mich gegen ihre Verleugnungen ankämpfen zu sehen, weil sie sich dann in der starken Position fühlte, während ich ein hilfloser Narr war.

Im Verlauf ihrer Analyse waren diese Prozesse und charakterologischen Zustände auf bedeutsame Weise mit ihrer ambivalenten Beziehung zu ihrem Vater verknüpft. Aber mir schien, ich sollte es nicht dabei belassen; es gab etwas Eigenartiges in meiner Gegenübertragung, das mir immer wieder Kopfzerbrechen bereitete und mich veranlaßte, einen Schritt zurückzugehen und die Übertragung aus ihrem präödipalen Bezugsrahmen heraus zu überdenken.

Die Erfahrung des Rezipienten

Um die Struktur meiner Gegenübertragung zu untersuchen, will ich ihre generelle Bedeutung in der Analyse Jessicas hervorheben: Was ich hier beschreibe, klingt lebendiger und eindeutiger, als es in Wirklichkeit war. Tatsächlich gelangte ich nur langsam zur Erkenntnis ihrer Struktur, und es bedurfte vieler Sitzungen, bis ich sie begreifen und dann die Patientin damit konfrontieren konnte.

1. Das erste Merkmal meines inneren Zustandes ist: Ich bin mit einer anderen Person zusammen, Jessica, die freundlich und kooperativ zu sein scheint. Es ist angenehm, der Analytiker zu sein, und ich freue mich darauf, mit ihr zu arbeiten.
2. Ich bemerke in der ersten Sitzung eine gewisse Förmlichkeit an ihr, aber ich halte das für ein Zeichen von Angst. Im Laufe der Zeit wird diese Förmlichkeit jedoch zu einer tiefen Verachtung, die in mir Zweifel an meiner analytischen Kompetenz weckt.
3. Ich bin etwas schockiert, daß die Patientin sich weigert zu akzeptieren, daß ihre Beschreibungen von Ereignissen die Gefühle nahelegen, die ich ihr zuschreibe. Mehrere solche Schocks führen dazu, daß ich mich gegenüber dem Offensichtlichen zögerlich und vorsichtig verhalte.
4. Wenn die Patientin, was häufig geschieht, eine Folge sadistischer Gedanken oder Handlungen (gewöhnlich gegen ihren Mann oder gegen Kollegen) beschreibt, merke ich, wie ich mich über diese selbstgefälligen Darstellungen der Patientin ärgere. Doch da ich zweifle, ob ich die Mitteilungen der Patientin richtig aufnehme, stehe ich nicht zu meinen emotionalen Wahrnehmungen. Sie suggeriert mir, meine emotionale Reaktion sei idiopathisch.
5. Einige Zeit später gibt Jessica mir zu verstehen, meine Kommentare zu ihren Berichten seien nicht nur keine Wahrnehmungen, sondern bloße Phantasieprodukte. Mir erscheinen sie aber als die eigentlichen Grundlagen der Wahrnehmung. Sehe ich Gespenster?
6. Dann will Jessica ständig wissen, wie ich zu meinen Kommentaren gekommen bin, was sie denn gesagt habe, das mich zu meiner Bemerkung veranlaßte. Zeitweilig war das für mich innerlich verwirrend, denn sie wollte eine Erklärung für etwas, von dem sie behauptete, es sei eine mehr oder weniger halluzinatorische Wahrnehmung meinerseits.

7. Ich fühlte mich durch sie irritiert: Um einer bestimmten Wirkung willen benutzte sie die Übertragung, um mich zu beeinflussen, dann aber isolierte sie mich, indem sie mir vorwarf, ich sei Opfer meiner eigenen Affekte, die ich als endogen abartig ansehen sollte.
8. Wenn ich meine Kommentare noch einmal formuliere, wird mir rückblickend klar, daß ich mich damals fühlte, als sei die Patientin die Türhüterin der Wahrnehmung, mit der ich fast als Bittsteller umzugehen hatte. Würde sie mich einlassen? Stimmte sie zu, daß mein Verständnis der Situation mit der Realität in Einklang stand?
9. Ich spürte, daß mein Zutritt zur Welt der Bestätigung – dem Gewöhnlichen – von ganz willkürlichen Bedingungen abhing, die meine Patientin bestimmte; sie hatte die Macht, mich ein- oder auszuschließen.
10. Nach einiger Zeit entdeckte ich, daß mich ihre wiederholte Äußerung, sie habe keine Ahnung, weshalb ich gerade so dachte, auf den richtigen Weg führte, so daß ich mich der kalten Logik ihrer Unschuld stellte.
11. Ich bemerkte in mir eine Neigung, mich zurückzuziehen, durch die analytische Tür namens „Neutralität" den Raum zu verlassen, aber ich wußte, daß das eine halbherzige Rationalisierung war, um einer engen Übertragungssituation auszuweichen.

Mit der Zeit entstand ein Bild, wer oder was die Patientin in der Übertragung war und wer oder was ich in der Gegenübertragung war. Wir kamen im Grunde über meine Beschreibungen der Beziehung zwischen der Übertragung und Gegenübertragung zu dieser Erkenntnis. Ich rätselte laut, was es wohl bedeute, daß sie wichtige Informationen offenlege, die mich zu praktisch sicheren Kommentaren veranlaßten, daß diese Kommentare aber auf ein scheinbar unschuldiges Selbst träfen, das keine Ahnung hatte, warum ich so dachte, wie ich es tat. Als sie schließlich imstande war, einen Teil ihres Ich abzuspalten und meine Beobachtungen zu teilen, konnte sie sehen, daß die Beziehung, die dieses Szenario kennzeichnete, die Beziehung zu ihrer eigenen Mutter war.[1] Zunächst

[1] Wie aber wissen wir, daß Jessicas Mutter so war, wie Jessica sie beschreibt? Zu Recht ist die Psychoanalyse gegenüber derartigen Erinnerungen mißtrauisch. Ich halte mich an einen Mittelweg zwischen der Auffassung, solche Erinnerungen seien zutreffend, und jenen Positionen, die elterliche Objektrepräsentationen unvermeidlich entweder für

hatte sie ihre Mutter als eine freundliche, aber irgendwie inkonsequente Person beschrieben, die sich oft Sorgen machte. Aber es wurde immer klarer, daß Jessica die Bedeutung der Mutter heruntergespielt hatte, um mit dem Umstand fertigzuwerden, daß die Mutter kein besonders enges Verhältnis zu ihr gehabt hatte. Ich konnte sehen, daß sie sich als Kind von einer Mutter beeinträchtigt gefühlt hatte, die (aus vielen Gründen) nicht bereit war, Verantwortung dafür zu tragen, daß sie ihre Tochter störte und beunruhigte. Die Mutter schien unschuldig. Jessica löste dieses Dilemma in der Beziehung zu ihrer Mutter zum Teil dadurch, daß sie manche ihrer Aspekte – eine frühe Form der Übertragung von der Mutter-Kind-Beziehung auf die Vater-Kind-Beziehung – in die Beziehung zum Vater übernahm. Insbesondere übertrug sie das kindliche Selbst, das durch die Abwesenheit (und Verleugnung) der Mutter zutiefst verwirrt und frustriert war, auf den autoritären Vater, der alles wußte und offenbar für alles einen Grund kannte. Durch ihre Identifikation mit der väterlichen Sorge für das Kind, das so rätselhaft ist (die Tochter ihrer Mutter), verlegte Jessica das Dilemma in die Struktur eines klassischen Austauschs zwischen manchen Vätern und ihren Töchtern: Er sollte sie für ein „dummes kleines Mädchen halten", das sich dadurch Bewunderung verschaffen konnte, daß es in die Fußstapfen des Vaters trat.

In der Neufassung der Übertragung-Gegenübertragung dieser komplexen Familiensituation spielte Jessica die Mutter, während mir die Rolle zufiel, die Erfahrung ihres Kind-Selbst zu machen. Und sie brachte mich dazu, mich

---

Wunscherfüllungen oder für Projektionen von Teilen des Selbst halten. Tatsächlich nehme ich gewöhnlich die Berichte eines Analysanden über das Verhalten von Mutter und Vater lange Zeit als wahr an, um beurteilen zu können, ob eventuell ein pathologisches Verhalten seitens der Mutter oder des Vaters beständig als Gefäß für den unerwünschten Teil der Patientenpersönlichkeit dient oder ob der Patient in der Übertragung Aspekte, die den Eltern zugeschrieben werden, ausagiert. Mit der Zeit bezieht sich die Analyse immer weniger auf die Mutter und immer stärker auf das Selbst des Patienten. Bezüge zur Vergangenheit verlieren an Bedeutung. Je weiter die Rekonstruktionen abnehmen und je mehr der Charakter des Patienten aus der Übertragung verstanden wird, desto stärker tritt die Frage, was die Mutter eigentlich getan hat oder wer sie tatsächlich war, an ihren angestammten Platz, in den Bereich der Spekulation und Hypothese, zurück; sie wird gemildert durch die Versöhnlichkeit, die mit der viel wichtigeren Erkenntnis der Störungen einhergeht, die man aus sich selbst erzeugt hat. Auf die wichtige Frage, weshalb bei der psychoanalytischen Rekonstruktion der Name der Mutter beschworen wird, werde ich in einem späteren Aufsatz eingehen.

angesichts der mütterlichen Kontaktverweigerung zutiefst verwirrt, verärgert und isoliert zu fühlen. Das sollte (ihr zufolge) durch einen Rollentausch gelöst werden, in dem die Patientin mir vermittelte, sie sei wirklich ziemlich dumm, ich sei der hochgeschätzte Analytiker, und sie lade mich ein, die Rolle des starken Vaters zu übernehmen, der mit dieser Tochter-Patientin eine sehr störende und gestörte Objektbeziehung zudeckt.

Jessicas unbewußte Darstellung der Geschichte ihrer gewaltsamen Unschuld offenbarte, welche Auswirkungen ein Primärobjekt auf ihr Ich gehabt hatte, doch ich möchte nicht behaupten, daß eine radikale Unschuld sich einzig und allein in der Wiederholung einer solchen frühen Objektbeziehung entwickeln kann. Eine andere Patientin, Teresa, entwickelte zum Beispiel aus Wut über die Geburt ihrer jüngeren Schwester einen Haß auf die Realität. Der Haß wurde zu einer boshaften Antipathie gegen ihren Vater, der für sie die Beziehung zur Realität zu verkörpern schien. Sie fühlte sich durch die unerwünschte Ankunft der Schwester eindeutig provoziert, verwirrt und isoliert. Als Erwachsene verhielt sich Teresa in ihren Beziehungen wie auch in der Analyse gewöhnlich beständig aggressiv gegen den anderen, auch wenn das nicht offen geschah. Sobald sie jedoch darauf hingewiesen wurde, gab sie vor, nichts von der Provokation zu wissen, um dann den Rezipienten ihrer Aggression auch noch zu beschuldigen, er trage störende Bewußtseinsinhalte in ihr Leben hinein. Man kann sehen, wie sie ihn durch ihre Provokation verletzt und ihn in eine isolierte und frustrierte Lage bringt; das gelingt ihr dadurch, daß sie sich weigert, ihre Handlungen zur Kenntnis zu nehmen. So ist die Isolation des Rezipienten in der konkreten Beziehungssituation eine Übertragungs-Gegenübertragungs-Erfindung von Teresas isoliertem Haß auf die Realität. Das Opfer ihres Handelns fühlt sich in dieser von Teresa geschaffenen Wirklichkeit überaus unwohl und letztlich nicht anerkannt. In diesem Fall entwickelt sich die gewaltsame Unschuld aus der eigenen intrapsychischen Verarbeitung einer gelebten Erfahrung und nicht wie bei Jessica aus der möglichen Wiederholung der Handlung der Mutter gegen das Selbst. Natürlich gibt es immer ein Zusammenspiel des Intrapsychischen und Intersubjektiven, und die plakative Zuordnung wie im Falle von Jessica und von Teresa birgt die Gefahr, daß man eine Psychoanalyse allzu sehr vereinfacht, um einen bestimmten Unterschied deutlich zu machen. Dieses zwangsläufige Risiko ist, wenn auch bedauerlich, so doch meiner Meinung nach unvermeidbar ein Kennzeichen jedes Versuchs, einzelne Faktoren zu isolieren, die in der Analyse zur psychischen Textur einer Person beitragen.

Vergiß es

Ich hoffe, die Geschichten und kleinen Beispiele aus der Praxis haben den Boden für ein tieferes Verständnis dessen bereitet, was ich unter gewaltsamer Unschuld verstehe. Zweifellos handelt es sich dabei um eine Form der Verleugnung, doch in diesem Fall verleugnet das Subjekt nicht die eigene Wahrnehmung der Außenwelt, sondern die Wahrnehmung des anderen. Wir betrachten Verleugnung im Zusammenhang mit den Objektbeziehungen, um zu sehen, wie jemand von den Handlungen des anderen gestört werden kann, die dieser verleugnet. Der Analytiker kann zwischen einer internalisierten Verleugnung, die Teil einer Objektbeziehung ist, und endogenen oder einfachen Verleugnungen unterscheiden, indem er die Übertragung und ihre Gegenübertragung analysiert. Wenn die Weigerung des Patienten, die Realität wahrzunehmen, durch freie Assoziationen und analytische Deutungen allmählich klarer wird, dann sind wir Zeugen einer endogenen Verleugnung, auch wenn wir diese Verleugnung auf familiäre Haltungen zurückführen können. Verleugnungen, die Teil einer Objektbeziehung sind, funktionieren in der Übertragung aufgrund einer Spaltung, bei der der Patient den Analytiker dazu bringt, Gefühle und Ideen zu entwickeln, die zur Kenntnis zu nehmen der Patient sich weigert. Es handelt sich um eine Dynamik, bei der der Patient den Analytiker benutzt, um sich mit Gefühlen, die abgespalten sind, auseinanderzusetzen, und zwar nicht, um einen unerwünschten Bewußtseinsinhalt durch den Prozeß der Deutung zu entgiften, sondern um den Analytiker zu sich in eine Beziehung zu bringen, die manchmal die Erfahrung des Patienten, die dieser in seiner Kindheit mit der elterlichen Verleugnung gemacht hat, wiederauferstehen läßt.

Der gewaltsam Unschuldige schürt beim anderen eine emotionale und ideatorische Verwirrung, von der er dann nichts wissen will – darin besteht die eigentliche Verletzung. Der Rezipient soll in eine große Einsamkeit versinken, in der niemand seine Gefühle, Gedanken und möglichen Verbalisierungen aufnimmt. Der Rezipient der gewaltsamen Unschuld sitzt am Durchgang zwischen intrapsychischem Leben und intersubjektiver Existenz, und hier stellt sich eine fundamentale Frage: „Bin ich für den anderen, mit dem ich spreche, am Leben, oder muß ich dort, in dem intermediären Raum, tot sein, was hieße, daß ich nur in meiner sorgfältig verwalteten und luftleeren Innenwelt lebendig sein darf?“ Rezipient der Provokation des anderen zu sein ist also zwecklos, solange nicht durch die Definition der Objektbeziehung eine Struktur vorhanden (das Chaos in eine pathologische Ordnung übergegangen) ist. Denn so lange ist der Rezipient auf merkwürdige Weise im Inneren des anderen gefangen, um dann wie ein dummes Traumobjekt, das seinen Zweck erfüllt hat, fallengelassen zu werden.

Der Rezipient gewaltsamer Unschuld weiß wenig. Er wurde durch die Handlungen des anderen, der etwas in ihn hineinprojiziert oder einen unverarbeiteten Bewußtseinsinhalt evoziert, durcheinandergebracht.

„Vergiß es", sagen wir nur zu oft, wenn wir gerade angesetzt haben, einen Gedanken oder ein Gefühl zu beschreiben. „Das hat nichts zu sagen", fügen wir vielleicht noch hinzu. Eine ganz vertraute Lebenssituation, die einem Gesprächspartner, dessen Neugier, wenn auch vielleicht nur mäßig, angestachelt worden ist, ein Seufzen entlockt. Was auch immer „es" gewesen ist, was da aufgetaucht ist, es versinkt wieder dahin, woher es gekommen ist. Die gewaltsame Unschuld hingegen beschäftigt den Geist, treibt ihn um, zwingt ihn, zu erleben, wie nutzlos er ist, denn, was es auch sei, was da vermittelt wird, es hat keine erkennbare Form. Ein tätiger Geist, aber ein „Vergiß-es": ein Geist, der seine eigenen Inhalte nicht kennt. Der andere, der den Geist in dieses Dilemma gebracht hat, könnte die Sache klären, indem er sein provokatives Handeln erklärt. Aber der unschuldige Blick und die Weigerung leugnen jeglichen Beistand, und der Rezipient bleibt mit seinem verwirrten, nutzlosen Bewußtsein zurück.

Das scheint mir eines der unbewußten Ziele der gewaltsamen Unschuld zu sein, wenn sie in der analytischen Situation auftritt. Der Analytiker wird zu einer Position gezwungen, in der sein innerer mentaler Zustand nichts zur Weiterentwicklung der Beziehung zwischen dem Selbst und dem anderen beitragen kann. Sich an einem Ort zu befinden, wo der Geist nutzlos ist, bedeutet, den Platz des Kindes einzunehmen, dessen Geist auch zu nichts nutze war. Was also ist ein nutzlos aktiver Geist für ein Selbstzustand?

Wenn ich ein fünfjähriges Kind bin und im Spiel, ohne mir meiner selbst bewußt zu sein, mein Triebleben zum Ausdruck bringe, und meine Mutter tritt ein, runzelt die Stirn, zeigt Ärger, läßt aber meine Frage, was denn nicht in Ordnung sei, nicht zu, wo bin ich dann? Vielleicht werde ich die Handlungen, Ideen, Impulse und Gefühle der letzten Augenblicke noch einmal an mir vorüberziehen lassen, um herauszufinden, was sie ärgert. Was aber, wenn diese intrapsychische Suche nicht auf Anerkennung stößt, wenn ich sie der Mutter mitteile, und diese entfernt bleibt?

Heißt das nicht, daß intrapsychische Arbeit sinnlos ist? Fordert mich das nicht zu spekulativen Projektionen auf, zu einem vorsichtigen Tasten voller „könnte": Es könnte dies, es könnte aber auch jenes gewesen sein. Wo bin ich dann? Stehe ich nicht meinem eigenen Geist als Objekt im Wege? Distanziere ich mich dann nicht von der eigentlichen geistigen Verarbeitung, wenn diese Welt der spekulativen Projektionen, der „wenns" und „könnte" es nicht schafft, mich von dem seelischen Schmerz zu befreien, der durch den anderen hervorgerufen wird? Bin ich als Kind also nicht geradezu verpflichtet, das geistige Leben auszulöschen, es zu vernebeln, meine evokative Reaktion auf die tatsächliche Objektwelt zu dämpfen?

In dieser Weise waren Jessicas „Nebel", die etwas Schicksalhaftes hatten, ihre übliche Antwort auf bedeutungsvolle Sitzungen, die meiner Meinung nach Wünsche in bezug auf den anderen weckten (und das geistige Leben anregten).

Oder nehmen wir den Fall von Teresa und kehren wir zu der Fünfjährigen zurück, deren Mutter ins Zimmer tritt: Vielleicht leugnet das Kind den mütterlichen Kommentar über das Selbst und beschuldigt die Mutter gar, merkwürdige und idiopathische Wahrnehmungen zu haben. Im Laufe der Jahre weigert sich das Kind gänzlich, irgend jemandes mentale Objektivierungen seiner persönlichen Affekte anzunehmen, schließlich beraubt es sich selbst der Fähigkeit, die eigenen Aggressionen zu verarbeiten. So gesehen sind also die „Nebel" oder die Zustände der „Leere" das psychische Ergebnis aus der beständigen projektiven Identifikation des eigenen Bewußtseins des Kindes mit dem anderen, dem es gerade überlassen bleibt, die aggressiven Zustände des Selbst zu verarbeiten. Und wenn das Kind außerdem die geistige Verarbeitung seiner Aggression durch den anderen ablehnt, dann wird diese noch mehr angegriffen, und es entsteht schließlich ein massiver Mangel an Kontakt zu den inneren Inhalten des Selbst.

Die Unschuld und das falsche Selbst

Die Psychodynamik der gewaltsamen Unschuld ist ein Gemeinplatz und findet sich häufig in Beziehungen zwischen Eheleuten, in Familien und Gruppen. „Was ist nur los?" „Du scheinst nicht zufrieden zu sein." Das sind die Töne, die die gewaltsame Unschuld häufig anschlägt, wenn sie die Haltung falscher Verwunderung einnimmt, um den anderen durcheinanderzubringen. Tatsächlich ist das oft eine der perverseren Dynamiken pathologischer Gruppenprozesse.

Stellen wir uns eine Institution mit etwa hundert Mitarbeitern vor. Wie an vielen Orten, wird auch hier Zwietracht gesät, werden unerfreuliche Rivalitäten ausgetragen, boshafte Gerüchte verbreitet, und die Stärkeren rangeln um einflußreiche Positionen. Stellen wir uns vor, die Mitarbeiter seien sich darin einig, daß ihr Haus ein wunderbarer Ort sei und vergleichbaren Institutionen um einiges überlegen. Ich würde das als ein kollektives falsches Selbst bezeichnen, das das wahre Bewußtsein dieser Menschen verdeckt, etwa weil das Haus fürchtet, es könnte nicht mit der Wahrheit leben. Aber in einem solchen Fall glaubt jeder einzelne zudem – und zwar ungeachtet seines Wissens um die Mißlichkeit mancher dieser Dynamiken –, daß er nur dann weiterhin Zugang zu der Institution hat, wenn er mit dem kollektiven falschen Selbst kollaboriert. Obgleich er privat, mit seinen engsten Kollegen oder seiner Frau darüber sprechen kann, wie er sich als Teil dieses Hauses wirklich fühlt, hält er es in der Öffentlichkeit für das Beste zu sagen, es sei „anregend" oder „stimulierend", in dieser Institution zu sein.

Man könnte sagen, daß hier eine gewaltsame Unschuld am Werk ist, denn alle Beteiligten scheinen die beunruhigenderen Wahrheiten, die mit diesem Ort zusammenhängen, zu ignorieren. Und diejenigen, die in der Technik des falschen Selbst besonders begabt sind, werden zu der Struktur der Unschuld, die die Atmosphäre dieser Institution ausmacht, beitragen.

Unvermeidlich werden allerdings manchmal ein, zwei oder zwanzig Leute das falsche Selbst verletzen und über einige der unangenehmen Tatsachen ihre Meinung äußern. „Ich verstehe, findest du wirklich, daß es hier so ist?", wird dann ein anderer denjenigen unschuldig fragen, der einen solchen Schnitzer gemacht und sich derart geäußert hat. Daraufhin wird derjenige vielleicht aufgefordert, mehr zu sagen und damit gewissermaßen die mit diesem Ort zusammenhängenden Konflikte zum Teil zu verstärken, doch geschieht das losgelöst, denn die Gefühlsäußerungen des Subjekts werden als idiosynkratische Gefühls- und Denkformen angesehen.

Ich erinnere mich an den Gruppenprozeß einer Institution, bei dem bezeichnenderweise eine Teilnehmerin immer dann von der Gruppe aufgefordert wurde, ihre Meinung zu sagen, wenn der unterdrückte Konflikt erschreckend mit dem falschen Selbst dieser Gruppe kollidierte. X war die „Sensible" der Gruppe; sie konnte nicht verbergen, was sie empfand, und immer wenn die Versammelten Erleichterung brauchten, forderten sie X auf, ihrem Schmerz Ausdruck zu geben – was sie auch immer tat –, obgleich die Gruppe ihr eigenes funktionierendes falsches Selbst dadurch bewahrte, daß sie X durch ihren emotionalen Kummer begleitete und sicherstellte, daß diese auch weiterhin als abgespaltene Rezipientin unterdrückten seelischen Leides zur Verfügung stand.

Ganz gleich, welche persönliche Dynamik bei X eine Rolle spielte, es lag etwas Grausames in diesem unschuldigen Nachfragen seitens der Gruppe, denn diese scheinbar rücksichtsvollen Nachfragen nach ihrer Einschätzung der Situation stürzten X immer in ideatorische Verwirrung und emotionale Turbulenzen.

Wohlgemerkt, wenn man weiß, wie das Spiel läuft, und sich im klaren darüber ist, daß hier die Regeln unweigerlich eine negative Halluzination beinhalten, dann kann man mit der Gespaltenheit zwischen dem falschen und dem wahren Selbst leben. Man muß nur manchmal die eigene Antwort fälschen. „Wie gefällt es dir hier?" „Prima. Ein anregender Ort." Zwei Unschuldige, deren wechselseitig geäußerte Sicht ungeniert über die Wahrheit hinweggeht, die sich selbst zum Opfer fällt.

Die Illusion des Verstehens

Der Analysand, der eine gewaltsame Unschuld ausübt, isoliert den Analytiker und bringt ihn in eine gestörte und nutzlose geistige Verfassung. Doch das ist nicht alles: Den projektiven Identifikationen, die dem Analytiker seinen Platz zuweisen, liegt eine tiefe Verzweiflung und ein heimtückischer Zynismus zugrunde. Wie läßt sich das zeigen?

Winnicott schrieb darüber, wie die Mutter die Illusion des Kindes nährt, es erschaffe die Welt (hauptsächlich die Brust und die Mutter) aus seinen eigenen Bedürfnissen und Wünschen. Das vermittelt dem Kind den Eindruck, die Welt verstehe es, und sie werde von ihm gestaltet. Diese Illusion wird implizit durch die Sprache, die uns gemeinsam ist, aufrechterhalten. Auch stützt sie die Annahme, daß das, was wir meinen, mit dem, was der Rezipient durch unsere Sprache versteht, identisch sei. Wenn ich sage: „Würden Sie mir bitte die Büroklammer rübergeben?" und der andere tut das, so bin ich sicher, daß er mich verstanden hat. Zahllose einfache Transaktionen dieser Art nähren den Glauben, daß die Menschen einander verstehen. Dieser Glaube gibt uns die Freiheit, von einer Rezeption auszugehen, die Kommunikation und Kreativität erleichtert.

Die Vorstellung, wir verstünden einander durch die verschiedenen Kommunikationsordnungen, ist meiner Meinung nach weitgehend eine Illusion, vor allem weil das bewußte Selbst, wie Freud uns gelehrt hat, unweigerlich ein nur teilweise präsentes Geschöpf ist, dessen unbewußte Stimmen sich nur hin und wieder zu Wort melden und uns daran erinnern, wie wenig wir von uns begreifen. Der Literaturkritiker Harold Bloom hat einmal gesagt, die Literaturgeschichte sei eine Tradition schöpferischer Fehlinterpretationen, da Dichter und Romanciers die Werke ihrer großen Vorbilder verzerren, verändern und falsch lesen. Die Untersuchung von Norman Holland über die Reaktion des gewöhnlichen Lesers auf die Literatur zeigt überzeugend, wie wir das literarische Objekt mißdeuten.

Diese Beobachtungen könnten einer Rhetorik der Verzweiflung das Wort reden, die besagen soll, wir seien hoffnungslos entfernt voneinander. Wenn wir uns ohnehin nicht verstehen, wozu verständigen wir uns dann? Doch das scheint mir nicht wahr zu sein, auch wenn jeder von uns immer wieder die Erfahrung macht, nicht verstanden zu werden. Wie ist das möglich? Warum ist das nicht der Anfang einer Verständigungskatastrophe?

Dieser Faktor im menschlichen Leben enthält im Kern ein ungeheures Paradox. Weil wir einander (in der unterschiedlichen, momentanen Vermittlung der Inhalte unserer inneren Welt) nicht verstehen, haben wir die Freiheit, einander zu erfinden. Wir ändern einander. Wir schaffen und erneuern und formen einander und heben das Verständnis voneinander auch wieder auf, wobei uns die Illusion des Verstehenkönnens einerseits vor Angst und Verzweiflung bewahrt und uns andererseits durch die Unmöglichkeit, eine Vorstellung vom anderen zu haben, frei macht. Das ist, meine ich, ein doppeltes Paradox. Weil wir einander nicht verstehen, haben wir die Freiheit, uns gegenseitig falsch wahrzunehmen – ein schöpferischer Akt –, und so, aus dieser Lücke, entsteht unbewußtes geistiges Leben oder intersubjektives Spiel, das uns einander näher bringt. Gedanklich können wir uns nicht besser verstehen oder zumindest nicht viel besser, aber im Spiel kommen wir einander näher.

Zwei Paradoxe und jetzt eine Ironie: Wahrscheinlich sind wir geradezu gezwungen, mehr über den anderen zu wissen, wenn die Illusion, den anderen zu verstehen, zusammenbricht. In einem solchen Fall müssen wir den anderen reobjektivieren, von neuem das bewußte Verständnis voneinander aushandeln; während wir, wenn die Illusion zu verstehen noch aufrechterhalten ist, uns um des Spieles willen in zahllosen schöpferischen, subjektiv bestimmten Fehlwahrnehmungen voneinander ergehen.

Des weiteren haben wir ein äußerst begrenztes Verständnis voneinander, weil so vieles, was wir über uns und den anderen unbewußt wissen, ungedacht bleibt. Freud hat natürlich erkannt, daß das Gesetz der freien Assoziation sich dieses Paradox zunutze macht: Wenn wir aufhören, unsere geheimen Gedanken bewußt aufdecken zu wollen, wenn wir uns einfach entspannen und, ohne uns unserer selbst bewußt zu sein, aussprechen, was uns in den Sinn kommt, dann werden wir mit Hilfe von Verschiebung, Verdichtung oder Symbolisierung dem begrenzten Verständnis zu Bedeutung verhelfen. Heutzutage müssen wir dieser Auffassung von der freien Assoziation noch jenes Zusammenspiel von Ideen und Affekten, wie sie in der Übertragung und Gegenübertragung zwischen Patient und Analytiker ausgetauscht werden, hinzufügen. Das Beziehungsspiel, die freie Assoziation von zwei verschiedenen subjektiven Idiomen, bleibt weitgehend ungedacht, obwohl das, was bis ins Bewußtsein gelangt (etwa durch eine gute Deutung), zum Teil wegen seines ungewöhnlichen Status als ein wertvolles Stück gedachten Wissens, geschätzt wird.

Auf jeden Fall stehen wir in unbewußter Kommunikation miteinander. Mitteilungen an einen Rezipienten werden unbewußt wahrgenommen, und ein gewisses tiefes Verständnis ist zwar möglich (beispielsweise eines, bei dem die intuitive Dialektik der Bildung von Genera in Gang gesetzt wird und Patient und Analytiker eine neue Sicht aufeinander erhalten), aber die eigentlichen Bestandteile des unbewußten Lebens, die verschiebende Logik des Primärvorgang-Denkens und die zerstörerische Wirkung der Ich-Abwehr sorgen dafür, daß die unbewußte Kommunikation zwischen Menschen das Bewußtsein ebenso leicht in die Irre führen, wie sie es führen kann. Das ist insbesondere dann der Fall, wenn der Empfänger versucht, die unbewußten Mitteilungen in einen noch unreifen bewußten Sinn zu verwandeln, denn das Subjekt wird oft – wenn auch nicht immer – auf ein solches Ansinnen mit weiteren Verschiebungen, Verdichtungen und Abwehrhaltungen reagieren, wenn es spürt, daß latente mentale Inhalte dabei sind, in sein Bewußtsein vorzudringen. Es ist, als ob das Patienten-Ich merkt, wenn das Rezipienten-Ich daran arbeitet, seinem Bewußtsein einen unbewußten Inhalt bewußt zu machen; dem widersetzt es sich, es sei denn das Subjekt will verstanden werden – in diesem Fall findet eine Art Tanz wechselseitiger Verschiebungen, Verzerrungen, emotionaler Reziprozitäten und psychischer Anziehungswirkungen statt, der die Fortsetzung der gemeinsamen Kommunikation unterstützt. Wenn der Rezipient mit den unbewußten Mitteilungen des Subjekts spielt, dann wird in gewisser Weise eine dialektische Intersubjektivität etabliert, sofern das Subjekt es sich erlaubt, dem anderen seine latenten unbewußten Ideen und Gefühle mitzuteilen, und sofern der andere in der gleichen Sprache antwortet, und nicht aus dem Herrscherpalast der bewußten Logik heraus. Es mag absurd klingen, wenn ich sage, unbewußte Kommunikation sei unbewußt, aber heutzutage wird dieser Begriff häufig verwendet, um einen unbewußten Ausdruck des Patienten zu bezeichnen, den der Analytiker bewußt versteht; hier geht es mir jedoch um einen Typ von Diskurs, der sich dem Bewußtsein beider Beteiligten entzieht. Zwar ergeben sich gewisse bewußte Kenntnisse aus der unbewußten Kommunikation, doch handelt es sich dabei weniger um ein Verständnis präziser Bewußtseinsinhalte als um wechselseitig konstruierte Verständigungen, die auf bestimmte Episoden, an denen beide Personen Anteil haben, beschränkt sind.

Unbewußte Kommunikation bedeutet nicht eine heimliche Vermittlung einer klaren Botschaft. Unbewußte Kommunikation bedeutet, daß das Subjekt den Rezipienten in der Sprache des Unbewußten anspricht, das heißt, eine solche Sprache zielt zum Teil darauf ab, den anderen zu täuschen und in die Irre zu führen. Die Ironie besteht darin, daß das Unbewußte des Rezipienten diese Absicht genau versteht, denn es „denkt" in genau derselben Weise; man muß sich das eher wie auf einem Bazar vorstellen, auf dem zwei Händler einander gewitzt irreführen, wobei jeder der beiden sicher ist, den anderen gut und richtig getäuscht zu haben. Ebenso wird der andere, wenn er die unbewußte Mitteilungen des Subjekts erhält, nicht imstande sein, „bewußt" zu verstehen, was da vermittelt wurde, aber er wird die dichte Logik der Täuschung verstehen und daher das Subjekt in einer ähnlichen Sprache ansprechen. Was für ein merkwürdiges Paradox, daß unbewußte Kommunikation in Form bewußten Mißverstehens stattfindet und daß sie zugleich sicherstellt, daß der unbewußte Diskurs erhalten bleibt. Aber kennen wir das nicht alle? Hat nicht jeder schon einmal die Erfahrung gemacht, daß man mitten im Erzählen und in dem Bemühen, sich durch einen nur teilweise bekannten subjektiven Zustand hindurchzuarbeiten, auf einmal argwöhnisch innehält, wenn der andere nickt und sagt: „Ah, ja, ich verstehe sehr gut"? Noch seltsamer ist es, wenn wir entdecken, daß der andere tatsächlich unseren konkreten Text verstanden hat und wir trotzdem irgendwie das Gefühl haben, nicht wirklich gehört worden zu sein.

Bezeichnenderweise nehmen wir den anderen in solchen Augenblicken nicht beim Wort, fordern wir von ihm keine Genauigkeit im Denken. Natürlich können wir einander unterbrechen und nachfragen, eine Fehlwahrnehmung „korrigieren" (um die Illusion aufrechtzuerhalten, sollte ich hinzufügen), aber der menschliche Diskurs wäre das erste Opfer der Genauigkeit, denn das Bedürfnis, ein genaues Verständnis sicherzustellen, würde entweder das spielerische Sich-wechselseitig-Erschaffen lähmen oder zu einer Formalisierung des Austauschs führen, die Mißverständnisse ausschlösse, indem sie den Gedankenaustausch legalisiert.

Das wechselseitige Sich-Kennen ist also immer nur teilweise ein Einander-Verstehen; seine Dialektik ergibt sich tatsächlich mehr aus der schöpferischen Fehlwahrnehmung von spielerischen Phantasien, die immer dann auftreten, wenn das Wesen dieser Dialektik Rätsel aufgibt. Kennen heißt hier nicht verstehen oder begreifen; es heißt zu spielen, insbesondere durch die evokative Wirkung des persönlichen Idioms des anderen *bespielt zu werden*, und es ist ein Austausch zwischen zwei ungedachten Positionen des „Wissens".

Unbewußte Kommunikation ist daher eine Dialektik zwischen zwei Subjekten, die die voneinander erhaltenen Mitteilungen verzerren, verschieben und verdichten, und zwar wie in einem unbewußten Spiel, das wie die Traumarbeit durch ein komplexes Medium wunderbar schöpferischer Zurückweisungen immer nur einen Teil der psychischen Wahrheit darstellt. So gesehen bedeutet, den anderen nicht ins eigene Bewußtsein einzubeziehen, eigenartigerweise, mit der Andersheit des anderen in Berührung zu sein und mit der unausweichlichen Unerreichbarkeit des anderen, den man nicht wirklich kennen kann, in Kontakt zu bleiben, ein lebenswichtiger Faktor in Ehen, tiefen Freundschaften und guten Analysen.

Wer sich zu einem gewaltsam Unschuldigen entwickelt, hat vielleicht in diesem wichtigen frühen Spiel mit dem anderen, in dem eine schöpferischen Fehlwahrnehmung als wahrnehmendes Verstehen zugelassen wird, einen Einbruch erlitten. (Jedes Kind muß die „Wirklichkeit" für sehr lange Zeit erheblich verzerren, um aus der Welt eine wahre „psychische Realität" zu „machen".) Jessica besaß nicht die Freiheit, mit ihrer Mutter zu spielen, denn diese zwang ihr Kind vorzeitig zu erkennen, daß wir nicht in der Lage sind, die innere Selbsterfahrung des anderen zu verstehen, und daß, geht man einen Schritt weiter, daher auch wir von unseren Primärobjekten nicht verstanden werden. Säuglinge und Kleinkinder brauchen die Überzeugung, daß die Mutter sie bis ins Innerste kennt, eine mächtige Illusion, die zum Teil überhaupt erst Rede und Spiel und wachsende Investitionen in Wagemut zuläßt. Als Jessica durch den Bruch in der Illusion des Verstehens in schlimme Isolation gezwungen wurde, verlor sie ihre Liebe zu Rede und Spiel.

Oder nehmen wir Teresa: Eine gewaltsam Unschuldige kann einen Bruch in einer Wechselbeziehung herbeiführen, um sich an der Realität mit „ihren" verletzenden Provokationen zu rächen, die das narzißtische Gleichgewicht des Kindes stören. Ein solches Kind wird dann die Realität attackieren, indem es sich weigert, mit ihr zu spielen, und es erreicht dies durch beständige Angriffe gegen die Versuche des anderen, mit den Mitteilungen dieses Selbst zu spielen. Eine Teresa wird unablässig darauf hinweisen, daß der andere ihre Aussagen verzerrt oder ihre Absichten entstellt habe, und sie wird, indem sie Kommunikationseinheiten zur wechselseitigen Analyse in geprüfte Segmente zerlegt, die Dialektik so weit dekonstruieren, um beweisen zu können, daß sie recht hat und daß der andere fälschlich einer Wahrnehmungsverzerrung ihrer außerordentlich präzisen Bedeutung erlegen ist. In relativ kurzer Zeit wird der andere das Wechselspiel aufgeben, besiegt von der militanten Präsenz einer diffizilen Denkstruktur.

Ein weiteres Opfer dieser katastrophischen Desillusionierung ist der mit ihr verbundene Verlust an emotionalem Leben (insbesondere an zwischenmenschlichen Gefühlen) als geheimer Kompensation und Alternative zum Verstehen. In Zukunft werden wir vielleicht irgendwann mehr über Gefühle als nichtsprachliches Kommunikationssystem wissen, das ein starkes Gespür zu verstehen hervorruft, auch wenn das, was zwei fühlende Personen voneinander wissen, wahrscheinlich ideatorisch fehlkonstruierte Konstruktionen sind. Der gewaltsam Unschuldige zerstört beim Analytiker das Gefühl der Harmonie mit dem Patienten und schneidet so diese Partnerschaft von der rhythmischen Sequenz emotionalen Zusammenspiels ab, das bei den beiden Beteiligten wechselseitig kreative Mißverständnisse unterhält und sie zu solchen inspiriert. Das Gefühlsleben, ein lebenswichtiger Bestandteil im Zusammenspiel zweier Personen, hält die Illusion von Verständnis aufrecht, das durch die Dialektik ungedachten Wissens zwischen zwei Subjekten gerechtfertigt ist und durch ein gewisses Maß an Einsicht bei jedem von uns befestigt wird, daß ein Leben zu leben heißt, sich an einem Ort zu befinden, der unvermeidlich einsam ist, weil man sein Idiom mit niemandem teilen kann, auch wenn wir als Menschen alle an diesem Ort leben.

Der gewaltsam Unschuldige ruft beim anderen einen unnötig gestörten Bewußtseinszustand hervor, der ihn durch die Verweigerung der Anerkennung in die Isolation treibt. In der analytischen Situation kann ein solcher Patient den Analytiker zu Deutungen provozieren, um die Assoziationen des Analytikers zu leugnen, und er kann das Innenleben des Analytikers aufwühlen, um ihn zu isolieren. Indem er das tut, vermittelt der Analysand über die Übertragung und Gegenübertragung die Erfahrung, wie es ist, mit jemandem zusammenzusein, der erst provoziert und dann weggeht, als sei er an diesem Akt der Aggression unschuldig. Schließlich wird ein solcher Patient an der Grundillusion im menschlichen Diskurs rütteln, nämlich daß wir einander über Sprache verstehen. Indem er den Analytiker zwingt, auf seine Worte zu achten, jedes einzelne auf die Waagschale zu legen, sucht dieser Analysand unbewußt entweder seine eigene Unfähigkeit oder die seiner Eltern, mit Fehlwahrnehmung zu spielen, darzustellen.

9. Das faschistische Bewußtsein

„Unser Programm ist einfach", schrieb Benito Mussolini 1932. „Sie verlangen von uns Programme, aber es gibt schon viel zu viele davon. Für die Rettung Italiens sind nicht Programme nötig, sondern Männer und Willenskraft." (Mussolini, S. 185) „Was ist Faschismus?", fragte Gramsci ungefähr zehn Jahre vor Mussolinis spartanischer Äußerung. „Es ist der Versuch, die Probleme von Produktion und Distribution mit Maschinengewehren und Pistolen zu lösen." (Gramsci, S. 82)

Der Faschismus schien die ideologischen, theologischen und kulturellen Verwirrungen zu vereinfachen, die dadurch entstanden waren, daß das Menschenbild der Aufklärung für das Verständnis des menschlichen Lebens versagt hatte. Nach Fritz Stern war der Faschismus eine „konservative Revolution", in ihr sieht er „den ideologischen Angriff auf die Modernität, auf den ganzen Komplex von Ideen und Einrichtungen, in dem sich unsere liberale, weltliche, industrielle Zivilisation verkörpert" (Stern, S. 7). Während es der Aufklärung um die Integrität des einzelnen Menschen ging, pries der Faschismus des 20. Jahrhunderts die Vorzüge des Staates, eine organische Schöpfung, die vom militanten Willen der Massen angetrieben wurde und tatsächlich in scharfem Gegensatz zur föderativen Republik stand, die, durch ihr Gleichgewicht der Kräfte behindert, für Machtteilung sorgte, so daß die Menschen in der pluralistischen Gesellschaft ihre individuelle und geistige Freiheit behielten.

In der Zeit, als Freud die dunkle Seite des menschlichen Selbst noch einmal überdachte, war das Es alles andere als frei und keineswegs ein ehrenhafter Vertreter des angeborenen menschlichen Willens. Es wurde zum Bestandteil einer inneren Föderation eines komplizierten Gleichgewichts, eines Zusammenwirkens von Ich und Über-Ich gegen das Es oder von Kompromißverhandlungen des Es und Über-Ich mit dem Ich. Freud überdachte die Auffassung vom Menschen und war überzeugt, daß die Vernunft das Es nicht unerheblich beeinflussen könne, und obgleich seine Theorie über den Todestrieb die Möglichkeit einer massiven Negation des Lebens einräumte, blieb er Bismarckianer mit einem Sinn für die reale Politik: Das Leben konnte nichts anderes sein als eine endlose Reihe von Kompromißlösungen zwischen den Teilen des Selbst. Am Ende eines Freudschen Lebens ist man möglicherweise ein Montaigne: durch die Verhandlungen als Bürgermeister viel zu klug geworden, um das Sein als ein „Streben nach Glück" anzusehen, aber trotzdem immer mit Respekt vor den individuellen Fähigkeiten des Menschen, sich für ein akzeptables Leben einzusetzen.

Wie viele Europäer seiner Zeit zögerte Freud, einen zutiefst beunruhigenden Faktor in der menschlichen Kultur anzuerkennen, ein Element, das uns heute wegen seiner erschreckenden Relevanz beschäftigt: die miteinander verwandten Probleme Terror und Völkermord. Im Februar 1915 verfügte die osmanische Regierung die Aberkennung der Bürgerrechte für ihre armenische Bevölkerung, kurz danach begann das Gemetzel. In jenem Jahr wurden 800 000 Armenier umgebracht, und obwohl die *Entente* (Großbritannien, Frankreich und Rußland) bei der osmanischen Regierung Protest einlegte und Arnold Toynbee in einer Aufsatzsammlung die Greueltaten gegen die Armenier bezeugte, sollte dies ein Massaker werden, das keinen Platz in der symbolischen Ordnung westlichen Denkens fand; Hinweise darauf waren äußerst selten. Im Werk Freuds findet die Auslöschung von 75 Prozent der armenischen Bevölkerung nicht eine einzige Erwähnung. Und auch auf die Pogrome, die ihr in der europäischen Geschichte vorausgegangen sind, finden nur einmal Erwähnung.

Obwohl der Holocaust, der Völkermord oder Genozid an der jüdischen Bevölkerung durch die Nationalsozialisten, als Bild des Bösen im Bewußtsein des 20. Jahrhunderts unersetzlich ist, können wir uns fragen, ob dieses Bild nicht auch die paradoxe Funktion hat, als eine dauerhafte mentale Negation des fortgesetzten Völkermordes zu dienen (wobei die Juden wieder als Projektionspunkt benutzt werden). Wir wissen das offenbar, denn die Bürger der westlichen Welt bemühen sich, das Wiederauftreten der Roten Khmer in Kambodscha, das Millionen Menschen den Tod gebracht hat, im Gedächtnis zu bewahren. „Vergiß niemals", der Schrei des Holocaust-Opfers scheint ein wirkungsvolles und treffendes Gebot: Offenbar sind wir alle zu sehr imstande zu vergessen.

Im Terror verwirklicht sich das Gesetz der Bewegung, meint Hannah Arendt: „Die totalitäre Herrschaft braucht" den Terror, um [. . .] ihre Bewegungsgesetze in der menschlichen Gesellschaft durchzusetzen. [. . .] [Die Menschen sind] allen in freier Spontaneität entspringenden Handelns [. . .] beraubt; dennoch werden sie in dauernder Bewegung gehalten als Exponenten des gigantisch übermenschlichen Prozesses von Natur und Geschichte, der durch sie hindurchrast." (Arendt, S. 710) Ist Völkermord der massenhafte Vollzug des Terrors, die soziale Lizenz, die Welt nach den eigenen Vorstellungen neu zu erschaffen? „Wer nicht meiner Spezies angehört, ist nicht mein Mitmensch … ein Adliger gehört nicht meiner Spezies an: Er ist ein Wolf, also schieße ich auf ihn" (O'Sullivan, S. 49). So sprach ein französischer Revolutionär. Im Jahr 1793 gab es drei Exekutionen pro Woche, Anfang des Jahres 1794 bis zu zweiunddreißig, und im Sommer 1794 tötete ein Revolutionär im Durchschnitt 196 Menschen pro Woche.

Aber ein Adliger ist kein Mensch, sondern ein Wolf – wird hier also ein niedriges Lebenwesen vernichtet? Beim Völkermord wird ein Mensch getötet, weil er er ist, nicht weil er etwas getan hat. Das veranlaßte Leo Kuper, eine unbequeme Frage zu stellen: Im Kommunistischen Manifest ist von einer tiefgreifenden Entmenschlichung der Bourgeoisie die Rede; sollte das die geistige Voraussetzung dafür sein, daß Stalin solche bürgerlichen Elemente in seinen Todeslagern beseitigt hat? (Kuper, S. 95) Mit anderen Worten, ist dieser berühmte Akt marxistischer Objektivierung, die Verleumdung der Bourgeoisie, zu der Tausende von großen Geistern seither ein Lippenbekenntnis abgelegt haben, die „Ermächtigung", in den Jahren 1919 bis 1939 zwanzig Millionen Menschen zu töten? (Kuper, S. 59)

Während der von Michail Gorbatschow geschaffenen Perestrojka schien es nicht nur möglich, sondern auch notwendig, nicht dabei stehenzubleiben, über das nachzudenken, was wir getan haben, sondern auch zu bedenken, wer oder was wir sind, wenn wir den Völkermord zulassen. Als Psychoanalytiker richte ich meine Aufmerksamkeit auf das Bewußtsein, das zur Ausrottung von Menschen „ermächtigt" hat. Ich spreche hier von der faschistischen Geisteshaltung [the Fascist state of mind], wohl wissend, daß dies in gewisser Hinsicht historisch unrichtig ist, denn Faschismus war eine bestimmte Bewegung in der Weltgeschichte mit ganz speziellen Zügen, doch nehme ich mir diese Freiheit, weil sich im Englischen mit der Doppeldeutigkeit des Wortes „state", als Zustand und als Staat, spielen läßt. Es hat einen faschistischen Staat gegeben. Die Entstehung dieses Staates und seiner politischen Theorie kann uns einigen Aufschluß über einen anderen Zustand geben: den Bewußtseinszustand nämlich, der eine faschistische Theorie erst ermöglicht hat. Darüber hinaus ist in unserer heutigen Welt, ob man das nun gutheißt oder nicht, „Faschist" eine Metapher für eine bestimmte Art von Person. Doch ich möchte mich davor hüten, einem bequemen, aber auch ironischen Trend folgend den Faschisten zum Sündenbock zu machen und ihn damit als die Personifizierung des Bösen anzusehen. Statt dessen werde ich wie Wilhelm Reich und Hannah Arendt argumentieren, daß in jedem von uns ein Faschist steckt und daß es für diesen Persönlichkeitszustand ein gut identifizierbares psychisches Profil gibt.

Noel O'Sullivan, Politologe und Autor einer hervorragenden Untersuchung zum Faschismus lehnt die psychoanalytische Literatur über Faschismus als „gefährlich selbstgefällig" ab, „denn sie erklärt den Faschismus weg, indem sie ihn außer Sichtweite, auf eine psychiatrische Krankenstation, verlegt". O'Sullivan teilt nicht die Meinung von Martin Wangh (O'Sullivan, S. 247), mit der Idealisierung Hitlers seien durch die Unterwerfung unter den Führer homosexuelle Spannungen abgebaut worden. Er wendet gegen diese und andere analytische Studien über die Nazi-Pathologie ein, daß sie es versäumten zu „erklären, warum andere Nationen, deren Kinder im Ersten Weltkrieg ohne Väter blieben, keine erfolgreichen Führer und keine naziartigen Massenbewegungen hervorbrachten". Psychoanalytische Studien, so fährt er fort, „erklären alles und sagen uns daher nichts"; sie nehmen an, daß jeder gesunde Mensch liberal sei, und „wenn dieses versteckte Postulat nur erfüllt ist, folgt natürlich, daß diejenigen, die etwas gegen parlamentarische Institutionen haben, die den nationalistischen Aufrufen folgen und an Heldentum und Selbstaufopferung Gefallen finden, an irgendeiner psychischen Störung leiden." Das psychoanalytische Argument, so schließt O'Sullivan, behauptet letztlich, Faschisten seien die Kranken, und Liberale und Psychoanalytiker seien die Gesunden (O'Sullivan, S. 27).

Einige analytische Studien über den Nationalsozialismus haben auch die These vertreten, er sei eine spezifisch deutsche Krankheit gewesen. Wenn eine solche Störung als für Kultur und Geschichte idiosynchron angesehen werden sollte, dann würde ich mich der Ansicht von O'Sullivan anschließen, der derartige psychoanalytische Positionen für bedenklich vereinfachend hält. Nach meinem Verständnis der Psychoanalyse ist einer ihrer hervorstechenden Züge, daß die Pathologie, die wir im Faschismus vorfinden, in jedem von uns steckt und daß ein Ziel der Lehranalyse sein muß, den zukünftigen Analytiker mit den neurotischen und psychotischen Prozessen im gewöhnlichen Selbst vertraut zu machen. Ich möchte sogar behaupten, daß man beides sein kann: ein Liberaler, der an die parlamentarische Welt glaubt, und trotzdem jemand, der imstande ist, ein faschistisches Bewußtsein zu entwickeln. Daher sehe ich keinen Widerspruch in den Überzeugungen, daß eine Welt des Gleichgewichts der Kräfte den Völkermord abschwächt und daß das faschistische Bewußtsein etwas Normales ist, das sehr wohl die demokratische Gesinnung unterminieren kann.

In der Psychoanalyse ist zur Zeit eine Auffassung recht verbreitet, wonach das Subjekt aus unterschiedlichen Teilen des Selbst zusammengesetzt ist. Diese Teile sind die funktionierenden gewöhnlichen Teile des Bewußtseins (das heißt nach Freud, Klein, Fairbairn und Winnicott die Funktionsweisen des Bewußtseins) und die verschiedenen Selbste und Objekte, die in dieser inneren Welt vorkommen. Es gleicht fast einer parlamentarischen Ordnung, in der Triebe, Erinnerungen, Bedürfnisse, Ängste und Reaktionen auf Objekte in der Psyche ihre Repräsentanten haben, die die geistige Arbeit leisten. Wenn diese innere Welt wegen eines besonders starken Triebes (wie etwa Gier) oder einer Macht (wie Neid) oder einer Angst (wie der Angst vor Verstümmelung) unter Druck gerät, dann kann sie ihre parlamentarische Funktion verlieren und zu einer weniger repräsentativen Ordnung werden, besonders dann, wenn unterschiedliche Teile des Selbst in andere Objekte projiziert werden und das Bewußtsein seiner repräsentativen Bestandteile beraubt ist.

Um zu sehen, wie sich das Bewußtsein zum Faschismus hinbewegt, müssen wir nur bedenken, wie sich eben diese demokratische Ordnung verändert. Wie wird man Faschist? Eric Brenman meint, „die Praxis der Grausamkeit" sei „eine sonderbare Engstirnigkeit der Absichten", die, in Kraft gesetzt, die Funktion habe, „die Menschlichkeit hinauszudrängen und das menschliche Verständnis daran zu hindern, die Grausamkeit zu modifizieren" (Spillius, Bd. 2, S. 320).

Kleinianische Psychoanalytiker sprechen in ihren Arbeiten häufig vom „Abtöten" dieser Teile des Selbst; damit heben sie den Faktor Mord als gewöhnliches Kennzeichen des intrapsychischen Lebens hervor. Rosenfeld beispielsweise beschreibt einen aggressiven Aspekt des narzißtischen Selbstzustandes, der dadurch zustande kommt, daß Patienten „ihr liebendes und abhängiges Selbst abtöten und sich fast völlig mit jenem destruktiven und narzißtischen Teil des Selbst identifizieren, der ihnen das Gefühl der Überlegenheit und Selbstbewunderung verschafft" (Rosenfeld, S. 147). Man vergleiche diese psychoanalytische Beobachtung mit dem terroristischen Credo in Michail Bakunins *Revolutionärem Katechismus* von 1866, wonach vom Revolutionär erwartet wird:

> Er muß in sich die revolutionäre Leidenschaft haben; er muß die Freiheit und Gerechtigkeit bis zu dem Grade lieben, daß er ernstlich durch seine Bemühungen zu ihrem Sieg beitragen will, daß er sich eine Pflicht daraus macht, ihnen seine Ruhe, sein Wohlergehen, seine Eitelkeit, seinen persönlichen Ehrgeiz und oft auch seine persönlichen Interessen zu opfern. (Bakunin, S. 34)

Bakunin artikuliert hier bewußt, was der Revolutionär zu tun hat, um seine revolutionäre Leidenschaft zu entwickeln, und vielleicht weil er weiß (sich bewußt gemacht hat), was dafür nötig ist, können wir das Grauen und die Trauer dieser psychischen Bewegung spüren. Rosenfeld dagegen beschreibt das unbewußte Pendant dieses Prozesses und vergleicht in einer Passage, die für unsere folgenden Überlegungen zum politischen Völkermord von Bedeutung ist, den destruktiven Narzißmus mit dem Wirken einer Bande:

> Die destruktive omnipotente Lebensweise von Patienten wie Simon erscheint oft als hochorganisiert, so als ob man es mit einer mächtigen, von einem Anführer beherrschten Bande zu tun hätte, der alle Bandenmitglieder unter Kontrolle hält, um darauf hinzuwirken, daß sie sich gegenseitig unterstützen, damit die kriminelle Arbeit noch effektiver und stärker wirkt. (Rosenfeld, S. 150)

Es fallen einem die Konzentrationslager von Buchenwald und Dachau ein, der Übungsplatz für die SS, eine Bande, die von einer Hierarchie identischer kleiner Hitlers beherrscht wird, die einander beim Verüben von Grausamkeiten beobachten, um sicherzustellen, daß keiner aus der Bande dem Ethos des Terrors untreu wird. Es konnte keinen inneren Widerstand dagegen geben, wie die Bande die Todeslager betrieb, die entsprechend ihrer „Todesarbeit" organisiert waren (Pontalis, S. 184). „Der spezifisch totalitäre Terror und die eigentliche Herrschaft der Geheimpolizei beginnen erst, wenn eine solche Opposition nicht mehr vorhanden ist", sagt Hannah Arendt (ebd., S. 650). „Erst in diesem Stadium beginnt die wirklich totale Herrschaft, deren eigentliches Wesen der Terror ist" (ebd., S. 652). Andere Psychoanalytiker wie Joel Kovel und Ernst Federn haben bestimmte geistige Mechanismen untersucht und so zum Verständnis der faschistischen Geisteshaltung beigetragen.

Hier muß unbedingt die hervorragende Studie von Robert J. Lifton wenigstens kurz erwähnt werden. Lifton meint, der Schlüssel zum Verständnis, wie Nazi-Ärzte Verbrechen des Völkermordes begehen und dennoch normale Familienväter bleiben konnten, liege in dem psychischen Vorgang der Doppelung: „Hierbei teilt sich das Selbst in zwei unabhängig voneinander funktionierende Ganzheiten, die beide als das ganze Selbst auftreten und für es handeln können." (Lifton, S. 491) Eine solche Doppelung mag normal sein, wenn beispielsweise ein Chirurg sein gewöhnliches Arzt-Selbst braucht, um Operationen durchführen zu können. Die Nazi-Ärzte entzogen sich ihren Schuldgefühlen, indem sie die Schuld, die aus ihren üblen Handlungen erwuchs, von ihrem gewöhnlichen Selbst auf das „Auschwitz-Selbst" (Lifton, S. 527) übertrugen. Dennoch mußte das Auschwitz-Selbst psychisch betäubt werden, um Grausamkeiten zu begehen, was zum Teil dadurch erreicht wurde, daß man sich weigerte, das Töten beim Namen zu nennen, und statt dessen andere Wörter benutzte.

Lifton zeigt eindrucksvoll, wie sich für diese Nazi-Ärzte das Gefühl, in der Atmosphäre des Todes zu leben, mit dem Gefühl ihrer zunehmenden Allmacht und Mechanisierung des Selbst in der Transzendierung des Todesgefühls verband. Der deutsche Genozid, argumentiert Lifton, entstand aus der Empfindung, „vom Tod überflutet zu werden", eine Empfindung, die kaum je stärker erfahren wurde als in Deutschland nach dem Ersten Weltkrieg, einem Krieg, den die Deutschen als „eine verpaßte Chance zur nationalen Erneuerung, eine *verfehlte Regeneration*" (Lifton, S. 564) ansahen. Das Gefühl einer kollektiven Krankheit verbreitete sich im Land und führte zu der „Vision von der totalen Therapie" (ebd., S. 566), die der charismatische Hitler vertrat. Das Heilmittel, das zum Genozid wird, muß, wie Lifton konstatiert, total, unschlagbar und transzendental sein. Das Opfer des Völkermordes wird als eine Krankheit begriffen, die das Selbst infizieren kann und daher ausgerottet werden muß; der Genozid wird zur „dringenden Notwendigkeit" (ebd., S. 576), das heißt, er ist „ein besonders heftiger Reinigungsprozeß" (ebd., S. 584).

Die faschistische Geisteshaltung

Welche Faktoren auch immer den spezifisch gesellschaftlichen Akt des Völkermords befördern, das wichtigste Element in der faschistischen Geisteshaltung (ob beim Individuum oder in der Gruppe) ist das Vorhandensein einer Ideologie, die ihre Gewißheit aus speziellen mentalen Mechanismen erhält, die auf die Eliminierung jeglichen Widerstandes abzielen. Doch das Vorhandensein einer (entweder politischen, theologischen oder psychologischen) Ideologie ist nicht ungewöhnlich; eigentlich ist es ganz normal. Im Zentrum des faschistischen Bewußtseins – in seiner Substruktur, sagen wir – steht eine auch sonst vorhandene Ideologie oder das, was wir Glaube oder Überzeugung nennen können. Hannah Arendt sieht in der Ideologie den Samen des Totalitarismus, denn Ideologien „beanspruchen ... totale Erklärung", sie lösen sich von jeglicher Erfahrung, „von der sie nichts Neues lernen können", und behaupten daher, eine geheime Wahrheit zu besitzen, die alle Erscheinungen erklärt und nach einer Logik funktioniert, die Faktoren so anordnet, daß sie das ideologische Axiom unterstützen.

Daher ist die Grundlage für die faschistische Geisteshaltung etwas in seiner Alltäglichkeit fast Banales, nämlich daß wir das Leben in Ideologien oder Theorien einbinden, wobei eine solche Ideologie dann (aus welchem Grunde auch immer) total werden muß.

Um eine solche Totalität zu erreichen, darf das Bewußtsein (oder die Gruppe) keinen Zweifel aufkommen lassen. Zweifel, Unsicherheit, Selbstbefragung sind gleichbedeutend mit Schwäche und müssen aus dem Denken verbannt werden, damit es ideologische Gewißheit gewinnt.

Das geht meiner Auffassung nach Hand in Hand mit einer speziellen *Bindung*, da Zweifel und Gegenansichten ausgeschaltet sind und das Bewußtsein aufhört, komplex zu sein. Auf diese Weise erhält es eine Einfachheit, die sich anfangs durch die Bindung an bestimmte mit der Ideologie verbundene Zeichen konstituiert. Politische Slogans, ideologische Maximen, Schwüre, materielle Zeichen (wie Fahnen) füllen die Lücke, die vorher von der Vieldeutigkeit der symbolischen Ordnung besetzt war. Früher, als das Bewußtsein in seiner demokratischen Ordnung die Teile des Selbst und die Repräsentanten der äußeren Welt bei sich versammelt hatte, nahm es an einer facettenreichen Bewegung vieler, mit dem Symbolischen, dem Imaginären und dem Realen (Lacans Begriffe) verknüpfter Ideen teil. Vor allem Worte waren als Signifikanten in der demokratischen Ordnung immer frei und konnten sich mit anderen Worten verbinden, wie in Lacans berühmtem Bild vom Gleiten der Signifikanten, worin sich die wirkliche Freiheit des Unbewußten (dieses „Anderen"), sich selbst darzustellen, ausdrückt. Doch wenn die Freiheit der Darstellung aufgekündigt ist, fehlt den Signifikanten diese Freiheit, denn die Ideologie friert die symbolische Ordnung ein, wobei Worte zu Positionszeichen in der ideologischen Struktur werden. Als 1988 Michael Dukakis im amerikanischen Präsidentschaftswahlkampf versuchte, komplexe Fragen anzuschneiden, machte George Bush das Wort „Liberaler" zu einem Zeichen für Schwäche, die einen gefestigten Geist aufgrund seiner Zweifel und seiner Komplexität befallen habe. Um seine Zerstörung der symbolischen Ordnung noch weiterzutreiben, machte Bush die amerikanische Flagge zum Zeichen des Unterschieds zwischen Dukakis und sich selbst; das war leider auch das Zeichen für die Beendigung des Diskurses und für eine wachsende faschistische Geisteshaltung.

Da die leere Bindung an die Zeichenordnung eine Bedeutungsentleerung darstellt, gibt sie dem Bewußtsein, das sich anfangs durch den Erfolg solcher Bindung gestützt fühlte, die Möglichkeit, höchst einfach zu funktionieren.

O'Sullivan meint, es gebe einen „Ordnungssinn", der dem Faschismus zuarbeitet; ich möchte das hier als eine Bindung der geistigen Kräfte bezeichnen, die eine „Mordbereitschaft" weckt. In gewisser Weise ist die Ausschaltung des Symbolischen und Vieldeutigen der erste Mord, den diese Ordnung begeht, denn das Symbolische ist die wahre Unterminierung der Ideologie. Das Gleiten der Signifikanten wird immer eine feste Bedeutung auflösen und jeden Akt der Solidarität zu untergraben suchen; das hat Freud in seinen zahlreichen Demonstrationen auf so einfache Weise vorgeführt, indem er zeigte, wie die Fehlleistung die Position des bewußten Subjekts unterminiert.

Aus dem Wissen um die pathologischen Funktionen der Gewißheit schrieb Freud in *Die Zukunft einer Illusion*:

> Eine Untersuchung, die ungestört fortschreitet wie ein Monolog, ist nicht ganz ungefährlich. Man gibt zu leicht der Versuchung nach, Gedanken zur Seite zu schieben, die sie unterbrechen wollen, und tauscht dafür ein Gefühl der Unsicherheit ein, das man am Ende durch allzu große Entschiedenheit übertönen will. (Freud, *G.W.*, Bd. XIV, S. 343)

Ideologische Entschiedenheit ist also, obgleich sie das Selbst durch Simplifizierung und die Verbannung anderer Sichtweisen bindet, von dem plötzlichen Hereinbrechen der fortgeschobenen Gedanken bedroht, die jetzt durch eine übertriebene Entschiedenheit dynamisch reglementiert werden müssen.

Eine Zeitlang wird das gutgehen, vielleicht eine lange Zeit. Stuart Hampshire meint, der Nationalsozialismus habe „in den Köpfen der Deutschen den schwindelerregenden Eindruck erweckt, daß alles möglich und nichts verboten sei [...] und daß es jetzt einen unendlichen moralischen Spielraum für natürliche Gewalt und Macht" gebe (Hampshire, S. 69). Die Psychoanalytikerin Janine Chasseguet-Smirgel sieht in diesem unendlichen moralischen Spielraum den Erfolg des Perversen, der (als erster Ödipus) ohne Widerstand den Widerstand gegen das Begehren und Erlangen von Objekten eliminiert. Hampshire stellt fest, daß die in der nationalsozialistischen Ideologie enthaltene Gewalt ein großes Vakuum zurückgelassen habe, eine moralische Leere (Hampshire, S. 69), die, wie auch die Psychoanalytiker Chasseguet-Smirgel, Khan und Stoller meinen, im jetzt leeren Herzen des Perversen liegen.

Die moralische Leere, die durch die simplifizierende Gewalt einer Ideologie entstanden ist, die keine wirkliche Opposition duldet, ist auch eine notwendige Folge dieses Stadiums in der Entwicklung der faschistischen Geisteshaltung.

Denn, selbst wenn die Bindung an Zeichen und die Macht der Gewißheit das Subjekt in Selbstzufriedenheit wiegt, macht sich die moralische Leere, die die Vernichtung des Widerstands mit sich bringt, allmählich bemerkbar. An diesem Punkt angelangt, muß das Subjekt ein Opfer finden, das diese Leere in sich aufnimmt, damit wird aus der Geisteshaltung eine Gewalttat. An der Schwelle zum eigenen moralischen Vakuum spaltet das Bewußtsein dieses tote Kernselbst ab und projiziert es in ein Opfer, das von da an mit der moralischen Leere identifiziert wird. Um diesen Transfer zu bewerkstelligen, verwandelt das faschistische Bewußtsein einen anderen in ein verfügbares Nichtsein, eine groteske Spiegelübertragung dessen, was bereits in der faschistischen Selbsterfahrung stattfand.

Da durch die projektive Identifikation in ein Opfer der Kontakt zu der moralischen Leere verlorengegangen und das Opfer jetzt vernichtet ist, werden die zutiefst destruktiven Prozesse auch noch aus einer Art wahnhaftem Narzißmus geleugnet, der aus der Vernichtung der negativen Halluzination herrührt, einer Idealisierung des Selbst, die durch die Leugnung jedes alternativen (und daher beneidenswerten oder quälenden) Selbst oder Umfeldes erreicht wird. Während mit der Leugnung der Qualitäten des anderen und mit der Vernichtung des anderen auch diese Qualitäten zerstört werden, bildet sich im faschistisch ausgerichteten Bewußtsein ein illusionärer Größenwahn.

An diesem Punkt wird der Vernichtungsprozeß idealisiert, um das faschistische Bewußtsein mit den für den illusionären Narzißmus nötigen Eigenschaften zu versehen. Bewußtseinsinhalte gelten jetzt als Verunreinigung, und das faschistische Bewußtsein idealisiert den Prozeß der Säuberung von seinen Inhalten. Die Reinigung des Selbst suggeriert, es sei möglich, daß ein neues, für immer leeres Selbst geboren werde, das keinen Kontakt zu anderen besitzt, keine Vergangenheit hat (sie ist abgeschnitten) und seine Zukunft ganz allein erschafft.

Diese geistigen Prozesse lassen sich in mancher Hinsicht in Nietzsches halbautobiographischer Schrift *Ecce Homo* wiederfinden. Als Nietzsche auf einer Reise durch Europa unter ständigem Erbrechen litt, beschäftigte er sich mit der „Frage der Ernährung", worunter er nicht nur verstand, was man buchstäblich ißt, sondern auch, was für eine nationale Kultur man zu sich nimmt. Er erklärte beispielsweise, „der deutsche Geist ist eine Indigestion", während er die Vorteile der italienischen Kultur und des italienischen Lebens pries (Nietzsche, *Kritische Studienausgabe*, Bd. 6, S. 280).

Ecce Homo ist in jeder Hinsicht ein äußerst qualvoller Text voller Widersprüche, die zwar unser Interesse und Mitleid wecken, aber auch von einem gespaltenen Bewußtsein zeugen. „Ich bin meiner Art nach kriegerisch", erklärt er (ebd., S. 274); an anderer Stelle behauptet er hingegen, „es ist kein Zug von Ringen in meinem Leben nachweisbar, ich bin der Gegensatz einer heroischen Natur. [...] Noch in diesem Augenblick sehe ich auf meine Zukunft [...] wie auf ein glattes Meer hinaus: kein Verlangen kräuselt sich auf ihm" (ebd., S. 294f.). Vielleicht ist das ein Meer des Erbrochenen, das ein beständig kriegerischer Geist verursacht hat, der sich nun ruhig fühlt.

Ich zitiere Nietzsche, weil er manchmal sehr präzise die unbewußte Idealisierung des Selbst als ein leeres und daher reines Reservoir definiert. „Mir eignet eine vollkommen unheimliche Reizbarkeit des Reinlichkeits-Instinkts, so daß ich die Nähe oder – was sage ich? – das Innerlichste, die ‚Eingeweide' jeder Seele physiologisch wahrnehme – rieche." (ebd., S. 275) Das erzeugt bei ihm „Ekel". Zweifellos wird er in solchen Momenten diese schädlichen inneren Objekte erbrechen, um das, was er unter innerer Reinheit versteht, wiederherzustellen: „So wie ich mich immer gewöhnt habe – eine extreme Lauterkeit gegen mich ist meine Daseins-Voraussetzung, ich komme um unter unreinen Bedingungen." (ebd., S. 275)

Diese Geisteshaltung preist die Tugend der Reinheit und Unverdorbenheit, weil nichts in das Selbst aufgenommen wird; die Psyche lebt aus ihrer aseptischen Vollkommenheit; sie erhält ihre Reinheit um ihrer selbst willen aufrecht und erreicht sie durch ständige orale Ausscheidung des Schädlichen. Wir finden dieses Phänomen auch im gewöhnlichen Leben, sei es nun bei Vertretern eines reinen Christentums, der reinen Objektivität oder einer reinen Wissenschaft oder – ich wage es zu sagen – der reinen Analyse!

Je erfolgreicher die Ausschaltung der Opposition, desto illusionärer und narzißtischer muß der Faschist werden, eine Psyche, die jetzt keine Ideen mehr enthält außer solchen mit einer reinen Zeichenfunktion – um die Geisteshaltung zu binden –, ein Bewußtsein, das sich als Säuberungsprozeß idealisiert. Es ist daher nicht schwer zu verstehen, warum die Faschisten den marxistischen Glauben an die Logik der Geschichte nicht teilten, aber eine Bewegung unterstützten, die den Kampf (oder die Entledigung) um ihrer selbst willen idealisierte. Wie Mussolini schrieb:

> Nur der Krieg bringt alle menschlichen Energien zu ihrer höchsten Anspannung und drückt denjenigen den Stempel des Adels auf, die den Mut haben, sich ihm zu stellen. Der Faschismus trägt diesen antipazifistischen

> Kampf ins Leben der Individuen. Das ist Kampferziehung [...] Der Krieg ist für den Mann, was die Mutterschaft für die Frau ist. Ich glaube nicht an dauerhaften Frieden; ich glaube nicht nur nicht daran, ich finde ihn deprimierend und eine Negierung aller fundamentalen männlichen Tugenden. (Mussolini, S. 185)

Doch dieser sogenannte Kampf ist in Wirklichkeit ganz und gar kein Kampf. Tatsächlich sind wir weit von der „edlen" Kriegskunst entfernt, wie sie im Ritterkodex des *Rolandsliedes* nachzulesen ist, wo die Tapferkeit der Gegner die eigene Kampfhandlung adelt. Was ist diese männliche Mutterschaft, auf die sich Mussolini hier bezieht? Wurden nicht in den Konzentrationslagern die noch Lebenden in eine Kammer (ein Behältnis) gesteckt, ihrer Kultur, ihrer Lieben, ihres Erwachsenseins entkleidet und in groteske Feten verwandelt, um schließlich in diesem Todesschoß getötet zu werden?

Manche Gegner des Faschismus wie Giovanni Zibordi haben das faschistische Bedürfnis, Krieg zu führen, diagnostiziert. Im Jahre 1922 schrieb er in „Towards a Definition of Fascism", daß nach dem Ersten Weltkrieg „die Offiziere mit dem Faschismus sympathisierten, weil er intern eine Verlängerung des Kriegszustandes darstellte und extern die Möglichkeit eines Krieges" (Zibordi, S. 89). Psychoanalytisch betrachtet, ist dieser permanente Krieg eigentlich gegen den Kampf, gegen die Konflikte gerichtet, die durch die beständige Auseinandersetzung mit den oppositionellen Ansichten entstehen. Die Idealisierung des Krieges und des Soldaten ist der Aufruf zu einer Geisteshaltung, die durch permanente Gewalt sich des gegen sie gerichteten Widerstandes entledigt.

Cotta meint, es gebe einen „Kreislauf der Entpersönlichung": Die Person, die sich der Herrschaft unterwirft, gibt ihre eigenen Probleme an ein anderes Opfer weiter. „Die Gewalt hat ihren Ursprung und ihren Triumph innerhalb des Kreislaufs der Entpersönlichung, der so ausgelöst wird und letztlich zu einer Selbstenteignung führt." (Cotta, S. 63)

Dieser Selbstverlust scheint mir mit jenem Verlust von Menschlichkeit identisch zu sein, von dem Brenman sprach und der an dieser Stelle ein götzenhaftes Skelett hinterläßt, eine Gestalt (Führer, Ideologie oder Staat), die um ihrer militanten Fähigkeiten willen verehrt wird – letztlich eine Idealisierung der Fähigkeit, das Selbst zu töten.

So ist das Konzentrationslager Metapher für den psychischen Prozeß des Faschismus, der Ort, an dem die menschlichen Teile des Selbst entmenschlicht und dann ausgelöscht werden; die Henkersarbeit wird in den Henkern, die das

Staatswesen von allem Unerwünschten reinigen, idealisiert. Wie Susan Sonntag gezeigt hat: Wenn als Metapher für die Opposition der Begriff Krankheit verwendet wird, dann stellt sich der Akt ihrer Eliminierung nur als ein notwendiger chirurgischer Eingriff dar. Die Rede von der Opposition als einer Krankheit oder einem Krebs, von dem die Gesellschaft (und das Bewußtsein) befreit werden müssen, ist typisch für die faschistische Geisteshaltung und führt schließlich zu einer Idealisierung des Anti-Menschlichen. Leo Kuper überlegt anläßlich der mobilen Tötungseinheiten der SS, daß „das ‚Ideal' offenbar der leidenschaftslose, effiziente Killer war, der sich im Dienste einer höheren Sache für das systematische Abschlachten einsetzt" (Kuper, S. 122). „Höher" ist hier eine Metapher für den Größenwahn, der dadurch geadelt wird, daß er über das Menschliche hinausgeht. Kuper zitiert aus einer Rede des Reichsführers SS Heinrich Himmler an seine Einsatzgruppenleiter im Osten vom Oktober 1943:

> Die meisten von Ihnen wissen, was es heißt, wenn 100 Leichen da liegen, wenn 500 Leichen da liegen oder wenn 1000 Leichen da liegen. Das durchgemacht zu haben – und mit wenigen Ausnahmen aufgrund von menschlicher Schwäche – anständig geblieben zu sein, das hat uns stark gemacht. (Kuper, S. 122)

Intellektueller Genozid

Das Wort „Genozid" wurde 1944 von dem Juristen Raphael Lemkin geprägt; es leitet sich vom griechischen *genos* (Volksstamm) und dem lateinischen *caedere* (töten) ab. Lemkin fand ein Wort, das der Bildung „tyrannocidium" (Tyrannenmord) und „homicidium" (Mord) nachgebildet ist und sich daher in den symbolischen Rahmen einfügt, der es uns ermöglicht, über dieses Verbrechen nachzudenken.

Der Prozeß, der zu einem faschistischen Zustand/Staat (des Geistes, der Gruppe oder Nation) führt, ist wenig bemerkenswert, und es ist leicht, seine Anzeichen zu erkennen. Ich möchte die Kennzeichen des von mir so bezeichneten *intellektuellen Genozids* aufzählen, um jenen mentalen Prozessen einen Namen zu geben, die Vorläufer oder auch Teil des genozidalen Handelns sind. Wie am Ende des Kapitels deutlich werden wird, tue ich das nicht nur, weil mich das Problem interessiert, sondern auch, weil ich meine, daß die Bestimmung des gewöhnlichen Genozids (des Genozids im Alltagsleben) eine Selbstprüfung und die Konfrontation mit anderen in Gang setzt, wenn wir sehen, daß ein Individuum oder eine Gruppe begonnen haben, derartige Vorstellungen über den „Anderen" zu entwickeln. Weil der Genozid so alltäglich ist, ist er leicht auszumachen, zugleich aber kann er sich, gerade weil er so wenig bemerkenswert ist, zum Massenmord entwickeln.

Ich beginne damit, daß ich zwischen einem aktiven Genozid, dessen Kennzeichen ich aufzeige, und einem passiven Genozid, der in Unterlassungen besteht, unterscheide.

Aktiver Genozid

Verzerrung. In einem frühen Stadium einer möglicherweise faschistischen Geisteshaltung, verzerrt das Subjekt auf subtile Weise die Ansicht des Gegners, es macht sie weniger klug oder glaubwürdig, als sie war. Das ist in Diskussionen nichts Außergewöhnliches, erweist sich im Extremfall aber als Verleumdung.

Aus dem Zusammenhang reißen. Ein vom Gegner vertretener Gesichtspunkt, wird aus seinem eigentlichen Zusammenhang gerissen, der, würde er wieder hergestellt, den Inhalt glaubwürdiger machte. Auch das ist in Diskussionen nichts Außergewöhnliches, und das Opfer eines solchen Vorgangs wird natürlich darum kämpfen, die Lücken, die durch diese rhetorische Gewalt entstehen, zu stopfen. Im Extremfall wird das Opfer von seinem Stamm, von seiner Heimat (das heißt von seinem Kontext) abgeschnitten und, in der Absicht, es zu verfolgen, isoliert.

Verunglimpfung. In der Herabsetzung der Ansicht eines Gegners sind Verzerrung und das Herausreißen aus dem Zusammenhang miteinander verbunden. Auf diese Weise wird die Ansicht des Gegners der Lächerlichkeit preisgegeben. Das öffnet Affekten (Verachtung und Herabsetzung) Tür und Tor, die dann bei der Konfliktbewältigung an die Stelle von Gedanken treten.

Karikatur. Hier handelt es sich um den Schritt von der Verunglimpfung der gegnerischen Ansicht hin zur Karikierung des Individuums, das diese Ansicht angeblich vertritt. Auch die Auffassung des Gegners zu karikieren kommt in der gewöhnlichen Rhetorik vor, doch geht das Karikieren hier von der Ansicht auf den Vertreter der Ansicht über. Darin liegt die entscheidende Veränderung, denn nun wird eine Person oder Gruppe mit den unerwünschten Eigenschaften identifiziert.

Anschlag auf den Charakter. Das bezieht sich auf den Versuch, den Gegner dadurch auszuschalten, daß der Vertreter einer Ansicht persönlich diskreditiert wird. Dies ist eine nicht akzeptierte Form der Diskussion, sie kommt aber auch im alltäglichen Gespräch vor und wird dann meist als Klatsch bezeichnet. Dieser an sich harmlose Anschlag auf den Charakter einer Person („Oh, ich liebe den Klatsch! Erzähl weiter!"), der einen Gegner dadurch diskreditiert, daß Tatsachen und Gerüchte über ihn in einem rechtsfreien Raum – vorzugsweise dort, wo das Opfer nicht für sich sprechen kann – vermittelt werden, kann dafür sorgen, daß jemand ausgeschlossen wird und damit ganz von der Bildfläche verschwindet.

Namensänderungen. Auch diese sind in Gesprächen manchmal akzeptabel. Anders ist es jedoch, wenn die Namensänderung („kike" für Jude oder „gook" für Vietnamese) offensichtlich zur Eliminierung des eigentlichen Namens beträgt, was eine Vorstufe der Eliminierung der Person (aus dem Denken oder gar aus dem Leben) ist. Es ist geläufig („Du weißt schon, wie hieß er nur, Dingsda") und wird manchmal hingenommen, wenngleich es auch lästig ist (wenn der Name eines Menschen aus Spaß absichtlich verdreht wird), und es kann eine unbewußte Fehlleistung sein, wenn jemand einen Namen unwissentlich verändert.

Kategorisierung als Sammelbegriff. Diese Begriffe von Kuper sind nützlich, um zu bestimmen, wann das Individuum in die Masse übergeht, in der es seine Identität verliert. Zu sagen, „Oh, aber natürlich ist sie Freudianerin", mag nichts Besonderes sein. „Ja, natürlich ist sie krank" oder „Nun ja, er ist ein Psychopath", kann zulässig, wenn auch riskant sein, während es unter Umständen ein inakzeptabler Akt der Pauschalisierung ist, wenn jemand sagt: „Er ist Jude".

Passiver Genozid

Fehlen von Bezügen. Um passiven Genozid, eine Unterlassung, handelt es sich, wenn Leben, Werk oder Kultur eines Individuums oder einer Gruppe absichtlich nicht berücksichtigt werden. Auch das kommt im normalen Leben vor: Eine Gruppe kann den Beitrag einer anderen Gruppe dadurch ausschalten, daß sie ihn nie erwähnt. Ein Autor wie Solschenizyn zum Beispiel kann aus den Bücherregalen entfernt werden, oder im Extremfall spricht man nicht über die Verbrechen gegen die Menschlichkeit.

Wenn jemand beobachtet, wie eine Person oder eine Gruppe auf eine der oben genannten Arten mit ihrem Gegner umgeht, dann sollte er alarmiert sein und sich nicht an dem boshaften Klatsch beteiligen, oder er sollte denjenigen, der die Meinung des Andersdenkenden verzerrt, sie aus dem Zusammenhang reißt, verunglimpft oder karikiert, direkt auf sein Tun ansprechen. Eine solche Konfrontation kann zumindet dem intellektuellen Genozid Einhalt gebieten. Er ist alltäglich. Und selbst wenn er sich nur in Worten ausdrückt, kann er außerordentlich destruktiv sein. Wenn ein Individuum oder eine Gruppe, die zuvor Gesprächspartner waren, unablässig Gegenstand intellektuellen Genozids sind, dann werden sie als Betroffene Auswirkungen zeigen. Manche werden sich einfach vom Schauplatz zurückziehen, nicht länger bei der Gruppe bleiben, angesichts ihrer Verfolgung eine Art freiwilliges Exil wählen. Manche werden sich vielleicht gedrängt fühlen, extreme Ansichten zu vertreten, oder sie werden zu Opfern einer gewaltsamen Unschuld (wie ich sie in Kapitel 8 beschrieben habe), die zu weit gegangen zu sein scheint. Andere werden unter Umständen somatisch auf den Konflikt reagieren: Eine Herzattacke, das wissen wir, ist häufig das Ergebnis von extremem Druck am Arbeitsplatz. Andere versuchen vielleicht, sich mit dem Verfolger zu verbünden, um irgendeinen Schutz gegen mögliche Vernichtung zu finden.

Mir geht es hier darum, bewußt zu machen, daß intellektueller Genozid ein Verbrechen gegen die Menschlichkeit ist. Da er alltäglich vorkommt, können wir etwas gegen ihn unternehmen, und zwar indem wir im einfachen Freudschen Sinne hier und jetzt darüber reden und so den Akt teilweise dadurch entkräften, daß wir ihn ansprechen.

Der Teufelskreis – circulus vitiosus

Bis Lemkin ein neues Wort für Massenmord erfand, war es dem Genozid gelungen, sich dem sprachlichen Zugriff und damit auch einer symbolischen Ordnung zu entziehen. Diesen Hindernissen möchte ich noch einige hinzufügen.

Einer der verblüffendsten Erfolgsfaktoren des intellektuellen Genozids ist, daß diejenigen, die ihn mit besonders großer Begabung praktizieren, sich nicht nur dadurch hervortun, daß sie andere bösartig attackieren, sie sind auch bei anderen beliebt, die ein solches Verhalten, würde man meinen, eigentlich verabscheuen müßten. Ich denke da an einen rechten Politiker in meiner Heimatstadt in Südkalifornien, der die Opposition dadurch diffamierte, daß er über viele Leute boshaften Tratsch verbreitete und ihnen damit schadete. Trotzdem liebte man ihn wie ein niedliches Ungeheuer. Ich erinnere mich auch, daß nur wenige Meilen weiter noch jemand wohnte, der für seine Boshaftigkeit bekannt und trotzdem beliebt war: Richard Nixon. Und obwohl wir von Stalins Ungeheuerlichkeit wußten, machten wir aus ihm „good old Uncle Joe“.

Rätselhaft ist, warum wir diese monströsen Figuren „lieben“, statt uns gegen sie zu stellen. Wie ist es möglich, daß man sie auf der Erfolgsleiter so weit hinaufklettern läßt, manchmal bis in eine Führungsposition, in der sie fortfahren, jeden, der gegen sie opponiert, brutal zu eliminieren. Vielleicht repräsentieren sie uns. Vielleicht fürchten wir uns, ein solches Individuum herauszufordern. Da muß etwas Wahres dran sein, aber ich glaube auch, daß wir einem interpersonalen Taschenspielertrick aufsitzen, bei dem die monströse Person das „unmögliche Liebesobjekt“ ist, weil die Liebe das Subjekt von seiner verantwortlichen Opposition entlastet: „Ich wollte, ich könnte mich gegen Mary behaupten, aber, wissen Sie, sie ist einfach unmöglich, und ich fürchte, ich liebe das alte Monster.“ Vermutlich bleibt die Konfrontation mit dem Monster denen überlassen, die das Monster nicht lieben, und fast alle reagieren mit demselben Achselzucken: „Wie könnte man Mary herausfordern. Sie ist Mary, und gerade ihre ungeheuerlichen Eigenschaften, verflixt noch mal, lieben wir irgendwie an ihr.“ In mancher Hinsicht erscheint mir das wie eine interpersonale Entsprechung zu einer bestimmten Art von Witz. Die Aggression – Ärger oder Wut, die durch das Verhalten einer solchen Person hervorgerufen werden – verkehrt sich in Humor: Mary wird zum Anlaß für unser Gelächter über das Grausame. Aber die Tatsache, daß wir der Boshaftigkeit einer Person und in manchen Fällen der Ausführung eines intellektuellen Genozids nicht entgegentreten, ist nicht zum Lachen und verdient unsere ununterbrochene Aufmerksamkeit. Ich möchte dazu noch ein Beispiel aus meiner persönlichen Umgebung anführen.

In den fünfziger Jahren besuchte ich die High School in Orange County (Kalifornien), und eine Zeitlang waren wir Schüler verpflichtet, an den christlichen antikommunistischen Kampagnen teilzunehmen. Das geschah am geeignetsten aller Orte, in Disneyland, und gewöhnlich mit einem Gastredner, der hin und wieder Ronald Reagan hieß. Ich bewunderte ganz besonders einen meiner Geschichtslehrer, der mich durch seine Intelligenz und Anständigkeit beeindruckte. Doch in den Wochen vor und besonders während dieser Kampagnen wurde er in seinem Haß gegen die liberale Verschwörung, die sich zusammengerottet habe, um die amerikanische Regierung zu stürzen, geradezu fanatisch.

Ich hatte bis dahin seine politischen Ansichten nicht gekannt und erinnere mich, wie schockiert ich über die völlige Verwandlung seines Charakters war, sobald es um die aktuelle Politik ging. Ich glaube, die meisten von uns fühlten sich durch ihn und durch das, was ich jetzt einen vorübergehenden psychotischen Zustand nennen würde, irritiert. Doch es ist interessant, wie wir damit umgingen: Wir verbuchten diesen Aspekt seines Verhaltens als Witz. Er wurde unser geliebter Verrückter, und hin und wieder bediente der eine oder andere aus der Gruppe „den Schalter" und ließ ihn die Grenze vom gesunden zum kranken Teil seiner Persönlichkeit überschreiten.

Wenn es um das boshafte Verhalten einer Person geht, hört man oft: „Aber wissen Sie, sie ist in Wirklichkeit ein lieber und netter Mensch." Oder: „Nun, holt man sie von ihrem Podest herunter, dann ist sie ein ganz anderer Mensch!" Und das ist wahr. Aber darum geht es nicht. Es geht sogar an der Sache vorbei: Menschlichkeit (das Gute im Selbst) wird hier dazu benutzt, die destruktive Seite des Selbst zu entschuldigen. Der Witz grenzt hier, wie immer, ans Perverse. Indem Marys Boshaftigkeit geliebt wird, die faschistischen und nicht-faschistischen Teile ihrer Persönlichkeit gegeneinander aufgerechnet werden, schafft das Humane die Berechtigung für das Inhumane.

Selbst wenn wir annehmen, daß das Einverständnis mit jemandem wie Mary im Interesse einer indirekten Unterstützung der eigenen Boshaftigkeit geschieht, was immer zum Teil wahr ist, steht eine solche dissoziative Akzeptanz (die Rede, daß Mary „privat wirklich nett" sei) insgeheim auch im Einverständnis mit der genozidalen Funktion. In diesem Fall ist es aber der Zeuge, der, indem er stillschweigend Marys Boshaftigkeit akzeptiert, die Ausrottung des Menschlichen als einen Witz akzeptiert: Die Welt ist dann voller monströser Mary-Geschichten, Erzählungen über ihre Gemeinheit.

Wenn wir jedermanns destruktives Verhalten damit entschuldigen, daß wir seine Menschlichkeit anführen, begehen wir ein Verbrechen gegen die Funktion der Menschlichkeit. Wenn wir uns von der gemeinschaftlichen Verantwortung für die zerstörerischen Wirkungen, die das böse Individuum verursacht, distanzieren, indem wir sie sozusagen in einen Scherz verwandeln, pervertieren wir die Wahrheit. Eben diese Bestechlichkeit im Namen der Menschlichkeit pervertiert die Wahrheit; und das liefert jedem bösen Individuum die nötige kontextuelle Unterstützung, um seine faschistischen Teile erfolgreich in die Bewegung der gesellschaftlichen Gruppe einzubauen, die sich nicht minder erfolgreich auf dem Weg zu ihrem eigenen Faschismus befindet.

Wer ganz unbefangen Zeuge einer solchen Persönlichkeitsveränderung wird, die auftritt, wenn eine Person von den gesunden zu den wahnsinnigen Teilen des Selbst überwechselt, ist von diesem Umschwung zunächst schockiert. Wir wissen alle, wie erschreckend es ist, wenn wir mit jemandem ein Problem diskutieren und mitbekommen, wie brutal dieser Mensch für eine Doktrin eintritt, die ihre Kraft zum Teil aus der intellektuellen Vernichtung des anderen bezieht. Das macht uns vielleicht sprachlos. Zudem vermittelt uns ein solcher Bruch den Eindruck, dissoziiert zu sein: Sogleich fühlen wir uns vom Wahnsinn unseres Gesprächspartners abgeschnitten. Und aufgrund dieser Dissoziation wird sich ein Teil von uns durch den Ausbruch wie betäubt fühlen, denn nun ist uns klar, daß der andere einem inneren faschistischen Prozeß unterliegt. In gewisser Weise zeigt unsere Reaktion, daß wir uns als Opfer fühlen. Gerade dieses Gefühl, schockiert, dissoziiert und betäubt zu sein, haben wir mit denjenigen gemeinsam, die, allerdings unvergleichlich schwerer, durch den gesellschaftlich wirksamen Faschismus traumatisiert werden.

Es könnte auch sein, daß wir uns mit einem komplizenhaften Zeugen gemein machen, vielleicht um auf diese Weise zu versuchen, das Trauma zu überwinden, indem wir uns daran erinnern, daß diese Person in vielerlei anderer Hinsicht nicht nur gesund, sondern sogar liebenswert ist. So gesehen, benutzen wir unsere Menschlichkeit und ihre Verknüpfung mit den menschlichen Teilen des anderen, um mit dem Trauma fertigzuwerden, doch, wie schon gesagt, hat das die paradoxe Folge, daß damit letztlich die Zerstörung der Menschlichkeit entschuldigt und schließlich unterstützt wird. Oft empfinden wir eine gewisse Furcht, wenn wir spüren, daß wir für die Menschen verantwortlich sind, die diese Person zu Objekten ihres intellektuellen Genozids gemacht hat. Wir müssen etwas sagen, das zumindest unsere Gegnerschaft gegen die faschistische Geisteshaltung ausdrückt.

Wenn wir jemanden trotz seiner verabscheuungswürdigen Handlungen entlasten, indem wir an Züge seiner Menschlichkeit erinnern, dann schaffen wir, meine ich, eine Perversion bereits in der Logik – im Denken –, die wir als Teufelskreis, als *circulus vitiosus*, ansehen können. Interessanterweise wird seit dem 17. Jahrhundert das Wort „viciosus" in der englischen Form „vicious" auch für „logisch fehlerhaft" verwendet, also wenn ein Ergebnis aufgrund eines Fehlschlusses zustande kommt. In seiner dritten Bestimmung des *circulus vitiosus* spricht Webster von diesem logischen Fehler als einem „Argument, das ungültig ist, weil seine Schlußfolgerung auf einer Prämisse beruht, die ihrerseits von der Schlußfolgerung abhängt". Das Argument, Mary sei trotz ihrer ruchlosen Taten eigentlich ein guter Mensch, ist zirkulär, logisch falsch und pervertiert die Wahrheit, weil es sich im Kreis dreht. Tatsächlich gebrauche ich hier das Wort „vicious" zur Beschreibung einer Person mit faschistischer Geisteshaltung nicht nur, weil dieses Wort jemanden bezeichnet, der „voller Fehler" ist, was zur Beschreibung einer Person geeignet scheint, die eine moralische „Leere" aufweist, weil sie sich massiv „entleert" hat. Ich verwende „vicious" auch, weil wir von einem speziellen Prozeß sprechen können – dem circulus vitiosus –, der definitorisch mit dem bösen Individuum – „the vicious person" – verbunden ist und das zu meiner Analyse einer solchen, in einem bestimmten mentalen Prozeß involvierten Person paßt.

Man definiert „circulus vitiosus" auch als eine Situation, „in der die Lösung eines Problems ein anderes Problem aufwirft, wobei die Lösung dieses Problems oder anderer Probleme, die sich aus ihm ergeben, das erste Problem neuerlich und oft noch verwickelter aufwirft". Eine dritte Definition konstatiert: „eine Situation, in der eine Krankheit oder Störung in eine andere Krankheit oder Störung übergeht und diese häufig noch verstärkt". Gerade ein solcher Prozeß findet meiner Meinung nach in der faschistischen Geisteshaltung statt: Welches Bedürfnis oder welche Angst auch immer den Sicherheitstrieb nährt, der in der faschistischen Konstruktion zur Antriebskraft wird, im Ergebnis entleert er immer das Bewußtsein jeglicher Opposition (oder auf der Bühne der Weltpolitik: tötet er den Gegner), ein Prozeß, der merkwürdigerweise die böse Person unterminiert. Das geschieht dadurch, daß eine moralische Leere entsteht, die ihrerseits die zugrundeliegende Unsicherheit verstärkt; damit gerät das Bewußtsein, um seine Sicherheit wiederzugewinnen, in ein pathologisches Fahrwasser.

Nietzsche betrachtet diesen Verlauf als eine Tugend: „Die Lehre von der ‚ewigen Wiederkehr', das heißt vom unbedingten und unendlich *wiederholten Kreislauf* aller Dinge" (Nietzsche, S. 313, Hervorheb. Chr. B.). Der Zyklus der Reinigung durch gewaltsame Vertreibung hinterläßt eine Leere, die Nietzsche mit der Vorstellung einer Stille zu füllen versucht, die von der Verflüssigung des Gegners herrührt: „[Ich] schwimme und bade und plätschere [...] gleichsam beständig im Wasser, in irgend einem vollkommen durchsichtigen und glänzenden Elemente." (ebd., S. 275 f.) Das ist nur so lange möglich, wie ihn das menschliche Element noch nicht mit Ekel erfüllt (ebd., S. 276). Soweit Nietzsche den frühen Denkprozeß beschreibt, der später für den Nationalsozialismus bezeichnend werden sollte, können wir sehen, wie das faschistische Meer innerer Ruhe sich in jenen Schreckensmeeren der Internierungslager spiegelt, die das Erbrochene der Faschisten enthalten: Das ist der Ort, der sie reinwäscht, weil in ihm die unverdauliche Opposition enthalten ist.

Für jemanden, der im Konzentrationslager eingekerkert ist, ist es schwer, eine Spur des Menschlichen zu finden, das möglicherweise dem faschistischen Staat Widerstand entgegensetzen könnte. In seinem Buch *Aufstand gegen die Massen* berichtet Bruno Bettelheim, daß menschliche Gesten eines Häftlings gegenüber einem anderen Häftling mit dem Tod bestraft wurden. Einer durfte dem anderen nicht helfen. Ebensowenig konnte jemand seine Gefühle über die Behandlung, die einem anderen oder ihm selbst zuteil wurde, ausdrücken. Gefühlsäußerungen führten zu weiteren Foltern und manchmal zur Vernichtung. Auf diese Weise wurden jene Qualitäten ausgeschaltet, die wir als Ausdruck der Menschlichkeit so hoch schätzen, nämlich anderen in ihrer Not zu helfen und unsere Gefühle und Ansichten mitzuteilen. In dieser Situation wußte Bettelheim, als er in Buchenwald gefangen war, daß er mit dem Verlust der eigenen Menschlichkeit Gefahr lief, wahnsinnig zu werden. Wie konnte er das verhindern? Er entdeckte, daß ihm gerade in diesem extremen Zustand eine paradoxe Handlung helfen konnte: Er beschloß, die SS zu beobachten, sie zu erforschen, aus einer intellektuellen Entfernung zu betrachten, was vor sich ging. „Wenn ich nämlich mein größtes Problem während der ganzen Zeit im Konzentrationslager auf eine kurze Formel bringen müßte, würde ich sagen: Es bestand darin, mein Inneres abzuschirmen, daß ich, wenn ich durch einen Glücksfall meine Freiheit wiedererlangen würde, noch einigermaßen derselbe Mensch wäre, der ich war, als ich meiner Freiheit beraubt wurde." (Bettelheim, S. 139) Dadurch wurde ihm eine Spaltung seiner Persönlichkeit aufgezwungen zwischen der inneren Welt seines eigenen Denkens – das für die SS letztlich unzugänglich blieb – und „den übrigen Teilen meiner Persönlichkeit, die sich unterwerfen und anpassen mußten, wenn ich weiterleben wollte" (ebd., S. 139). Dies ist ein extremer Zustand des Opferseins, in dem das Subjekt seine Menschlichkeit nur dadurch wahren kann, daß es seine Gesundheit erhält und dies wiederum dadurch erreicht, daß es sozusagen eine Spaltung in seiner Persönlichkeit akzeptiert. Es ist interessant, daß Denken und Erinnerung, die Fähigkeit, die Realität wahrzunehmen, über sie nachzudenken, sie zu erinnern, zu den entscheidenden Faktoren für eine mögliche Genesung, zu einer menschlichen Zukunft werden.

Wir können daher verstehen, warum eine Person oder Gruppe, die unter einem Genozid gelitten hat, im Prozeß ihrer Genesung an einen Punkt gelangen muß, an dem die Erinnerung an das, was tatsächlich geschah, überaus wichtig wird. Dabei geht es nicht nur darum, die Verbrechen, die am Selbst begangen wurden, zu objektivieren, sondern, wie Bettelheim andeutet, auch darum, von der eigenen Zerstörung der menschlichen Teile des Selbst zu genesen, die nötig gewesen war, um zu überleben. Wenn das Opfer, um sich selbst in Sicherheit zu bringen, seine Kameraden verläßt und flieht, erlebt es einen enormen Verlust an Selbstachtung. Nur durch eine weitergehende Selbstanalyse und durch Ausdruck seines Selbst kann das Opfer seine Liebe zu sich, die ein normaler Bestandteil der generativen narzißtischen Struktur menschlicher Beziehungen ist, wieder herstellen. Ich meine daher, daß letztlich die Antwort des Menschen auf Genozid die Bewahrung des Selbst sein muß: Nach der körperlichen Befreiung von der Aggression wird sich diese eigenartig unmenschliche Seite der Bewahrung der eigenen Menschlichkeit (der Überlebenswille) wieder ihrer zurückgelassenen Menschlichkeit zuwenden, und zwar erst durch die Erinnerung, dann durch das Reden darüber und schließlich durch wahren Schmerz. Es kommt hier zum Triumph des scheinbar Unmenschlichen (unseres Darwinschen Zuges), das merkwürdigerweise humaner ist als das komplizenhafte Humanisieren der monströsen Teile des Selbst.

Wenn eine Person, eine Gruppe, eine Institution oder ein Land wirklich von den Traumata intellektuellen oder physischen Genozids genesen will, dann muß es die Verbrechen, die sie oder es begangen hat, erinnern. Der Akt der Erinnerung ist der Vorläufer der Vergebung (für sich selbst und für andere) und eine Voraussetzung für die Wiederherstellung der Menschlichkeit der Gruppe. Dieser schmerzhafte Prozeß wird häufig dadurch umgangen, daß Verleugnungen („da ist schon viel Wasser den Bach runter geflossen") das Erinnern vereiteln, oder auch dadurch, daß er auf die nächste Generation verschoben wird, so als ob die Verbrechen der älteren Generation auf natürliche Weise verschwänden und diese Generation von ihrer kollektiven Verantwortung freigesprochen würde. Doch wissen wir, daß eine neue Generation, auch wenn sie scheinbar von ihrer ersatzweisen eigenen Zukunftsvision besessen ist, aller Wahrscheinlichkeit nach die Sünden ihrer Väter erbt.

10. Warum Ödipus?

Als Freud Sophokles' Tragödie *König Ödipus* als eine dramatisierte Metapher für den entscheidenden psychischen Konflikt des Individuums bezeichnete, in der sich Politik, Literatur und Psychologie verbinden, dramatisierte er seinerseits die vielen Faktoren, die die menschliche Komplexität ausmachen, war er sich doch vollständig bewußt, welche mystischen, gesellschaftlichen, psychischen und kulturellen Elemente im Leben eine Rolle spielen.

Es gibt eine überaus umfangreiche, kluge und überzeugende kritische Literatur zu dem Theaterstück wie zu Freuds Auffassung der ödipalen Szene im Leben des Individuums, auf die ich hier nicht eingehen möchte. Statt dessen werde ich das ödipale Dilemma als einen Komplex betrachten, der möglicherweise von allen daran beteiligten Personen unabhängig ist, einschließlich natürlich des Kindes Ödipus, das seinen Vater tötet und seine Mutter heiratet. Damit will ich weder die einzigartige Bedeutung des ödipalen Horrors mindern noch unterschätzen, welchen psychischen Ort er im Leben jedes Kindes einnimmt, das von seinen Wünschen terrorisiert wird und den Vater für die Aufrechterhaltung seiner Ängste verantwortlich macht. Ich meine, Sophokles ergründet ein weit tragischeres Geschick als nur den vom ödipalen Dilemma geprägten Bewußtseinszustand.

Die Bezugsebenen

Hesiods *Theogonie* stellt die ursprüngliche Version der griechischen Mythen dar, die von Generation zu Generation mündlich weitergegeben wurden. Mythen sind eigenartige Verdichtungen, die häufig aufgrund bestimmter historischer Ereignisse entstehen und daher einen gewissen Wirklichkeitsbezug haben. Allerdings gehören die Personen im Tableau eines Mythos verschiedenen Zeiten und Ereignissen und verschiedenen, nicht miteinander zusammenhängenden Kulturen an, die hier zu einer falschen Einheit zusammengespannt und gelegentlich von Fabelwesen bevölkert und in phantastische Ereignisse verwoben sind. Die verschiedenen Versionen eines Mythos sind zudem Veränderungen unterworfen, was Robert Ranke-Graves als „Ikonotropie" bezeichnet: Hier mißdeutet der Mythograph absichtlich die visuellen Darstellungen eines heiligen Bildes (dem bildhaften Ort des Mythos als visueller Verdichtung), indem er ein verbales Bild entwirft, das den Mythos verändert (Ranke-Graves, S. 19).

Die Ödipussage war den Athenern sehr vertraut. Die Zuschauer kannten den Ausgang der Geschichte und das weitere Schicksal des Helden, und obgleich verschiedene Dramatiker und Erzähler Details der Sage abwandelten, blieb bestehen, daß Ödipus seinen Vater erschlug und seine Mutter heiratete. Knox hat gezeigt, daß Sophokles diesen Umstand nutzte, um an die Stelle der Götter die Zuschauer zu setzen, die den ganzen Verlauf der Ereignisse übersehen und trotzdem durch ihre Identifikation mit Ödipus in die innere Textur seines speziellen Dilemmas hineingezogen werden: Darin spiegelt sich jene Oszillation zwischen unseren komplexen reflektiven Selbstzuständen und dem Ort des einfachen erlebenden Selbst, der wir alle ausgesetzt sind.

Welche Elemente webt Sophokles in den von mir so genannten psychischen Kontext dieses Stückes hinein?

In der mittleren Periode des griechischen Altertums, auf die sich das Stück teilweise bezieht, herrschte die Monarchie vor. Mit dem Zusammenbruch des Handels konnten sich die Könige ihr Gefolge nicht mehr leisten; allmählich ging ihre Macht in die Hand eines Regenten über, dann wurde sie von einem Rat, von einer Gruppe von Sachverständigen übernommen, den neun Archonten von Athen, die den Grundstock der griechischen Demokratie bildeten. Die Königshäuser wurden jedoch nicht abgeschafft; sie übernahmen zeremonielle, eng mit dem Tempel und dem Schutzgott der Stadt verbundene Funktionen – eine paradoxe Affiliation, da der Tempel an die Stelle des Palastes trat.

Den Griechen ging es auch, unter anderem, um den Übergang von der Welt des Kriegskönigs (in Gestalt des Homerischen Achill) zu einer Welt des Diskurses – zu einem Perikles – der demokratisch sein konnte. Diese Entwicklung gilt nicht generell oder absolut. In Sparta, nur hundertfünfzig Kilometer von Athen entfernt, bestand eine andere Gesellschaft, die weiterhin das Patriarchat hochhielt. Heißt das, die Athener kannten zwei Strukturen: eine monarchische (oder diktatorische) und eine andere, die demokratische?

Zur gleichen Zeit ging es ihnen um den legendären Übergang von einer matriarchalischen zu einer patriarchalichen Weltordnung. Wir wissen nicht, ob es vor der Invasion der Griechen auf Kreta je eine matriarchalische Gesellschaft gegeben hat, doch selbst wenn es sie gegeben haben sollte, ist kaum anzunehmen, daß die Athener diese Kultur tatsächlich kannten, obgleich sie sicherlich eine reiche Mythologie hervorgebracht haben würde. Zweifellos besaßen die

Athener aber einen starken matriarchalisch geprägten Mythos, denn in ihrer Mythologie gab es Gaia, die ursprüngliche Göttin aller Götter und der Menschheit. Sie war eine Art Urelement, sie gebar Uranos ohne Zutun eines männlichen Wesens und verband sich dann mit Uranos, um die Götter zu mehren. Die griechische Mythologie ist großenteils eine Geschichte des Konflikts zwischen Männern und Frauen. Das heißt, wenn es tatsächlich keine matrilineare Kultur gegeben haben sollte, so gab es auf alle Fälle einen starken Mythos einer ursprünglich matriarchalischen Macht, aus der die Männer hervorgingen, die dann die Macht übernahmen. Diese Entwicklung, wenn man das so nennen kann, war den Athenern sehr bewußt, und Sophokles spielt auf die ontologische Resonanz an, die sie im Leben eines jeden Kindes hat, das von einer Mutter geboren und dem Gesetz des Vaters unterworfen wird.

Wenn wir Robert Ranke-Graves glauben (dessen Werk über die griechische Mythologie allerdings ernstlich in Frage gestellt werden kann), dann gab es auf Kreta tatsächlich eine matriarchalische Gesellschaft, an deren Spitze eine Königin stand, die alljährlich einen König nominierte. In der prähistorischen griechischen Kultur wurde dieser König (wahrscheinlich zum Ausdruck der Jahreszeiten und der Fruchtbarkeit) angeblich jährlich bestimmt, während die Königin bis zu ihrem Tode herrschte und die Macht an ihre älteste Tochter weitergab. Wenn der König gelegentlich die Königin zu vertreten hatte, trug er künstliche Brüste. Am Ende seines Regentschaftsjahres wurde der König „geopfert", und wir kennen viele verschiedene Symbolisierungen seines Todes. Gewöhnlich wurde er einer symbolischen Exekution unterworfen, wobei er sein Königtum für einen Tag an einen Knaben-König abtrat, der am Ende dieses Tages „sterben mußte", oder zuweilen auch selbst die Nachfolge des Königs antrat. Man beachte, wie er getötet werden konnte:

> Die Umstände seines rituellen Todes änderten sich vielfach. Aber sterben mußte er. Er konnte von wilden Frauen in Stücke gerissen, von einem Stachelrochen-Speer durchbohrt, mit der Axt erschlagen, mit einem vergifteten Pfeil in die Ferse geschossen, in einen Abgrund gestoßen werden [...] oder bei einem absichtlich herbeigeführten Wagenzusammenstoß getötet werden. (Graves, S. 18 [nach der englischen Ausgabe, da in der deutschen ausgelassen, Anm. d. Ü.])

Vielleicht verstanden die Zuschauer von *König Ödipus* den Tod des Laios im Wagen und Ödipus' unmittelbare Übernahme der Regierung teilweise als ein

Symbol für das legendäre jährliche Ritual, wie es im Matriarchat praktiziert worden war, als mythische Spur einer angeblichen früheren Gesellschaftsstruktur, die sich nun in einer demokratischen Gesellschaft wiederfand und noch Züge einer viel jüngeren patriarchalischen Machtstruktur trug. In diesem Sinne sind die Mutter, der Vater und die Gruppe Teil der psychischen Textur dieses Stückes und spielen an verschiedenen Stellen symbolisch in die Handlung hinein.

Die Zuschauer kannten auch die Sage von Teiresias, der einst zwei Schlangen, die sich paarten, beobachtet hatte und dazwischentrat, wobei er die weibliche Schlange tötete. Er wurde sogleich in eine Frau verwandelt und konnte seine Männlichkeit erst sieben Jahre später wiedererlangen, als er zurückkehrte, um nun auch die männliche Schlange zu töten. Teiresias trug an einem kleinen Krieg zwischen Hera und Zeus die Schuld, die darüber gestritten hatten, welches Geschlecht mehr Freude am Liebesspiel habe. Sie riefen Teiresias, um die Sache zu entscheiden, da er ja sowohl Mann als auch Frau gewesen war. Er erzürnte Hera mit seiner Behauptung, die Frau empfände die größere Lust, aber das muß uns jetzt nicht beschäftigen. Für uns ist interessant, welch entscheidenden Stellenwert Sophokles der Gestalt des Teiresias in seinem Stück zukommen läßt: Teiresias repräsentiert nicht nur Bisexualität, sondern Bisexualität aufgrund der Tötung des weiblichen Elements (der Schlange), die nur durch eine weitere Tötung (der männlichen Schlange) aufgehoben werden kann. Die psychische Dichte des Teiresias-Mythos trägt nur zur außerordentlichen Komplexität dieses Stückes bei.

Den oben angeführten mythischen Elementen könnte man noch viele andere Merkmale hinzufügen, die zu Bestandteilen des psychischen Kontextes werden:

1. daß das Motiv Rückkehr aus dem Exil ein bekannter Vorwand (oder nachträglich ein Revisionsgrund) für das Eingreifen eines Fremden war;
2. daß Kinder häufig ausgesetzt und dem Tod überlassen wurden, nachdem man ihnen die Füße durchstochen hatte, um zu verhindern, daß der Geist des Kindes zurückkehren und dessen Eltern verfolgen könnte;
3. daß außerhalb der Städte Menschen lebten, die nicht am Stadtleben teilnahmen, Menschen, die aus verschiedenen Gründen exiliert waren, zum Beispiel jüngere Söhne, die nicht in den Stadtraum integriert werden konnten und deshalb in die Außenbezirke verbannt wurden.

Wir könnten uns bei diesen verschiedenen Faktoren länger aufhalten und Sophokles' Stück daraufhin analysieren, was jedes einzelne dieser Elemente zu seiner Argumentation beiträgt. Ich will jedoch hier nur festhalten, daß das sophokleische Drama auf vielen Bezugsebenen funktioniert, und zeigen, wie wir dadurch etwas über die Natur des Komplexes erfahren, den Freud mit Ödipus assoziierte.

Die Evokation einer dichten psychischen Textur

Sophokles konstruiert ein Drama, das bei seinen Zuschauern eine dichte Textur innerer Assoziationen weckt, die so subtil und komplex sind, daß sie das Ich dazu anregen, weiter an ihnen zu arbeiten. Doch die volle Bedeutung der Ereignisse wird das Ich unmöglich bewußt erfassen können – nicht nur weil das kognitiv unmöglich ist, sondern auch weil die unbewußten Probleme, die sich dabei ergeben, so störend sind, daß das Subjekt alles, was es wissen könnte, verdrängt oder abspaltet. Das Drama fordert das Subjekt zu einer psychischen Reaktion heraus; es lädt dazu ein, die Sicht auf die Dinge zu ändern, und erreicht das zum Teil dadurch, daß es einen Mythos subversiv darstellt, den alle im voraus zu kennen glauben, weshalb sie sich als Zuschauer zunächst in ihrem falschen Vorverständnis über den Sinn des Dramas einlullen lassen.

Obgleich der Mythos vom Leben des Ödipus an sich keine komplizierte Geschichte ist, dramatisiert Sophokles sie aus so vielen miteinander verflochtenen Perspektiven (aus der Sicht des Ödipus, der Perspektive des Chorführers, aus Kreons wie aus Jokastes Blickwinkel), daß durch die Vielzahl von Identifikationspunkten mit den Gestalten die mythische Integrität des Stückes unterminiert wird und wir in Frage stellen, was wir zu wissen glauben.

Wir wissen zum Beispiel, daß Ödipus eines Tages entdeckt, daß er seinen leiblichen Vater getötet hat; oder besser gesagt, wir wissen, daß er das entdekken wird. Wenn wir aber hören, daß sich zur Zeit des Mordes mehrere Menschen an dem Kreuzweg befanden, dann befällt uns sofort ein Zweifel. Wie kann man sicher sein, daß er es war, wenn an dem Angriff mehrere Personen beteiligt waren? Und in der Tat, als Ödipus zum ersten Mal von der Mordgeschichte hört, verbindet sich seine starke Überzeugung, die Wahrheit aufspüren zu wollen, mit Jokastes späterer Ermahnung, er solle das Grübeln lassen und vergessen. Auch Kreons Kriegstaten und Teiresias' verwirrende Rätsel sind von tiefer Überzeugung oder Gewißheit getragen, die das ganze Stück durchziehen. Doch sie werden, wie wir wissen, durch den Gang der Ereignisse, mit denen immer neue Wahrheiten ans Licht kommen, beständig in Frage gestellt.

Hätten wir Ödipus' erste Reaktion auf Kreons Geschichte über den Mord an Laios zu prüfen, würden wir wie mancher Zuschauer feststellen können, auf welche Weise Ödipus die psychische Wahrheit in den Diskurs einbringt. Kreon berichtet über den Begleiter des Laios, der den Mord an seinem König überlebt hat:

> Er sagte: Räuber überfielen sie, ihn nicht mit einem Arm zu töten, nein, durch Übermacht. (122 f.)

Worauf Ödipus antwortet:

> Wie ging denn wohl der Räuber, wenn er nicht mit Geld von hier gedungen war, so weit im Frevelsinn? (124 f.)

Ödipus ändert die Geschichte ab zu einem Mord durch einen einzelnen Räuber, und niemand korrigiert seinen Irrtum. Diesen Irrtum wiederholt er im Gespräch mit dem Chorführer:

> Chorführer: Es hieß, daß er durch irgendwelche Wandrer fiel.
> Ödipus: Ich hört' es auch. Doch niemand kennt den, der es tat. (292 f.)

Man beachte, wie der Chorleiter nun antwortet:

> Doch wenn er auch nur eine Spur von Scheu noch hegt, kann er vor Flüchen wie den deinen nicht bestehn. (294 f.)

Ödipus hat eine Wahrheit in die früher angenommene oder objektive Version übertragen, so daß seine Wahrheit nun, offensichtlich ohne daß er es bewußt erkennt, die früher gültige Darstellung verdrängt.

Wie viele Zuschauer bekommen das mit? Wie viele haben das im Freudschen Wien erkannt, oder wie viele entdecken das heute? Das werden wir nie erfahren. Gewiß aber wird es manchem Zuschauer entgehen. Vielleicht spürt er das Trauma, das Ödipus in dem Augenblick bevorsteht, als sich seine frühere Entrechtung wiederholt. Er weiß nicht, daß er Thebaner ist und vom König ausgesetzt wurde, um in den Bergen zu sterben. Wir wissen das. Und als er die Exilierung des Mörders fordert und seine Leute anhält zu handeln, wissen wir, daß er sich jetzt, in seinen reifen Jahren, das ursprüngliche Trauma neuerlich bereiten wird.

Wenn er sich nachfolgend darüber beklagt, daß Kreon in aller Unschuld Teiresias hat kommen lassen, welcher Zuschauer spürt da nicht – unbewußt –, daß Ödipus mit Recht mißtrauisch und wütend ist? Und selbst wenn es uns nicht so geht, wie geschickt hilft Sophokles unserem Gedächtnis da auf die Sprünge:

> Kreon: [...] Doch welches Leid
> du nun erlitten haben willst, das lehre mich!
> Ödipus: Hast du geraten oder nicht, ich solle nach
> dem ehrenwerten Seher senden einen Mann?
> Kreon: Und stehe jetzt noch ebenso zu diesem Rat.
> Ödipus: Wie lange Zeit schon ist es her, daß Laios ...
> Kreon: Welch eine Tat vollbracht hat? [...]
> Ödipus: Durch tödliche Gewalttat unbemerkt entschwand? (553–560)

Haben wir wahrgenommen, daß Kreon Ödipus unterbricht, um zu erfahren, was Laios getan hat, und daß er so die Aufmerksamkeit auf die Verbrechen des Laios lenkt? Während Kreon spricht, stellt er in der Hitze des Gefechts unwissentlich Laios dar; auf diese Weise werden wir, als Ödipus von einer an ihm begangenen, großen Ungerechtigkeit spricht, an sein eigenes Opfertum erinnert. Erkennen wir, wie sich hier unbewußt die Wahrheit ausdrückt? Laios' Verbrechen? Er „entschwand"!

Doch vielleicht entgeht dieses Moment jenen Zuschauern, die vom Verdacht des Ödipus, Teiresias sei ein „frömmelnder Prophet", gefangen sind. Mit ihren Gedanken ganz woanders, werden sie Kreons Frage nicht hören und deren unbewußten Inhalt nicht bemerken.

Seinen eigenen Gedanken nachzuhängen ist eine für das gesamte geistige Leben des Menschen typische Erfahrung, doch Sophokles faszinierte diese Erfahrung ganz besonders. Er setzt die unbewußten Fähigkeiten seiner Zuschauer ein, indem er sie in die Komplexität seines Stückes verstrickt und statt einer Kohärenz die ungeheure Gewalt emotionaler Turbulenz und wilder Assoziationen wirken läßt.

Wir – oder besser Sophokles – könnten sagen, daß die Wahrheit in diesem Stück in jedem Augenblick vor uns liegt. Viele Kritiker haben über Ödipus' erstaunliche Unfähigkeit geschrieben, die Wahrheit zu sehen, bevor er sie erleiden muß. Warum wird ihm nicht klar, daß der reiche Mann, den er am Kreuzweg getötet hat, ein König war? Warum stellt er über dessen Ankunft keine Fragen? Man könnte noch viele solche Punkte anführen, aber wir wissen, daß die menschliche Verleugnung und die Kraft des Wunsches ausreichen, um jemanden blind zu machen.

Und wenn Sophokles die Absicht hat, uns mit Ödipus ein Beispiel für die Extreme des geistigen Prozesses vor Augen zu führen, was sicherlich der Fall ist – wenn wir erfahren, daß wir Zeit vergehen lassen sollten, bevor wir zur Tat schreiten, und wenn wir lernen, daß wir anderen zuhören sollten –, so tut er das nur, um uns einen Zug unserer eigenen Persönlichkeit vorzuführen: daß wir als Menschen komplex sind.

Wenn wir nur hinsehen (und viele tun das nicht), gibt uns Sophokles eigentlich das wahre Rätsel der Sphinx auf. Oder sollte ich lieber sagen, ihr anderes Rätsel? Wir alle kennen das offenkundige Rätsel, das Ödipus löst, um die Welt von einer Geißel zu befreien. Aber die Sphinx gibt zusätzlich ein verborgenes Rätsel auf, mit dem Sophokles seine Zuschauer konfrontiert. Nach dem Ende des Stücks wandte sich ein Athener auf der Straße an seinen Begleiter und fragte ihn: „Gut, was aber war eigentlich das Rätsel?“ So stelle ich mir das vor. Zugleich glaube ich, daß sie, ohne den Text vor sich zu haben, vielleicht in Streit geraten sein dürften, was genau gesagt worden ist.

Worin bestand das eigentliche Rätsel? Ödipus fragt Kreon, weshalb die Thebaner nach dem Mord das Verbrechen an Laios nicht verfolgt und den Schuldigen nicht überführt haben. Kreon antwortet:

> Kreon: Die Rätselsängerin Sphinx zwang uns, zu schaun, was vor den Füßen[1], und zu lassen, was im Dunkel lag. (130 f.)

Kommt uns das nicht zu Recht bekannt vor? Ähnlich wie bei Iokaste, die Ödipus drängt zu vergessen: „Drum möcht ich nie mehr einem Seherspruch zulieb/nach dieser Seite oder jener künftig schauen.“ (857 f.) So wiederholt die beinah boshafte Königin mit ihrem Plädoyer für Verleugnung die Worte der Sphinx, die die Stadt fest in ihrem furchtbaren weiblichen Griff hat. Schau

[1] Die Übersetzung von Willige/Bayer hält sich hier wörtlich an den griechischen Text, getreu dem sophokleischen Sprachspiel mit dem Wort „Füße“, das aus dem Spruch der Sphinx ein zusätzliches Rätsel macht.

nicht nach dieser oder jener Seite! Was aber, wenn Ödipus nach unten blickte, zum Beispiel auf seine Füße, die ihm seinen Namen gegeben haben? Was wäre denn, wenn er auf die Sphinx hörte und sich auf seine Füße konzentrierte? Vielleicht hätte er bei der Erinnerung an sein Leiden, dieses mit Kindesaussetzung in Verbindung gebracht, da solchen Kinder häufig die Füße durchstochen wurden, um zu verhindern, daß ihr Geist den Mörder verfolgt. Was aber wäre gewesen, wenn Kreon und seine Gattin diese Bemerkungen gehört hätten, die zwar an der Wahrheit vorbeizugehen schienen, die jedoch zu dem neuen Rätsel werden, das, wenn es erkannt und gelöst worden wäre, den späteren Schrecken verhindert hätte? Denn auf den Namen des Fremden – Ödipus, Schwellfuß – hätte ein aufmerksamer Grieche vielleicht so reagiert: „Ah! Das ist der Fuß, der Euch zu Füßen liegt: der Schwellfuß Eures Namens." Daraufhin hätte man sich auf Ödipus als Schlüsselperson für den Mord an Laios konzentriert, dann wäre er festgenommen worden, und die Heirat mit Iokaste hätte nicht stattgefunden.

Doch vielleicht ist dieses geheime Rätsel so manchem Zuschauer entgangen. Mir ist es gewiß bei der ersten Lektüre des Stückes entgangen. Und was Ödipus angeht, kann ich sagen, daß mir mit diesem Rätsel auch Kreons und Iokastes Komplizenschaft entgangen ist (die sie mit anderen, einschließlich Teiresias, teilen), wodurch sie verhindern (oder ablehnen), daß der Lauf der Dinge aufgehalten wird. Ist das wahr? Ist es richtig, die Sache so zu sehen? Oder führt das in die Irre? Ist irgend etwas an meiner Interpretation falsch? Bin ich meiner eigenen Beschränktheit aufgesessen, worin auch immer sie besteht?

Doch gehört das nicht zu dem wahren Rätsel, das die Sphinx aufgibt? Als Ödipus Laios tötete, wollte das Volk sich dadurch von dem Ungeheuer befreien, daß es das „alte Rätsel" der Sphinx löste, doch nun wird es von neuen Schrecknissen heimgesucht, und die Sphinx gibt ein neues Rätsel auf, das niemand (außer vielleicht Teiresias) durchschaut. Die Qual bleibt, nur ihre Ursache hat sich geändert. Diese Veränderung hängt, wie Freud meinte, mit der Dynamik des inneren geistigen Lebens zusammen, in dem neue Wünsche, Bedürfnisse, Abwehrhaltungen und Wiedergutmachungen unsere Gefühle gegenüber uns selbst, gegenüber den anderen und gegenüber den Ereignissen verändern. Das geheime Rätsel zu beantworten hieß nicht bloß, es zu lösen. Hätte die Sphinx gesagt: „Ich habe ein neues Rätsel: Der Mörder von Laios liegt zu euren Füßen", so hätte irgendein schlauer Grieche gedacht, „Ödipus! Schwellfuß", und der Mörder wäre gefunden. Doch Sophokles geht es, glaube ich, um etwas anderes, und auch Freud ist aus einem anderen Grund von diesem Text fasziniert: Um bestimmte geistige Aufgaben (also Rätsel) zu lösen, muß man die psychische Realität kennen, die die Veränderung der Bewußtseinsinhalte hervorruft, denn jedes Bewußtsein faßt seine Inhalte ständig neu, und, um nicht den Fehler zu machen, vorschnell zu handeln, darf man nicht zu sehr in seinen Gewohnheiten festgefahren sein.

Um also dieser sophokleischen Mahnung zu entsprechen, will ich mein Kapitel auf einen neuen, etwas anderen Kurs lenken, den ich mit der Frage verknüpfe: „Warum Ödipus?". Inwiefern betrifft meine Argumentation also das Dilemma des Kindes Ödipus?

Die Entdeckung des Kindes

Wie die athenische Kultur „wußte", daß sie ursprünglich, zumindest nach der Legende, einer mütterlichen Gottheit entstammt, so weiß das auch jedes Kind. Das Kleinkind lebt innerhalb komplizierter Gesetze und unbewußter Prinzipien des Seins und des In-Beziehung-Stehens, die selbst da, wo sie die Ansichten des Vaters vertreten, in erster Linie von der Mutter vermittelt werden, von ihrer eigenen Kultur, der Sozialordnung und vor allem ihrer Sprache: dem Symbolischen.

Der Beginn der freudianischen ödipalen Phase im Leben eines Kindes liegt im Alter zwischen vier und sechs Jahren, in einer Zeit also, in der Einwirkungen aus vielen, früher latenten Quellen beim Kind jetzt Spuren hinterlassen, die es berücksichtigen muß. In der Phase davor war das Kind durch die mütterliche Fürsorge so geschützt und gehalten worden, daß mentale Störfaktoren scheinbar immer durch die häufigen Beruhigungen der Mutter beseitigt wurden, so daß diese als Stütze des kindlichen Selbst fungierte.

Während der Säuglingsphase, die wir die matrilineare Ordnung im Leben des Subjekts nennen können, wird die psychische Struktur dadurch festgelegt, daß das Kleinkind innere Modelle der Welt – von sich und seinen Objekten – aufbaut, die als Fixpunkte innerer Auffassungen Verläßlichkeit gewinnen. Durch frühkindliche Abwehr können sich verschiedene psychische Strukturen um diverse Typen von Objektkonstellationen und um unterschiedliche Erfahrungen mit der Mutter, dem Vater und den Eltern entwickeln.

Bei einem sozusagen „hinreichend guten" Ödipuskomplex hat das Kleinkind bereits mit der Mutter geschlafen und die Früchte dieses Triumphs genossen. Eine solche Position ergibt sich aus der Intimität zwischen Mutter und Kleinkind; die beiden haben den Vater dadurch getötet, daß sie zeitweise die Außenwelt, die er repräsentiert, ausgrenzen, und dieses Abtöten ist ein erlaubtes Vergnügen, das der Vater als eine „nicht hinreichend gute Mutter" selbst unterstützt. Danach tritt der Vater selber als neue Gestalt auf, jedoch über den Körper des Kleinkindes, oder jetzt sollte ich besser sagen, des Kindes. Der Geschlechtstrieb weist dem Vater wie dem Kind eine neue Position zu. Es wird eine neue, von der Libido-Entwicklung erzeugte psychische Struktur angelegt. Auf dieser Stufe seines Lebens nimmt der Junge die Mutter imaginativ als ein anderes Wunschobjekt wahr und sieht im Vater einen Rivalen für seine Ansprüche.

Die Kastrationsangst ist insofern ein Zeichen für die Spezifität dieses Eros, als die Zone, die Erregung hervorruft, zugleich eine Bedrohung darstellt. Ist es aber wirklich die Angst vor der Kastration, die den Jungen dazu treibt, sich stärker mit dem Vater zu identifizieren, wodurch dann der ödipale Konflikt gelöst wird? Wenn das so wäre, wenn die Bereitschaft zur Identifikation durch Angst hervorgerufen würde, dann wäre eine solche Identifikation selbst psychopathisch. Man braucht das nur zum Beispiel mit Melanie Kleins Theorie über die depressive Position zu vergleichen: Sobald das Kind merkt, daß es seinem Liebesobjekt Schaden zufügt, nimmt es eine neue Perspektive hinsichtlich seiner Objektbeziehungen ein. Kastrationsangst als Identifikationsmotiv wäre eine schwere Regression.

Nach meiner Auffassung löst das Kind das ödipale Dilemma durch eine Entdeckung, die sich aus seinen Ängsten und Wünschen ergibt. Es hat einen Anspruch an die Mutter: kein Kind bezweifelt das. Auch das ödipale Kind trägt noch den Geruch der Mutter in sich. Zugleich aber weiß jedes Kind im Grunde, daß der Vater ihm in der Beziehung zur Mutter etwas voraus hat, und in der Anerkennung dieses Vorrangs – bei Mädchen wie bei Jungen – liegt eine Identifikation; eine richtige Bestimmung der eigenen Stellung in Raum und Zeit klärt das Kind auch über das frühere Begehren der Mutter auf.

Das Kind kann sich gegen diese Einsicht wehren und mörderische Phantasien entwickeln, wenn es versucht zu leugnen, daß es eine bestimmte Abstammungslinie gibt. Das eben tat bekanntlich Ödipus, als er mit seiner Mutter schlief und damit symbolisch sich selbst zeugte und seine Söhne und Töchter in Brüder und Schwestern verwandelte.

In der Zeit des ödipalen Dilemmas entdeckt das Kind zusammen mit dem Namen des Vaters die patrilineare Linie, die die Illusionen des Kleinkindes, seinen Platz in einer matrilinienaren Ordnung zu haben, zerstört. Doch erst der

Umstand, daß für das Kind die Genitalien immer wichtiger werden, treibt es zu dieser Entdeckung, erst damit, und das ist merkwürdig paradox, sprengt es auch die matrilineare Matrix in Gestalt der erotischen Mutter, die nun sein Objekt ist und es dem Kleinkind nicht mehr erlaubt, seinen Kinderplatz einzunehmen. Demnach ist es nicht der Vater mit seiner furchterregenden Anwesenheit, der das Kind vom ersten Platz vertreibt, sondern der an die Mutter gerichtete erotische Wunsch des Kindes selbst schafft im Kind ein neues Objekt und ein neues Selbst, während aus dieser libidinösen Haltung eine neue psychische Struktur erwächst.

In diesem Alter tritt das Kind als Philosoph hervor, fragt nach dem Sein, dem Ursprung des Universums und dem Grund für den Tod. Das Kind stellt diese Fragen, weil es einen perspektivischen Sinn entwickelt, der sich natürlicherweise aus seinem beständigen Pendeln zwischen zwei Kindern ergibt: dem neuen Kind, das die Mutter als erotisches Objekt ansieht, und dem früheren Kind, das ihr Säugling und Kleinkind ist. Während dieser Übergangsperiode, im Laufe ihres Antwortensuchens auf Fragen über die Ursprünge der geschlechtlichen Bedürfnisse ihres Körpers entdecken Kinder, welches ihr Geschlecht ist, welchem Elternteil sie folglich zugeordnet werden, und sie erkennen ihre Abstammung. Solange sie noch zwischen den beiden Kinderstadien hin- und hergerissen sind, werden sie den Vater im großen und ganzen je nach dem Stand des eigenen inneren Konflikts für sich definieren. Indem das Kind seinen Wunsch entdeckt, erkennt es auch die Wünsche von Mutter und Vater und ist fasziniert von der Spezifität des Vaters – seinem Anderssein.

Ich will mich nun dem Kernpunkt dieses Kapitels zuwenden: Hier geht es darum, warum und wie das ödipale Dilemma (Freud bevorzugte diesen Ausdruck) vom Ödipuskomplex abgelöst wird, oder wie die Qual des Kindes in der Dreieckssituation um so geringer wird, je mehr es sich daraus befreien kann – eine Befreiung aus dem Dilemma in die Komplexität.

Psychische Komplexität

Solange das Kind unter dem ödipalen Dilemma leidet, fühlt es sich immer wieder gespalten, wechselt es vom Kind zurück zum Kleinkind und wieder zum Kind. Im Laufe dieser Bewegung schafft, zerstört und erneuert es seine inneren Objekte: die Eltern der Kleinkindphase und die neuen, geschlechtsspezifisch vorgestellten Eltern. Man kann sagen, daß das Kind in dieser Phase entdeckt, daß es so etwas wie innere Vorstellungen gibt, daß Mutter und Vater sich je nach seinen inneren Selbstzuständen in ihm verändern. Das ist keine ganz bewußte Erkenntnis, höchstens insofern, als das Kind beginnt, sich dafür zu interessieren, was Erkenntnis ist. Daraus kann man schließen, daß es vorbewußt die mit dem Wissen verbundenen Probleme erkannt hat.

Wenn in dem Stück *Ödipus auf Kolonos* der Titelheld dem Chorführer mitteilt, er stamme von königlichem Blut aus Theben, ruft dieser erschrocken aus: „Du also bist's?“ (222). Alle auf Kolonos kennen diesen Mann, er ist für sie als beunruhigendes inneres Objekt lebendig. Ödipus aber steht als das andere, von dem sich alle inneren Objekte ableiten, vor ihnen: „Weit ist ja dein Name, Greis, bekannt bei aller Welt [...]“ (305 f.).

Als Ödipus an seinem zweiten Kreuzweg Theseus trifft und dieser sagt: „Hab ich dich, Sohn des Laios, gleich erkannt“ (553), begegnet er einem neuen Vater, der den Unterschied zwischen einem inneren Objekt und dessen tatsächlicher Andersartigkeit (575) kennt. Theseus verspricht Ödipus, ihm zuzuhören, und fordert ihn auf: „Sprich's aus!“, und dieser Vater, der seine Impulse zurückstellen, sich Zeit nehmen und über die Wirklichkeit nachdenken kann, ist der neue Vater des ödipalen Kindes, der, ungeachtet seiner eigenen Wünsche, nicht so eilig, so schroff oder allmächtig ist – nicht so kindlich eben (570–575). „Doch sobald der Sinn sein selber Herr wird, sind die Drohungen dahin. [...] Ich rate drum, getrost zu sein [...] und wenn ich nicht anwesend bin, so weiß ich doch, daß dich mein Name schützen wird vor Ungemach.“ (659–667) Wenn es einen Vater gibt, der das völlige Gegenteil eines Laios ist, so haben wir ihn hier in der Person des Theseus vor uns.

Theseus ist jedoch einfach ein anderes Vaterobjekt. Wenn wir aus der sophokleischen Tragödie eines lernen, dann dies, daß sich Beziehungen ständig ändern, daß nichts sicher ist; mit anderen Worten, wir müssen komplex sein, um im Komplexen leben zu können. An seinen Träumen beispielsweise erfährt das Kind, wie seine Objekte wechseln, es steht verwirrt vor den sich ändernden Prophezeiungen, die in diesen orakelhaften Momenten enthalten sind. Wenn der moderne Theaterbesucher es schwer erträglich findet zu verfolgen, wie der sophokleische Held den verschiedensten Orakeln ausgesetzt wird, dann sollte man ihn vielleicht nur daran erinnern, daß wir in jedem nächtlichen Traum einen merkwürdigen anderen Aspekt unseres Lebens und unseres Schicksals zu sehen bekommen.

Das ist für das Kind eine ernüchternde Entdeckung, glaubte es doch in seiner kleinkindlichen Allmachtsphantasie, das Bewußtsein und Verhalten aller anderen Menschen stimme mit seinen eigenen Wünschen überein; nun aber beginnt es über die Unterschiede zwischen den Menschen und über seine eigene Unfähigkeit nachzudenken, die anderen durch seine Allmacht zu erreichen. Das ist eine paradoxe Situation, denn jetzt, wenn das Kind weiß, wie einzigartig die anderen sind, wird ihm auch der merkwürdige Umstand seiner eigenen Besonderheit deutlich. Zudem erkennt es im stillen, daß der Ort, an dem es lebt –, von dem es früher annahm, er existiere nur, um seine Bedürfnisse zu befriedigen –, den Namen „Familie" trägt. Es befindet sich in einer solchen Familie. Und es gibt andere Familien, die ganz anders sind; sie werden von interagierenden Subjekten gebildet und sind mehr als nur der Beitrag jedes einzelnen dieser Subjekte. Die Familie ist eine Gruppe, in der die früher überaus mächtigen Autoritäten Mutter und Vater aufgehoben sind.

Das Kind, bei dem das ödipale Dilemma der bestimmende Konflikt seines Lebens bleibt, behält diesen Persönlichkeitskonflikt meiner Ansicht nach häufig deshalb bei, weil es mit der labilen und chaotischen Autorität der Gruppe nicht zurechtkommt. Es bleibt an den Vater gebunden, oder es hält am Kampf gegen die Autorität des Elternpaares fest, weil solche elterlichen Organisationen beruhigender sind als die Gruppe mit ihren wenig identitätsstiftenden Zügen, in der sich die Gruppenmitglieder ständig von Ideen, Gefühlen und Prozessen verdrängt fühlen, auf die sie als einzelne keinen Einfluß haben.

Sophokles spielt mit diesem durch die Teilnahme an der Gruppe verursachten Verlust an Selbstbestimmung, wenn er jede Figur in seinem Stück einmal überzeugend, entschieden, forschend und weise, dann wieder blind, boshaft, dumm und mörderisch sein läßt. Wer ist Kreon? Wer Iokaste? Wer Teiresias? ... Ödipus? Mit jedem Wechsel in der Gruppendynamik scheinen auch die Figuren zu wechseln.

Hinzu kommt, daß Sophokles für ein griechisches Publikum schrieb, das politisch irgendwo zwischen Oligarchie und Demokratie stand. Was bedeutete es, in einer Demokratie zu leben, wo man einer Schicht angehörte, die ihre Meinungen frei äußern konnte? Welche Schicht bildete diese Demokratie? Auch heute noch stellen wir diese Frage, nicht bloß weil Regierungen gewöhnlich irgendwo zwischen Demokratie und Diktatur stehen, sondern weil diese beiden Stadien das Abbild einer inneren Problematik bei Mann und Frau sind: Soll man sich einer monarchischen Regierung oder Diktatur fügen, oder soll man den König töten, revoltieren und eine Gruppe an die Regierung bringen?

Bei beiden Richtungen gibt es Bedenken. Eine Monarchie kann zu einem absolutistischen System entgleisen. Ein Herrscher kann tyrannisch regieren und das Volk zum Schweigen verurteilen. Eine solche Regierung scheint das politische Analogon zum neurotischen Prozeß zu sein, der gewissermaßen auf der Dominanz des Ich und auf dessen Kraft beruht, eine unerwünschte Ansicht zu unterdrücken, wenn die einzige Freiheit der Darstellung subtil umgenutzt wird. In Zeiten der Unterdrückung blüht die Allegorie, da lesen die Menschen eine verborgene Bedeutung hinter dem konkreten Text, der vor ihnen liegt.

Eine Demokratie kann zu einem Ausdruckschaos führen. Ideen lassen sich unmöglich ganz unterdrücken, denn niemand hat die Macht, die dazu nötig wäre; aber sie können in einer zutiefst verrückten Welt, wie sie für den psychotischen Prozeß charakteristisch ist, abgespalten und lächerlich gemacht werden. In *König Ödipus* gibt der Chor das unbeständige und schwankende Denken des demokratischen Prozesses wieder, in dem jeder Ausdruck erlaubt ist und zur Kakophonie einlädt.

Familien leben in dem, was wir einen Haushalt nennen, und ganz gleich, ob dieser eher zu einer matriarchalischen oder patriarchalischen „Führung" neigt, wichtig ist, daß es sich um eine Gruppe handelt – einen Ort zwischenmenschlicher Beziehungen, geprägt von den vielen Beiträgen seiner Mitglieder, die die Atmosphäre des Ortes entwickeln können, selbst wenn die individuellen Vorstellungen, die jedes einzelne Gruppenmitglied von den anderen Personen in der Gruppe hat, unvermeidlich idiomatisch sind.

Wie gesagt, spiegeln sich in diesem neuen Objekt, der Familiengruppe, die verschiedenartigen und übereinstimmenden inneren Beiträge wider, die für das Kind zum Verständnis seiner eigenen Komplexität beitragen. Dieser Genius loci, den Ödipus auf Kolonos findet, ist ein vom Gründungsvater geheiligter Raum, wobei dessen Sinn für Gerechtigkeit im Herzen seines Volkes weiterlebt. Dieser Ort ist auch mit dem Maternalistischen verbunden, denn sein heiliger Grund ist der Wohnort der Eumeniden, die unter der Mutter Erde leben.

Zu einem bestimmten Zeitpunkt, nämlich wenn es die patriarchalischen und matriarchalischen Linien begreifen kann, wird sich das Kind bewußt, wer die Eltern seines Vaters sind, besonders wer der Vater des Vaters, und wer die Mutter der Mutter ist. Mit diesem ersten Verständnis für die eigene Stellung in einem generativen Zusammenhang entsteht auch die Fähigkeit des Kindes, über die Verbindungen zwischen den Großeltern (und ihren Persönlichkeiten) und zwischen den Eltern (und ihren Persönlichkeiten) nachzudenken. Diese Linie wird durch einen besonderen Mythos zusammengehalten, in dem die Vergangenheit der Großeltern – bestehend aus tatsächlichen Ereignissen, Deckerinnerungen, Ausschmückungen, unbewußten Fehlinterpretationen und anderem – zusammenfließt und mit dem wenigen, was das Kind über seine Familie weiß, die Familienlegende ausmacht. (Das Wesen des Generationsbewußtseins werde ich im nächsten Kapitel behandeln.)

Wie sehr auch der väterliche Name für ein Gesetz stehen mag, das unter anderem Inzest verbietet, es ist nicht der Vater, der das Gesetz der Gruppe bestimmt. „Was habt ihr, Unglückselige, den Zungenkampf erregt, den unberatnen? Schämt ihr euch nicht, da das Land so krank ist, aufzuwühlen eignen Zank?", fragt der Chor Iokaste (634 ff.) und erkennt damit implizit an, daß die Gruppe die Macht hat, jede einzelne Autorität für sich in Anspruch zu nehmen. „Nicht nach Gesetz und Freundschaft redest du zur Stadt", klagt Ödipus, als Teiresias sich weigert, die Wahrheit auszusprechen (322). Wie können kriminelle Handlungen gerecht beurteilt werden? Ein Problem, das, wie wir wissen, Antigone besonders am Herzen liegt. Wo findet sich die gerechte Lösung im kindlichen Konflikt mit der Mutter, dem Vater oder dem Bruder? Im Einschreiten des Vaters, der als Friedensrichter das Gesetz getreu seinem Namen wahrt? Aber seine Entscheidungen sind vielleicht gar nicht gerecht; noch lange nach der väterlichen Entscheidung kann das Kind aufgrund seiner eigenen psychischen Wirklichkeit einen Groll hegen, vor allem wenn eines der Familienmitglieder eine wirkliche Ungerechtigkeit begangen hat. Spätestens in diesem Alter der Komplexität wird sich das Kind bewußt, daß seine psychischen Ansprüche – unter anderem auf Gerechtigkeit – nicht nur mit den ebenso starken psychischen Ansprüchen der anderen Gruppenmitglieder konkurrieren, sondern daß sein eigenes Urteil, was recht und was unrecht ist, seine Innenwelt, zwischen gegensätzlichen Positionen hin- und hergerissen ist, und es entdeckt, daß auch der einsichtsvollste und geduldigste Vater seine Innenwelt nicht kennen kann. Das psychische Leben selbst entzieht einen dem Zugriff des intersubjektiven Wissens, auch wenn es dieses Wissen zugleich vergrößert.

Zu den Entdeckungen, die das Kind in diesem Alter macht, gehört, daß es nur eines von vielen, notwendig konkurrierenden Subjekten ist, daß seine eigene Omnipotenz sich radikal verändert und daß die Beschwörung des mütterlichen oder väterlichen Namens keine Gerechtigkeit herbeizaubert. Sophokles wußte das ebensogut, wie alle Griechen das wußten. Denn der Haushalt als der Raum, den sich jede Familie schuf, förderte zwar ihre einzige gemeinsame innere Realität, war aber auch der Angelpunkt vieler Konflikte und Ungerechtigkeiten. Bis zu einem gewissen Grad entstand die Polis aus dem Bedürfnis nach einer Instanz, die die Konflikte zwischen den Haushalten regeln konnte. „So aber soll er nach demselben Recht, nach dem er kam, behandelt werden und nach keinem sonst!", sagt Theseus dem Missetäter Kreon (907 f.). Zuvor hatte Kreon im Gespräch mit Ödipus für sich reklamiert: „Du greifst die Stadt an, wenn du dich an mir vergreifst." (838)

Jenseits der psychischen Realität der Familie tragen Männer und Frauen in der Gesellschaft der Bürger zu der Körperschaft bei, die an die Stelle der Autorität der Haushalte tritt und diese koordiniert. Das Kind begegnet diesem neuen Ort erstmals in der Schule; dort kann man am deutlichsten beobachten, ob das Kind das ödipale Dilemma „gelöst" hat oder nicht. Viele Kinder klammern sich an die sie liebende innere Mutter und verweigern den Umgang mit den Gleichaltrigen; bei anderen wiederum zeigt sich der Konflikt entweder darin, daß sie das Gesetz des Vaters internalisieren oder daß sie sich angstvoll verstecken. Auch wenn alle Kinder Spuren beider früheren Autoritäten aufweisen werden, werden diejenigen, die den Ödipuskomplex hinter sich gelassen und entdeckt haben, daß es so etwas wie Perspektive gibt, auch etwas über das Wesen des psychischen Lebens wissen, das niemanden von Natur aus mit Macht ausstattet. Um in der Gruppe leben zu können, muß man imstande sein, dieses komplexe Leben gutzuheißen und mit ihm auch zu Rande zu kommen.

In der Phase der Adoleszenz kehrt die ödipale Entdeckung des Kindes, durch die Komplexität des Subjektseins potentiell isoliert zu sein, wieder. Der oder die Heranwachsende leidet unter der Veränderung der inneren Vorstellungen von sich selbst und von den anderen, gerade wenn sie oder er in einer Peer-group lebt und dort lebensnah erfährt, wie prekär Gruppendynamik sein kann. Im Laufe des psychobiologischen Heranwachsens treten die transformierten Regressionen wieder auf, sobald der Jugendliche erste tiefe Liebesbeziehungen eingeht, die ihn sexuell und emotional befriedigen. Ebenso ist seine Suche nach einem Weg, geliebt und in die Gruppe aufgenommen zu werden, auch ein Versuch, die Ängste, die das Gruppenleben erzeugt, zu überwinden. Indem Jugendlichengruppen den immanenten Charakter der Gruppe fälschlich in eine organisierte Peer-group-Kultur verwandeln, verhalten sie sich wie Banden, die sich zusammenrotten, um in der Gruppe die eigene Angst zu bekämpfen! Im Laufe der Zeit schwindet die Angst, und man genießt die Früchte der Komplexität – besonders den Wert verschiedener Perspektiven –, und damit nimmt das Bedürfnis nach Gruppenbindungen ebenso ab wie der Drang nach einer engen symbiotischen Kinderliebe.

„Alles recht zur rechten Zeit!", sagt Kreon (1517) zu Ödipus, und diesmal können wir ihm beipflichten, wenn damit soviel gemeint ist wie: Die Zeit heilt

Wunden. Hier scheint die Zeit tatsächlich eine natürlich heilende Fähigkeit zu besitzen. Die Lösung des Ödipuskomplexes führt zu dieser heilenden Wirkung der Zeit und macht es möglich, daß innere und zwischenmenschliche Konflikte heilen, wenn das Subjekt entdeckt, daß sich mit der Zeit immer mehr Perspektiven eröffnen: Das, was zuvor abgespalten oder verleugnet wurde – beispielsweise aus Gründen der narzißtischen Ökonomie –, rückt wieder ins Bild und macht das eigene Selbst und die eigenen Beziehungen komplexer.

Die Lösung des ödipalen Dilemmas

In seiner Theorie von der Urhorde stellt sich Freud das früheste Stadium der Gesellschaft als von einem starken Vater dominiert vor, der die Frauen für sich behielt und seine Söhne vertrieb. Diese Söhne bildeten dann eine Bande, die nach anderen als den Gesetzen des Urvaters funktionierte, weil sie untereinander gleich waren und sie der gleiche Mangel verband. „Eines Tages taten sich die ausgetriebenen Brüder zusammen, erschlugen und verzehrten den Vater" (Freud, *G.W.*, Bd. IX, S. 172), schreibt Freud in *Totem und Tabu* und sieht darin eine Form der Identifizierung. Auf der zweiten Stufe der sozialen Evolution „ist an die Stelle der *Vaterhorde* der *Brüderclan* getreten", heißt es ebenda (S. 177), doch in einer dritten Entwicklungsphase wurde die Familie zur neuen Einheit, die den Vätern zurückgab, was ihnen die Urhorde genommen hatte.

In seiner Theorie von der Verdrängung des Vaters durch den Brüderclan scheint Freud der Auffassung zuzuneigen, diese Gruppe ersetze automatisch die Autorität des Vaters. Doch man kann sich fragen, ob, wie Freud meint, die Totemmahlzeit für den kannibalischen Wilden wirklich den Vater vertritt, gewissermaßen um weiteren Vatermorden vorzubeugen, oder ob dies nicht vielmehr ein Gedenk- und Trauermahl für den Tod des Vaters ist: ein Akt, mit dem er im Bewußtsein des Kindes durch eine Reihe neuer Besetzungen, libidinöser Interessen und idiomatischer Zuweisungen ersetzt wird. In *Massenpsychologie und Ich-Analyse* bietet Freud offenbar ein anderes Modell für die Lösung des kindlichen „Vaterkomplexes" an. „Jeder Einzelne", schreibt er da, „ist ein Bestandteil von vielen Massen, durch Identifizierung vielseitig gebunden und hat sein Ichideal nach den verschiedensten Vorbildern aufgebaut." (Freud, *G.W.*, Bd. XIII, S. 144) Es ist diese vielseitige Identifizierung, die den Vaterkomplex aufbricht und zu einer Reihe *progressiver Desintegrationen* führt, wenn sich das Kind Objekte sucht, die sein Idiom besser zum Ausdruck bringen.

So lernt das Kind in seiner ödipalen Phase, daß es ihm vom Schicksal bestimmt war, in eine ganz bestimmte Familie hineingeboren zu sein und, wichtiger noch, ein Subjekt zu werden, das in seinem eigenen Bewußtsein eine Objektwelt enthält, eine Menge wahrgenommener Gegenstände, Introjekte und Identifikationen, die das Gefühl seiner eigenen Komplexität verstärken und die Autorität seiner Erzählstimme grundlegend problematisieren. Wenn das Kind aber mit seiner Entdeckung der Komplexität des menschlichen Daseins seine Perspektive schärft und die patriarchalische Struktur in sich aufnimmt, gelangt es an eine neue Stelle, stellt es eine neue Ordnung auf, die sich aus der Dezentrierung der psychischen Struktur ergibt. Wie versteht sich das Kind in diesem Stadium seiner Entwicklung selbst, und wie versteht es das Leben? Bernard Knox sieht im sophokleischen Drama ein Modell für das moderne Theater, denn es konfrontiere uns mit „unserer eigenen Angst vor der ungewissen Zukunft und der Sorge, diese nicht bewältigen zu können – unserer großen Angst, daß jeder Schritt vorwärts auf dem vermeintlichen Weg des Fortschritts in Wirklichkeit ein Schritt in eine vorherbestimmte Katastrophe ist" (*The Three Theban Plays by Sophocles*, S. 33). Ich glaube, darin liegt etwas von der inneren emotionalen Realität des ödipalen Kindes, denn das Kind gelangt zu einer Erkenntnis, die der Entdeckung des Ödipus ähnelt und die in gewisser Weise tragisch und zweifellos beunruhigend ist.

Als König Ödipus darauf drängt, den Grund für sein Leiden zu erfahren, entdeckt er, daß er selbst unwissentlich eine Prophezeiung erfüllt. Und Sophokles versieht dieses Drama wie auch *Ödipus auf Kolonos* mit einer weiteren Peripetie: Der König entdeckt allmählich die Stärke seiner eigenen Persönlichkeit und erkennt, wie auch sie zu seinem Unglück beigetragen hat. Wie bereits gesagt, ist diese Entdeckung für die Epiphanie des ödipalen Kindes charakteristisch, für die Erkenntnis nämlich, daß der Mensch eine psychische Entität ist und ein Bewußtsein besitzt, das zwischen den aufeinander einwirkenden Logiken des Bewußten und Unbewußten gespalten ist. Nicht die Angst vor der Kastration durch den Vater versperrt dem Kind den erotischen Zugang zur Mutter, sondern, wie ich dargelegt habe, sein eigenes Bewußtsein bindet das Kind an seinen Platz. Nicht Angst hindert das Kind daran zu handeln, sondern sein geistiges Erwägen des gesamten Wunsches. Darin ist unvermeidlich auch die Furcht vor dem Vater enthalten; doch wie Freud bereits andeutet, eine Furcht, die gleichermaßen die Liebe zum Vater und die Identifikation mit ihm weckt, und auch ein Gefühl, das eigene moralische Gefühl, daß an dieser Vorstellung irgend etwas verkehrt ist.

Ist das nicht gerade das Alter, in dem das Kind begreift, wie eigenartig es ist, ein eigenes Bewußtsein zu besitzen? Wie ein kleiner Odysseus wagt sich das Kind in die Welt der Tagträume, läßt es sich von seiner geistigen Fähigkeit, sich Szenen heroischer Handlungen auszudenken, forttragen. Der Tagtraum ist in mancherlei Hinsicht der erste wirklich heroische Ort, an dem das Kind das an der idealen Handlung beteiligte Selbst erweisen und Applaus und Anerkennung seitens eines impliziten anderen erhalten kann. Wäre das Bewußtsein nur so einfach! Wie leicht wäre dann das Leben! Aber derselbe Ort weckt auch unangenehme Gedanken, störende Gefühle und quälende Tagträume. Das Denken und seine spontanen Zaubereien verdrängen die Lebensvisionen des heldenhaften Selbst und zwingen das Kind, sich mit schlechten Vorstellungen und Gefühlen herumzuschlagen. Wie geht das Kind damit um?

Ich glaube, vor dem Ödipuskomplex „verstand" das Kind Bewußtseinsinhalte einfach als äußere Ereignisse, von denen es sich, sofern sie beunruhigend waren, magisch besessen fühlte; es konnte sie dann in die Objektwelt projizieren und, wenn es Glück hatte, von liebenden Eltern entsprechend verarbeiten lassen. Sobald jedoch die patriarchalische Familienstruktur zerbrochen und durch die soziale Gruppe und die patriarchalische psychische Struktur durch die Menge miteinander konkurrierender innerer Objekte ersetzt ist, wird das Kind durch seine eigene Entwicklung dazu aufgefordert, dem halb unabhängigen „Es-Sein" seines eigenen Bewußtseins etwas entgegenzusetzen. Das läßt sich höchst lebendig an der schmerzlichen, aber sich allmählich durchsetzenden Erkenntnis des Kindes ablesen, daß der Traum, den es träumt, für das Selbst kein äußeres Ereignis ist, das beim Erwachen oder durch elterlichen Trost vertrieben werden kann, sondern daß es sich dabei um ein inneres Geschehen handelt, das einzig vom Bewußtsein des Kindes hervorgerufen wird. Meiner Ansicht nach ist das der Augenblick der Wahrheit für das ödipale Kind, wenn es nämlich entdeckt, daß sein eigenes Bewußtsein die dem Schicksal des armen Ödipus entsprechenden Alpträume selbst schafft. Diese Entdeckung macht jedes Kind, und sie entspricht in mancherlei Hinsicht der Suche, die Ödipus anstellt, um den Ursprung des Fluches aufzudecken, der seinem Volk zum Verhängnis wird. Jener Fluch ist das bittersüße Schicksal, das man erleidet, weil man ein Bewußtsein hat, und zwar eines, das man immer nur teilweise kennt und das einen deshalb immer in Schwierigkeiten bringt, eines, das im Extremfall ziemlich verloren sein kann (wie wenn man das Bewußtsein verliert), und eines, das als Entdeckung des Kindes ein atemberaubendes Moment ist.

In dieser Hinsicht können wir also zu Recht von der Universalität des Kindesmißbrauchs sprechen, wenn wir darunter verstehen, daß jeder Mensch von Produkten seines eigenen Bewußtseins gequält wird: von der vorübergehenden mörderischen Idee, die das Selbst erschüttert, bis zum Neid auf das Glück des Freundes; von dem heftigen und tiefgreifenden Schuldgefühl aufgrund unbedachten Handelns bis zur panischen Angst, wenn man etwas vorspielt. Wir alle werden von unserer eigenen Subjektivität mißbraucht. So wichtig es auch sein mag, die Traumata zu erkennen, die durch äußere, von der Umgebung bedingte Verletzungen herrühren, wie sexueller Mißbrauch, körperliche Strafen oder schwere emotionale Verletzungen, ebenso wichtig ist es auch, Freuds Einsicht im Auge zu behalten, daß neben derartigen Traumata oftmals das Bewußtsein selbst Traumatisierungen hervorruft.

Während das Bewußtsein oft genug so quälend ist, daß sich das Kind im Laufe der Zeit darüber klar wird, daß seine eigene Subjektivität es gelegentlich zum Leiden verurteilt, erkennt es durch fruchtbares Nachdenken, daß dasselbe Bewußtsein zudem imstande ist, ihm zu helfen, sich störender Gedanken bewußt zu werden und sie zu verarbeiten. Das Bewußtsein ist eine Problemlösungsstelle, obgleich in ihm zugleich die traumatisierenden Vorstellungen und Gefühle zum Tragen kommen. In der gleichen Weise vermag die Gruppe als Auffangbecken für Störprozesse dienen, obgleich ihre Struktur häufig Kummer verursacht.

Die Ansicht, das Über-Ich bilde sich in der Beziehung zum Vater heraus und trete innerpsychisch an seine Stelle, ist eine zu enge Interpretation dieser wichtigen psychischen Entwicklung. Der Beginn des Über-Ich deutet auf das Vorhandensein von Perspektive, jener psychisch objektiven Folge des Ödipuskomplexes, wenn das Kind entdeckt, daß es eine Vielfalt von Blickwinkeln gibt. Das Über-Ich entsteht tatsächlich aus einer Identifikation, doch beileibe nicht einfach mit dem Vater (sei es in seiner Person oder nur namentlich), denn in seiner Struktur zeigen sich die Wirkungen der Perspektive: Das Kind kann sich selbst und seine Objekte nun von den vielen perspektivischen Punkten aus betrachten, die ihm Identifikationsmöglichkeiten bieten.

Wenn das Kind sich seines eigenen Bewußtseins bewußt wird, begibt es sich meiner Ansicht nach auf eine höchst beunruhigende Reise. An diesem Ort leben wir alle von einem zum anderen Augenblick, in einem Bereich, den Winnicott, meine ich, in seiner Vorstellung von der wesenhaften Einsamkeit genauer beschrieben hat und der sicherlich in seinem Begriff des Isoliertseins eines jeden von uns impliziert ist. Mit unserer Weiterentwicklung wird dieses Bewußtsein immer komplexer, und zwar paradoxerweise, je weiter es sich differenziert. Die psychische Entwicklung ist demnach zum Teil eine *Rückentwicklung*, keine Evolution: eine Demontage sowohl der prä-ödipalen als auch der ödipalen frühkindlichen Strukturen. Vater und Mutter, frühe Wünsche und Triebe, primäre Bedürfnisse und Befriedigungen verblassen zu einer schattenhaften Erinnerung, sobald wir uns tiefer in unbegreifliche Gefilde begeben. Manche Leute (vielleicht befinden sie sich unter unseren Künstlern und Philosophen) betrachten diese psychische Rückentwicklung als eine Tatsache des menschlichen Lebens und wollen bei ihr verweilen, um zu sehen, ob sie erklärt, ob von ihr erzählt oder ob sie vielleicht gefeiert werden kann. Aber diese Abenteurer gehen ein hohes Risiko ein. Soweit ich sehe, finden die meisten Menschen das Wissen um diesen Aspekt der Conditio humana – der Komplexität, die sich aus dem Besitz eines eigenen Bewußtseins ergibt – einfach zu schwer erträglich.

Angesichts der allgemeinen Unerträglichkeit dieser Komplexität regrediert das Individuum teilweise, um zu überleben. Dieser Rückzug ist im Leben so dringend erforderlich, daß er als unanalysierte Konvention ein Bestandteil der Religion des Alltagslebens geworden ist. Wir nennen diese Regression „Ehe" oder „Partnerschaft"; in ihr wird die Person zu einem Teil eines wechselseitig voneinander abhängigen Paares, das sowohl die Körper von Mutter und Vater evoziert und erhält als auch die Wärme der prä-ödipalen Vision des Lebens aus der Zeit bewahrt, bevor das Kind von der solitären Erkenntnis der Subjektivität gepackt wird. Ich-Entwicklung ist demnach eine transformative Regression: Man ist wieder zum Familienleben zurückgekehrt, diesmal mittelbar über die Erinnerungen, die beim Großziehen einer Familie aufkommen; man widmet sich der Gartenpflege und schlägt sich, so gut man kann, aus dem Kopf, was man gesehen hat, als man den Garten zum ersten Mal verließ. Um im Leben vorwärtszugehen, gehen wir zurück, zurück an die Orte von Mutter und Vater, dorthin, wo wir ihre Gestalten evozieren können, die uns beruhigen und zugleich eine defensive Alternative zu der Verrücktheit bieten, die in Gruppen immer latent vorhanden ist: den Gruppen des sozialen Lebens und mehr noch der Gruppe, aus der das geistige Leben besteht.

Indem das Kind erlebt, wie die Gruppe den Vaterkomplex aufhebt, und indem es sich bemüht, sich einer sozialen Gruppe anzupassen und ihr beizutreten, gelangt es allmählich zu der außerordentlich beunruhigenden Erkenntnis, daß das nicht möglich ist. Wie kann man sich einer Sache anpassen, die sich der eigenen Identifikation entzieht? Wo liegt die zentrale Identität der Gruppe, der man sich anpassen soll? Obwohl das Kind mit der Vorstellung einer fiktiven Entität aus elterlichen und erzieherischen Ansichten über das bürgerlich gesinnte Kollektiv aufgewachsen ist, in das es sich einfügen soll, haben uns die psychoanalytischen Studien über den Gruppenprozeß gelehrt, was wir bereits als Kinder wußten: daß nämlich Gruppen nicht nur nicht fair sind, sondern oftmals nach psychotischen Prinzipien funktionieren. Es kann eine Form der Verrücktheit sein, in einer Gruppe zu leben. Oder die Gruppe als etwas Verläßliches ist eine Illusion, an die man nur glaubt, weil es schwer wäre, den jungen Leuten zu sagen, wie labil diese Realität ist, obwohl sie das unbewußt wissen und selbst unter den Mißlichkeiten dieser Realität leiden.

Trotzdem lernen Kinder, in Gruppen zu leben. Gemeinsame Aufgaben konzentrieren die menschlichen Kollektive und machen die Dinge wunderbar einfach. Es gibt Feste, manische Augenblicke, Zeiten wirklicher Erfüllung, Zeiten der Inspiration, der Hoffnung und der Entwicklung; das sind die Augenblicke, in denen es herrlich ist, in einer Gruppe zu sein. Aber die meisten Kinder wissen, daß sie sich durch transformative Regression zurück auf die Paarbeziehung, auf das dyadische Dasein, die Enttäuschungen des Gruppenlebens ersparen können, deshalb streben die meisten Kinder danach, einen guten Freund zu finden, wenngleich manche Einzelgänger in ihren Romanen oder wissenschaftlichen Projekten eine verläßliche Struktur finden, die ihnen hilft, sich von der Verrücktheit zurückzuziehen, die die Ich-Psychologie Wirklichkeit nennt. Letztlich entwickeln wir alle ein falsches Selbst (hoffentlich tun wir das), das uns dabei helfen kann, die Verrücktheit der Gruppe zu ertragen, und wir finden leidenschaftliche und enge Interessen (wie die Arbeit, die wir für uns wählen, oder die Zerstreuungen), und vor allem suchen wir uns Partner und ein paar vertraute Freunde, die uns begleiten.

Das ödipale Dilemma ist voller Paradoxe, und zweifellos habe ich die Sache dadurch, daß ich auf einige weitere hingewiesen habe, nicht gerade vereinfacht. Besonders wichtig scheint mir, daß die relativ einfachen psychischen Strukturen des Kindes, die um die dyadischen und triadischen Beziehungssituationen gebaut sind, von seiner Erkenntnis der Komplexität des Bewußtseins abgelöst werden. Natürlich hat sich dieses Bewußtsein immer weiterentwickelt, und aus abgespaltenen Fragmenten des Selbst und den dyadischen und triadischen Strukturen wurden Objekte geschaffen; aber das sophokleische Moment, wenn ich es so nennen darf, ist die Erkenntnis des Selbst, daß ein menschliches Leben die bekannten Beziehungsstrukturen überlebt. Wir stehen in der Mitte zwischen zwei ganz grundsätzlichen, unbewußten Ordnungssystemen – unserem eigenen Bewußtsein und dem Bewußtsein der Gruppe. Diese Ordnungssysteme zerbrechen die symbiotischen und ödipalen Kohäsionen. Im Laufe der Zeit entwickelt sich ein falsches Selbst, das die Gruppe beschäftigt, und es entstehen falsche Illusionen über die Einheit des Selbst, mit deren Hilfe wir die Sorge über unsere persönliche Komplexität zu vertreiben suchen; diese Illusionen und illusionären Beschäftigungen sind für unser Leben unabdingbar und werden zu Unrecht „falsch" genannt, wenn damit gemeint sein soll, daß sie für uns nicht wahr seien, im Gegenteil, sie sind für uns alle ganz gewiß wahr. Und dennoch entziehen wir uns, aus meiner Sicht, der Qual, ein Bewußtsein zu haben und in einer sozialen Ordnung zu leben, die über die Strukturen unserer frühen Kindheit hinausgeht und unsere Illusionen von Einheit schwächt. Sehr geschickt ziehen wir uns auf die transformierten dyadischen Affiliationen oder auch in Dreiecksstrukturen zurück, wenn wir eine eigene Familie gründen, und gehen zu der leidenschaftlichen Überzeugung über, nur eine einzige Sicht auf die Realität könne wahr sein, sei diese nun psychoanalytisch, politisch oder theologisch; jedenfalls ist sie – ungeachtet möglicher seelischer Schmerzen – unbewußt beruhigend, denn das mental objektivierbare Dilemma ist dem Komplex, der mental nicht verarbeitet werden kann, stets vorzuziehen.

Wenn aber die mentale Komplexität letztlich an der vorübergehenden Omnipotenz von Organisationen scheitert, die fälschlich Zufriedenheit signalisieren, und wenn sich die großen Gruppen der Menschheit – die Gruppen, die wir Nationen, Städte, Institutionen, Haushalte nennen – trotz der erfolgreichen Organisationsabsichten des Individuums bewähren, dann erlaubt die Vielfalt solcher Komplexität jedem Subjekt, wie Winnicott sagte, mit der Realität zu spielen. Der unbewußte Gebrauch von Objekten, an denen der einzelne sein Idiom im Leben durchspielt, gestattet es dem Subjekt, sich über die komplexen Ereignisse, aus denen die lebendige Erfahrung besteht, zu disseminieren. Wir treiben mit dem Fluß. Das ist unbewußt, nicht kohärent, aber angenehm. Obgleich wir uns der Realität nicht anpassen können, weil sie in mancherlei Hinsicht nicht existiert, spielen wir mit ihr, bringen wir unsere Subjektivität zu der Dinglichkeit der Objektwelt und verleihen dort – in einer Zwischenwelt – unserem Leben Wirklichkeit.

Warum also Ödipus? Als Freud dieses Drama wählte, um das Schlüsselproblem in der menschlichen Entwicklung zu beschreiben, da entschied er sich für ein Stück, das diese Spannung zwischen unseren Kohäsionen einerseits – seien sie nun relationale Affiliationen (wie in der Ehe, der Familie oder Gruppe) oder Wahnvorstellungen (wie im Irrglauben des Ödipus, Kreon habe ihn gezielt verfolgt) – und den psychischen Texturen andererseits, die sich der Möglichkeit mentaler Organisation entziehen, darstellt. Es handelt sich hier um eine Komplexität, die dem Gruppenprozeß derart wesenhaft ist, daß er nur fortbestehen kann, wenn er sein eigenes Wesen verleugnet. Obwohl Sophokles wie viele andere Athener glaubte, der Bürgersinn könne die Verrücktheit der Gruppe durchschauen, meine ich, daß er mit *Ödipus* auch ein Stück konstruiert hat, das sich der psychischen Organisation eines jeden widersetzt: ein Stück, das im Publikum so viel unbewußte Tätigkeit in Gang setzte, daß zu befürchten stand, es würde die Verständnisfähigkeit des Publikums übersteigen. Diese Spannung zwischen den Grenzen des Bewußten und dem unberechenbaren Los des Unbewußten, zwischen den hilfreichen inneren Objekten des psychischen Lebens und dessen Verfolgungen (Melanie Klein spricht hier von einer beständigen Spannung zwischen einer paranoid/schizoiden und einer depressiven Position), zwischen der Notwendigkeit eines Gruppenlebens und der Verrücktheit eines solchen, diese Spannung hat Sophokles in seinem Drama gestaltet. Obwohl in *Ödipus auf Kolonos* anscheinend die Vorzüge einer gut regierten Polis gerühmt werden, die einen auf der Integration matrilinearer und patrilinearer Züge beruhenden Genius loci besitzt, bin ich der Meinung, daß die primären Erwachsenenbeziehungen in unserem Leben – eheliche, familiäre, ideologische und politische – gemessen an der Logik menschlicher Entwicklung notwendig regressiv sind; in ihnen liegen vereinfachte transformierte Strukturen, die uns vor der quälenden Komplexität des Lebens bewahren sollen, sei es nun des individuellen geistigen Lebens, sei es des Lebens im merkwürdigen Geist einer sozialen Gruppe. Die Komplexität tritt an die Stelle der prä-ödipalen und ödipalen Strukturen: Das Kind entdeckt sein eigenes Bewußtsein und die Einsamkeit der Subjektivität. Im Wissen darum wird das Leben zu einem Streben nach einer inneren Zuflucht vor der Logik der psychischen Entwicklung, und wenn dieses generative Asyl eingerichtet ist, erlaubt es dem Subjekt mit den Versatzstücken der Realität, denen es in seinem Leben begegnet, zu spielen.

11. Generationsbewußtsein

In ihrer Rückschau auf den Ersten Weltkrieg, auf 1914–1919, schrieb Vera Brittain im Vorwort zu *Testament of Youth*, sie fühle „ein wachsendes Bedürfnis, darüber zu schreiben, was die Welt für Männer und Frauen ihrer Generation bedeutet habe" (Brittain, S. 11). Vielleicht wollte sie ihrer Generation literarisch einen Ort zuweisen, weil die neue Generation – ihr Buch entstand in den Jahren 1929 bis 1933 – so anders war. Sie glaubte nicht, daß „die intelligenten jungen Leute von heute mit ihrem unerschütterlichen Realismus, mit ihrer ebenso beiläufigen wie intimen Kenntnis sexueller Dinge, mit den geballten Erfahrungen, die wir, ihre vorherbestimmten Vorfahren, ihnen überlassen haben", auch nur „ein Zehntel des physischen und psychischen Schocks [ausgehalten hätten], dem ein junges Mädchen damals im Ersten Weltkrieg ausgesetzt war" (Brittain, S. 45). Brittain war in einer „unvergleichlichen Zeit materiellen Wohlstands und stillen Behagens" aufgewachsen, als Privatschulen in ländlichen Enklaven verborgen waren, in einer behüteten Welt, in der sich der Eros im Ritual des Schultanzes ausdrückte und die Ideale der Heranwachsenden in den partnerschaftlichen Beziehung zur sie stützenden Gesellschaft lagen (ebd., S. 50). Auch wenn Brittain wie alle Jugendlichen ihre Ideale in Opposition zu den vorangegangenen Generationen herausbildete, war sie und waren ihre Zeitgenossen eigentlich darauf aus, eine Vision der Viktorianischen Epoche wieder aufleben zu lassen. „Mit sechzehn begann ich zum erstenmal davon zu träumen, wie die Männer und Frauen meiner Generation – und allen voran in der Galaxie der Leonardos natürlich ich selbst – eine neue Renaissance von kolossalem Ausmaß inaugurieren würden." (Brittain, S. 42) Kein Wunder also, daß die jungen Männer, als sie in den Krieg zogen, den Kampf als ein sportliches Ereignis betrachteten, das Helden schaffen und die idealen Führer der Zukunft designieren würde. „Wir wähnten uns immer noch im Schoß des Friedens, der zwischen zwei großen Konflikten ganze hundert Jahre gewährt hatte", schrieb Osbert Sitwell. „In ihm hatten solche Kriege, wie sie jetzt ausbrachen, nichts Umfassendes, sie waren nur eine kurze, bewaffnete Form der Olympischen Spiele. Eine Runde hast du gewonnen, die nächste gewinnt der Feind. Da hatten Vernichtung oder Endkampf so wenig zu suchen wie bei einem Boxkampf". (Sitwell, in: Fussell, S. 26) Überzeugt, daß die Überlegenheit ihrer Ideale und Werte ausreichen würde, die Deutschen zu schlagen, so, als ließe sich Tugend ganz selbstverständlich in physische Kraft übertragen, betrachteten die Engländer der Generation von 1914 den Krieg als einen Sport; sie verglichen ihn sogar mit Cricket; und nicht einmal Lord Northcliffes Äußerung hielt man für übertrieben, der behauptete, die Deutschen würden den Krieg verlieren, weil „der individualitätsfördernde Fußball in Deutschland erst vor vergleichsweise kurzer Zeit eingeführt worden sei" (in: Fussell, S. 26).

Die verlorene Generation von 1914–1919, die von einer gedankenlosen älteren Generation erbarmungslos ausgerottet worden ist („Fragt euch einer, warum wir starben, dann sagt, weil die Väter uns durch ihre Lüge verdarben", Kipling, S. 150), hat das westliche Bewußtsein von Grund auf verändert. Nach dem Zweiten Weltkrieg schrieb der amerikanische Kritiker Alfred Kazin: „So viel aufgedecktes Grauen, so viele neue Kriege am Horizont, eine so allumfassende, ständige Bedrohung, ‚*der* Krieg' [das heißt der Zweite Weltkrieg] wurde bald allgegenwärtig – der Krieg hat niemals aufgehört, Krieg als eine Dauererfahrung des Menschen des zwanzigsten Jahrhunderts" (in: Fussell, S. 74).

Wenn der Erste Weltkrieg in nur zwei Jahren (zwischen 1914 und 1916) das Bewußtsein einer ganzen Generation verwandelte und wenn „die jungen Männer wie geschnittene Blumen am Stil verdorrten", dann geht manches von jener blinden Unschuld, die das Schlachtfeld für einen Fußballplatz hielt, auf das Konto ihrer Unduldsamkeit gegenüber der schweigsamen Welt des europäischen *Fin de siècle* (Read, S. 152). Trotz ihres großen Respekts für die Generation von 1890 war diese Generation nach Hughes „auf der Suche nach etwas Markanterem und Dogmatischerem als ihre Väter ihnen überliefert hatten [...], während sich die Schriftsteller der 1890er darauf beschränkt hatten, die Möglichkeiten der Vernunft in Frage zu stellen, wurden die jungen Leute von 1905 zu offenen Irrationalisten oder sogar Antirationalisten [...]; die Jüngeren gaben sich nicht mehr mit der großstädtischen Höflichkeit der Älteren zufrieden. Überall suchten sie nach einem Ideal und einem Glauben" (Read, S. 339). Die neue Generation kultivierte ihre eigene Stimmung, die sich in diesem unbeschreiblichen Babylon der historischen Dialektik zweifellos in dem niederschlug, was Fussell die „brutalen Märsche" des Ersten Weltkriegs nannte.

Auf der anderen Seite des Atlantik, in einer anderen Generation wuchs in den dreißiger Jahren Arthur Miller auf. Miller schreibt in seiner Autobiographie *Timebends* (Zeitkurven) über seine Generation meist in Gegenüberstellung zu späteren Generationen. Als Fünfzigjähriger, 1965, bei einem Teach-in auf der Bühne des Hill-Auditoriums an der Universität von Michigan, erinnerte er sich an die Jahre, die er Mitte der Dreißiger an derselben Universität verbracht hatte. Beide Epochen waren radikal, idealistisch und voller Leidenschaft, und doch waren sie sehr verschieden. Er fand die Atmosphäre merkwürdig festlich, doch als man ihn bat zu sprechen, ereiferte er sich lautstark, daß vermutlich das FBI mit im Saal sei und die Anwesenden eines Tages dafür verantwortlich gemacht würden, an der Versammlung teilgenommen zu haben. „Es war der falsche Moment, um so etwas zu sagen. Hier entstand gerade eine hochgesinnte Bewegung mit dem Ziel, einen ungerechten Krieg zu beenden, ein Moment, in dem diese Generation gerade begonnen hatte, etwas zu begreifen und ihre Partner im Protest zu finden." (Arthur Miller, S. 134) Aber Miller hatte noch lebhaft in Erinnerung, wie er in den fünfziger Jahren behandelt wurde, als ihn der Senatsausschuß zur Untersuchung „unamerikanischer Umtriebe" wegen seiner politischen Ansichten aus den Dreißigern zur Rechenschaft zog. Das war ein Akt der Gewalt zwischen Generationen, wie Miller ihn auch in seinem Stück *Hexenjagd* dargestellt hat, wo es vor allem um den Angriff einer Generation auf eine andere geht.

Als Miller die Generation der sechziger Jahre vor sich hatte, wurde ihm klar, daß „dies nicht mehr die Generation der dreißiger Jahre" (A. Miller, S. 135) war. „Hier ging es nicht um die symbolhafte ideologische Rhetorik einer anderen Zeit", nicht mehr um die ferne Bedrohung durch Hitler. Die Jugend der sechziger Jahre war weniger daran interessiert zu schreiben, sie war bereit, sich persönlich einzubringen: Für sie war „der Einberufungsbefehl in der Brieftasche die Eintrittskarte zur Radikalisierung" (A. Miller, S. 135). Später erinnert sich Miller, wie es auch der Generation der sechziger Jahre nicht gelang, „einer gleichgültigen Generation ihre apokalyptischen Visionen weiterzureichen" (A. Miller, S. 524), gemeint ist die Generation der Siebziger.

Miller ist 1915 geboren, zur Zeit der Weltwirtschaftskrise war er vierzehn, während des New Deal studierte er an der Universität. Barbara Raskin, die Autorin von *Heiße Tage im September* ist in den dreißiger Jahren geboren und erhielt ihre Prägung in den Fünfzigern. Sie zeichnet fast anthropologisch genau die Züge ihrer Generation. Ihre Hauptgestalt, Diana Sargeant, eine achtundvierzigjährige Anthropologin, sagt: Ich sehe „die Gruppe im Individuum, die gemeinsamen Erfahrungen einer Generation in der Idiosynkrasie einer bestimmten Person. Der Teil verkörpert das Ganze" (Raskin, S. 8). Und wie sind oder waren sie?

- Wir sahen auf Flughäfen immer gut aus.
- Damals, in den fünfziger Jahren, als wir nichts anderes zu tun hatten,

wählten wir unser Porzellan, unser Silber und unsere Gläser sorgfältig aus, ließen uns im nächstgelegenen Warenhaus als Kundinnen registrieren und heirateten, um dieses Leben beibehalten zu können.
- Wir hatten zahllose Abtreibungen.
- Wenige von uns hatten viele Kinder. Drei waren normalerweise eine Menge.
- Zwanghafte Leidsammlerinnen, die wir waren, ruinierten wir unsere Ehen im Melodrama.
- Anders als die folgende Generation hatten wir kaum lesbische Erlebnisse.
- Wir mochten auch Dexedrine. Ach, Appetitzügler. Wir waren nie schlank genug. Wir wollten, daß wir an Sandstränden geradezu durchscheinend wirkten.
- Im Gegensatz zu den Flappers der zwanziger Jahre waren wir nicht fröhlich unbekümmert [...] Viele von uns trugen ihre Psyche zum Seelenklempner und ihre Herzen, Hirne und Gesichter auf vielfältige Weise zum Liften.

Schließlich geht sie zur nächsten Generation über und sagt:

> Unsere Töchter sorgen sich, sie könnten beim Verfolgen ihrer Karriere als Anwältin oder Astronautin steril werden. Unsere Söhne sind damit beschäftigt, MBAs, BMWs oder IBM-PCs zu erwerben. Sie verbreiten jetzt Blätter mit Flußdiagrammen, reden über Kondominien oder Kondome, zitieren den Dow-Jones-Index, konsumieren Koks statt Coke und schätzen grelles Licht und große Städte. (S. 9–20)

Raskins Prosa ist wie eine Litanei auf ihre Generation. Kim Newman, ein talentierter Filmkritiker, ist so jung, daß er Raskins Sohn sein könnte. Im Jahr 1959 geboren, wuchs er vor dem Fernsehapparat und später mit Videos auf. Bis er fünfundzwanzig war, hatte er bereits eine phänomenale Anzahl von Filmen konsumiert. In der Einleitung zu seiner Kritik des Horrorfilms *(Nightmare Movies)* sucht er den Ort seiner Generation zu bestimmen, indem er die Vorliebe seiner Zeitgenossen für Monsterfilme sowohl den wenigen Filmen gegenüberstellt, die seine Eltern geschätzt hatten, als auch denen, die, wie er annimmt, die nächste Generation bevorzugen werde. „Manches Kind da draußen ist mit Freddy und Jason statt mit Dracula und Frankenstein aufgewachsen und geht dann zu Stephen King und Clive Barker über. Es kennt Empire und Trona besser als Hammer und Corman“ (Newman, S. XIII). Im Rückblick auf die Geschmacksbildung seiner Generation schreibt er: „In meinen frühen Teenager-Jahren holte ich die Filme der Universal-Studios nach, die Horrorstreifen von Hammer und die Edgar Allan Poe-Filme von Roger Corman […]. Als ich mein Abitur machte, sah ich *Der Exorzist*, *Suspiria* in meiner ersten Woche an der Universität Sussex […] und *Freitag, der 13.*, als ich 1980 arbeits- und wohnungslos in London war“ (Newman, S. XI).

Alle diese Schriftsteller – Vera Brittain, Arthur Miller, Barbara Raskin und Kim Newman – haben ein gutes Gespür für ihre eigene Generation. Sie können sie klar definieren, sie von der älteren und der jüngeren Generation unterscheiden, und sie können in mancherlei Hinsicht analysieren, warum ihre Generation so ist, wie sie ist. Wir können sagen, sie haben ein *Generationsbewußtsein*, das sie einsetzen können, um ihren Platz in der geschichtlichen Zeit und ihren speziellen Beitrag zur sozialen Kultur zu objektivieren.

Ich möchte mir hier zur Aufgabe machen, eine Theorie des Generationsbewußtseins in Grundzügen zu skizzieren. Die nötige vertiefende Arbeit muß ich zukünftigen Betrachtungen überlassen, aber auch solche Vorarbeiten wie diese haben meiner Ansicht nach ihren Platz in der theoretischen psychoanalytischen Literatur, denn die Schriftsteller, Filmschaffenden und Künstler unserer Zeit tragen wesentlich zur grundlegenden und intensiven Transformation der unbewußten Identität einer Generation in bewußte Identität bei.

Was ist eine Generation?

Was ist denn eine Generation? Das läßt sich nicht so leicht beantworten. In gewisser Beziehung scheint Generation der Abstand zwischen Eltern und Kindern zu sein. Wenn wir also willkürlich das zeugungs- und gebärfähige Alter bei zwanzig bis fünfundzwanzig Jahren ansetzen, dann wird alle zwanzig bis fünfundzwanzig Jahre eine neue Generation geboren. Für viele Menschen sind während ihres Lebens drei Generationen gegenwärtig: die Großeltern, sie selbst und ihre Kinder.

Doch natürlich haben wir nicht alle zwanzig bis fünfundzwanzig Jahre eine Brunftzeit, eine klare Reproduktionsphase, in der wir dann jeweils en bloc Generationen von Kindern hervorbrächten, die sich ihrerseits fünfundzwanzig Jahre später reproduzieren. Aber es scheint etwa alle zehn Jahre ein neues

Generationsbewußtsein zu geben – das glauben jedenfalls die Volkskundler und Historiker, die, wenn sie über die fünfziger, sechziger, siebziger oder achtziger Jahre schreiben, historisch bedeutsame Unterschiede konstatieren.

Allerdings wird ein Paar, das 1948 heiratet und 1950 Kinder bekommt, bis etwa 1970 nicht den Eindruck haben, daß diese ihre eigene Generation bilden; ganz offensichtlich gibt es eine *Zwischengeneration*. Ein Paar, das zehn Jahre früher, 1938, geheiratet und 1940 Kinder bekommen hat, wird diese Kinder 1960 eine Generation bilden sehen. So betrachtet, bringt niemals eine Generation die nächste zur Welt. Es gibt immer eine Zwischengeneration, die von anderen Eltern geboren wurde und eine Generationskultur aufweist, die sich von der unmittelbar vorhergehenden unterscheidet.

Natürlich ist die Sache erheblich komplizierter. Wie wir viele Züge des Radikalismus der sechziger Jahre bereits in der Beat-Bewegung der Fünfziger vorfinden, so können wir auch andere Elemente finden, die eine Generation von einer anderen geerbt hat. Ich werde auf die Frage der Weitergabe von einer Generation zu einer anderen später eingehen, jetzt möchte ich eine Arbeitshypothese aufstellen, die mir deshalb gerechtfertigt scheint, weil sie unserem Sinn für Regeneration entspricht. Ungefähr alle zehn Jahre definieren wir unsere Kultur, unsere Werte, unseren Geschmack, unsere künstlerischen Interessen, politischen Ansichten und gesellschaftlichen Helden neu. Das alles ändert sich binnen eines Jahrzehnts stark genug, um als bedeutende Veränderung empfunden zu werden. Ein Jahrzehnt scheint in etwa die kleinste Zeiteinheit zu sein, die uns zur Verfügung steht, um eine Markierung kollektiver Kultur zu objektivieren. Wir scheinen alle zu wissen, was gemeint ist, wenn wir die fünfziger Jahre den Sechzigern gegenüberstellen, oder die Vierziger den Achtzigern, aber wir könnten kaum sagen, was es heißt, die frühen Fünfziger mit den späten Fünfzigern oder die frühen Achtziger mit den späten Achtzigern zu vergleichen. Und wir würden alle zweifellos zu einer unterschiedlichen Meinung gelangen, wenn es darum ginge anzugeben, was der Unterschied etwa zwischen 1953 und 1958 oder 1962 und 1967 ist.

Manche Leute werden behaupten, eine Generation ließe sich nicht einfach durch ihr Jahrzehnt definieren. „Der Begriff einer Generation", schreibt Marc Bloch, „ist sehr elastisch [...], er hängt mit den Realitäten zusammen, die für uns sehr konkret sind [...]. Es gibt lange und kurze Generationen. Nur durch Beobachtung können wir wahrnehmen, an welchen Punkten die Kurve ihre Richtung ändert." (in: Hughes, S. 18) Hughes selbst vertritt die Meinung, daß Generationen, obwohl sie sich überschneiden und willkürlich definiert sind,

„zugleich dazu neigen, sich selbst über gemeinsame Erfahrungen zu definieren. Anhand solcher Erfahrungen geschieht wiederum eine ‚Gruppenbildung'" (Hughes, S. 18).

Vielleicht ist es auch treffender, davon zu sprechen, daß es etwa alle zehn Jahre ein Potential für eine neue Generation gibt. Ein verheerender Krieg wie der von 1914 bis 1918 kann eine ganze Generation auslöschen, so daß die jungen Männer und Frauen Mitte der zwanziger Jahre (die während des Krieges in ihrer Latenzphase waren) offenbar eine zeitgenössische Generationskultur vorfinden, die sich ungeniert über das Schicksal hinwegsetzt, das die unmittelbar vorangegangene Generation erlitten hat. Unserem Gedächtnis hat sich besonders die Generation der sechziger Jahre eingeprägt, die Jugend der Siebziger weniger und jetzt, Ende der Neunziger, erscheint die Generation der Achtziger noch weniger leicht faßbar.

Trotzdem werden im Laufe der Zeit und der Überlegungen alle drei Generationen übereinstimmend zu einer Definition der spezifischen Kennzeichen der jeweiligen Generation eines Jahrzehnts gelangen: das erste Anzeichen dafür, daß die neue Generation sich ihrer bewußt geworden ist. Ja, gerade weil wir noch sehr abergläubisch sind – weil wir immer noch an Gottheiten und Heilige Geister glauben, an Holz klopfen und Freitag, den Dreizehnten, fürchten –, neigen wir dazu, Jahrzehnte psychisch als kollektive innere Objekte aufzufassen. Wir alle haben eine Vorstellung von den Fünfzigern, Sechzigern und Siebzigern – Bezeichnungen, die vielfältige Assoziationen und Erinnerungen wecken.

So wird jedes Jahrzehnt von einer neuen Generation kreiert, obwohl andere Generationen dieselbe Zeitspanne auf ihre eigene Weise interpretieren werden. Und da es immer eine Zwischengeneration gibt, so gibt es zu jeder Zeit immer auch zugleich zwei Generationslinien. Wenn meine Großeltern, sagen wir, im Jahr 1900 geboren sind, 1918 geheiratet haben, meinen Vater und meine Mutter 1920 empfingen, wenn diese sich 1938 trafen, mich 1940 empfingen und ich meine Kinder, sagen wir, 1960 bekam, dann bilden wir eine Generationslinie, die nach Gesichtspunkten der Fortpflanzung durch die folgenden Jahrzehnte bestimmt ist: die zwanziger, vierziger, und sechziger Jahre. Zur gleichen Zeit besteht eine andere Generationslinie, die die dreißiger, fünfziger und siebziger Jahre miteinander verbindet. Jede dieser Generationsgruppen hat mehr oder weniger genau ihr Jahrzehnt, das sie nutzen kann. Kinder, die in den Vierzigern geboren sind, fühlen sich in den Sechzigern auf der Höhe der Zeit und verbinden ihre Eltern und Großeltern mit den sechziger Jahren.

Ihre Eltern und Großeltern tragen daher mehr zu diesem Jahrzehnt bei als die sich nicht reproduzierende Generationsgruppe, die, da sie in diesem Alter keine erwachsenen Kinder hat, auch weniger zur Kultur dieser Zeit beiträgt.

Formierung einer Generation

Wenn eine Generation in „ihr Jahrzehnt" eintritt, dann hat sie sich allmählich im Verlauf ihrer Kindheit formiert. Ihre Elterngeneration schafft sich ihre eigene elterliche Kultur; sie bildet die Umgebung, in der die Kinder leben und sich ihrer bewußt werden. Ich wuchs in den fünfziger Jahren auf; 1943 geboren, war ich 1953 zehn Jahre alt. Die politischen Objekte, die mir vorgesetzt wurden, waren Eisenhower, Stevenson und Richard Nixon. Ich kann mich nicht an Truman als Präsidenten erinnern, obwohl mir der erste Wahlkampf zwischen Stevenson und Eisenhower im Gedächtnis geblieben ist. Meine Großeltern mieden die Politik, ließen mich aber an ihren Jugenderinnerungen aus der Zeit der Jahrhundertwende teilhaben: ein Amerika der kleinen Städte, ein Kalifornien mit Orangenhainen, Avocadogärten, umherziehenden Europäern und fleißigen Emigranten aus dem Mittleren Westen. Meine Eltern waren mit ihrer Generation in Übereinstimmung. Toscanini, T. S. Eliot, Rachmaninow und Adlai Stevenson waren gute Objekte; Nixon, General Motors, die McGuire Sisters und HUAC waren schlechte Objekte. Jedem von uns, der 1950 zwischen zehn und siebzehn Jahre alt war, standen, glaube ich, Tausende solcher gemeinsamer kultureller Objekte zur Verfügung, die uns unsere Eltern oder ältere Generationen anboten (wobei sie sie manchmal als gut oder schlecht einstuften) und die wir dann unterschiedlich nutzten.

Ich möchte als eine Unterart der kulturellen Objekte sogenannte *Generationsobjekte* definieren, um jene Phänomene zu bestimmen, die wir nutzen, um uns eine Generationsidentität zu schaffen. Diese Objekte können auch von früheren Generationen genutzt worden sein, doch in diesem Fall dienen sie nicht, wie bei Kindern oder Jugendlichen, die über diese gemeinsamen Objekte einander unbewußt als „die Jugend" begegnen, als formende Matrix für eine Generation.

Wenn Menschen, die ihr Brot miteinander teilen, Kameraden oder Kampfgefährten sind, dann ist diejenige Menschenmenge, die ihre Generationsobjekte miteinander geteilt hat, die mit Objekten konfrontiert worden ist, sie in sich aufgenommen und verdaut hat und allmählich die Vision einer sozialen Realität ausbildet, eine Generation. Und jeder Akt der Verdauung ist ein mikro-destruktiver Akt. Die Kinder verändern die elterlichen Objekte, denn sie werden zweifellos viele der ihnen vorgesetzten Objekte immer als Korrelat jener Ängste erleben, die sie als Kind ausgestanden haben. Die Elterngeneration, in Angst und Schrecken vor der Aggression des stalinistischen Rußland, mutete ihren Kindern in den fünfziger Jahren Bombenalarmübungen zu. Mehrmals im Jahr hockten wir unter unseren Schultischen, „Sit-ins" des Absurden. Doch wer konnte wissen, daß, als wir das nächste Mal so dasaßen, nämlich in Berkeley 1964, dies ein Zeichen für den Wandel der Generationsobjekte unserer Generation war? Im Jahr 1954 verlangten unsere Eltern von uns, unter unseren Schultischen zu hocken, um unsere Köpfe und Körper vor der Bombe zu schützen; 1964 eroberten wir die Klassenzimmer, schoben die Tische beiseite und erklärten, wir seien selbst explodiert.

Wir wissen, daß jede Adoleszenz eine Zeit notwendiger Gewalt zwischen den Generationen ist, wenn die heranwachsende Generation die Eltern und ihre Objekte beseitigen muß, um für ihre eigene Ära eine Vision zu finden. Aber ich glaube nicht, daß die Adoleszenz bereits zu einem Generationsbewußtsein gelangt, denn die Kultur der Kindheit ist noch dabei, sich ganz und gar umzudefinieren, und sie ist noch nicht fixiert.

Wir können ein prä-generationales Herumtasten nach Objekten wahrnehmen, wenn wir die Zimmer unserer Kinder betrachten. (In der Tat sollte eine generationspsychologische Anthropologie eine umfangreiche Sammlung von Kinderzimmern anlegen, die zeigen, was das ausgewählte Durchschnittskind im Laufe seiner Kindheit mit seinem Kinderzimmer gemacht hat. *Dort* würden wir im Vergleich der Kinder der Dreißiger, Fünfziger und Sechziger sehen, wie sie in den Kulturobjekten herumwühlen, die Teil der Archäologie des Generationsbewußtseins sind.) Vor einem Jahr hingen im Zimmer meiner fünfzehnjährigen Stieftochter Fotos von James Dean, Sid Vicious, den Six Pistols und Marilyn Monroe an den Wänden. Jetzt sind sie weg. An ihre Stelle traten: zur Dekoration der einen Wand eine indische Batik, im übrigen ein indischer Siebdruck, ein Raoul Dufy-Poster, ein Plakat vom „Joan Collins Fan Club" und mehrere Kollagen. Alle diese Objekte hat sie selbst ausgewählt. Nebenan bei meinem elfjährigen Sohn kann man noch die unmittelbare Wirkung elterlicher Raumgestaltung sehen. Er hat ein Beano-Poster aufgehängt, ein oder zwei Kung-Fu-Poster und einen Bumerang; meine Frau und ich haben eine Sammlung amerikanischer Indianertomahawks und Flaschenkürbisse beigesteuert, eine Tafel mit der Entwicklung der Dinosaurier und ein paar andere Sachen.

In ein oder zwei Jahren wird er zu Recht seinen Raum ganz für sich einnehmen, und im Laufe der Jahre wird diese kleine Galerie die kulturelle Evolution seiner Generation widerspiegeln. Ein Kinderzimmer ist eine Zwischenwelt zwischen der elterlichen Kultur und der Welt des Kindes, zu der sowohl die heranwachsende Generation als auch die Eltern beitragen.

Erst wenn die jungen Leute irgendwann in den frühen Zwanzigern aus dieser Übergangszeit der Adoleszenz „heraus" sind, empfinden sie sich wirklich als eine Generation. Das hat natürlich zum Teil damit zu tun, daß sie ihr Elternhaus verlassen; jeder Jugendliche entdeckt, daß er irgendwo zwischen seiner Ursprungsfamilie und den kleinen Gruppen steht, die seine Zukunft bilden werden (Ehepartner, Kinder, Kollegen und so fort). Das Gefühl des Isoliertseins kann sehr stark sein, dennoch mag es tröstlich sein zu erkennen, daß man ein Teil einer Masse ist: der jugendlichen Subkultur. Die Massenkultur der Jugendlichen bildet sich aus der Kluft zwischen den Generationen, wenn sich der Jugendliche unbewußt im Wandlungsprozeß vom Kind zum Erwachsenen befindet. Die Rockgruppe kann ohne weiteres das Fanfarensignal für eine neue Ära sein, denn die musikalischen Fähigkeiten stehen dem Kind als erstes zur Verfügung, und in der Musik kann sich das Kind besser darstellen als in allen anderen Formen. Was Richard Poirier über die Beatles sagt, gilt in gewisser Weise auch für andere Rockgruppen: Die individuelle Identität wird unter eine viel bestimmendere Gruppenidentität subsumiert. Als solche spiegelt eine Rockgruppe das jugendliche Gruppenleben, und obwohl sich die Plattenfirmen gewöhnlich in der Händen der älteren Generationen befinden, ist es der jugendliche Konsument, der die in der Macht der Konsumption latent vorhandene Logik benutzt, um aus den vorhandenen Angeboten einen Trend in der Musikmode zu kreieren.

Gewalt zwischen den Generationen ist für die Identität der Generationen notwendig. Und in der Tat können wir nur dann, wenn eine heranwachsende Generation die Ästhetik der vorausgehenden Generation deutlich verletzt, feststellen, daß eine neue Generation heranwächst. Das berechtigt mich dazu, idealiter davon auszugehen, daß sich alle zehn Jahre eine neue Generation entwikkelt. Will man das Wesen einer jeden neuen Generation untersuchen, muß man sehr genau das Wesen des Übergangs von einer zur nächsten Generation prüfen. Wie und wo ortet sich eine im Entstehen begriffene Generation, im Verhältnis zu den früheren Generationen? Wie wird eine heranreifende Generation von der älteren Generation interpretiert, aufgenommen und gefördert? Eine neue Generation, die in den Krieg geschickt – und möglicherweise ausgelöscht – wird,

wird sich in ihren Zwischengenerations-Affiliationen von einer Generation unterscheiden, auf die ein Arbeitsmarkt wartet. Andererseits kann eine neue Generation die älteren Generationen schwer schockieren, wie das bis zu einem gewissen Grad in den sechziger Jahren geschah, als die Jugendlichen lange Haare trugen, zivilen Ungehorsam probten, die freie Liebe propagierten und einander zum Aussteigen motivierten. Die Beatles waren wohl deshalb so populär, weil sie, obwohl sie sich über die bürgerlichen Werte der älteren Generation lustig machten, wie Poirier zeigt, allen Generationen die Hände reichten. Auf der Plattenhülle der Beatles-LP von 1967 *Sgt. Pepper's Lonely Hearts Club Band* waren zweiundsechzig Gesichter abgebildet, unter ihnen Oscar Wilde, H. G. Wells, C. G. Jung und Johnny Weissmuller. Sie sollten meiner Meinung nach ausdrücken, daß die Einsamkeit der Jugend zwischen ihrer Vergangenheit und ihrer Zukunft – gerade nicht „im stillen erinnert" – eine Einsamkeit anspricht, die bei allen Menschen vorkommt, etwas, das die ganze Menschheit verbindet, das zwar von den wärmenden Feuern des Familienlebens verdeckt wird, aber trotzdem unvermeidlich ein Leben lang zu spüren ist.

Generationsobjekte

„Mag die Botschaft sich verbreiten [...], daß die Fackel an eine neue Generation von Amerikanern weitergegeben wurde – eine Generation, geboren in diesem Jahrhundert, gehärtet durch den Krieg, diszipliniert durch einen harten und bitteren Frieden, stolz auf ihre Erbschaft." So sprach John F. Kennedy an jenem kalten Januartag 1960 in seiner Rede bei der Amtseinführung. Als ein Mann, in dem man deutlicher als in jedem anderen Präsidenten dieses Jahrhunderts einen Repräsentanten seiner Generation sah – der überzeugt war, mit der neuen Generation werde alles anders werden –, beschreibt Kennedy in seiner Rede den Charakter der neuen Generation. In seinem ausgezeichneten Buch über die sechziger Jahre stellt Todd Gitlin die Rede Kennedys dem Manifest der Neuen Linken, dem „Port Huron Statement", gegenüber, das achtzehn Monate später veröffentlicht wurde: „Wir gehören zu dieser Generation, sind zumindest in aller Bequemlichkeit aufgewachsen, bevölkern jetzt die Universitäten und blicken mit Unbehagen, auf die Welt, die wir da erben." „Die Stolzen sind an die Macht gekommen", schreibt Gitlin über die Generation der Kennedys, „aber die, denen es unbehaglich ist, beginnen sich zu sammeln." (Gitlin, S. 66)

Jede Generation wählt sich ihre Generationsobjekte, Personen, Ereignisse, Dinge, die für die Identität dieser Generation eine besondere Bedeutung haben. Alle Generationsobjekte sind auch für eine andere Generation potentiell signifikant – zum Beispiel die Beatles –, aber diese Generationsobjekte haben dann gewöhnlich eine andere Bedeutung. Andere Objekte, besonders historische, sind genauer definiert. Ich kann mich kaum an den Zweiten Weltkrieg erinnern, und die Generation, die 1953 geboren ist, hat natürlich gar keine Erinnerung daran. Dieser Krieg ist jedoch das einzige signifikante Generationsobjekt jener Jugend, die während des Krieges um die zwanzig Jahre alt war.

Wenn ich populäre Songs aus den Vierzigern höre, verbinde ich damit eine angenehme Erinnerung, weil sie zu den wohlgehüteten Objekten der Generation meiner Eltern gehörten, aber die Generation nach 1953 hat zu den Songs der Vierziger keine solche Beziehung.

Wenn wir an die Zeit denken, in der wir uns zu einer Generation formiert haben, können wir uns ganz genau an die Songs, die Personen und Ereignisse erinnern, die wir mit unserer Ära verbinden. Generationsobjekte sind mnemisch: Sie bewahren etwas von den Erfahrungen unserer Zeit. Und doch sind Generationsobjekte nicht idiosynkratisch: Es sind Objekte, die das Verständnis, das wir von unserer eigenen Generationszeit haben, weitergeben. Insofern unterscheiden sie sich von anderen mnemischen Objekten wie zum Beispiel unsere Erinnerungen an die Häuser und Städte, in denen wir gelebt haben, oder die Erinnerung an die Menschen in unserer Familie.

Ein Generationsobjekt ist also eine Person, ein Ort, ein Ding oder ein Ereignis, das das Individuum für generationsbestimmend hält und das ihm, wenn es sich daran erinnert, ein Verständnis seiner eigenen Generation vermittelt.

Generationsidentität

Meiner Ansicht nach erreicht eine Generation ihre Identität innerhalb von zehn Jahren, grob gesagt zwischen zwanzig und dreißig, in dem Zeitraum zwischen den Turbulenzen der Adoleszenz und dem Alter von dreißig Jahren, in dem Kindheit, Adoleszenz und die Zeit als junge Erwachsene als ein Ganzes gesehen werden können. Der Dreißigjährige empfindet sich als Teil seiner Generation, und er wird in den nächsten paar Jahren sehen, wie eine neue Generation heranwächst und sich auf eine Weise definiert, die er von seiner eigenen Generation unterscheiden kann.

Obgleich jede Generation ihre Lebensspanne auf ihre Weise durchläuft, interpretiert und bezeichnet, erhält sie ihren Grundcharakter in ihren Zwanzigern. Danach wird sie weiterhin Erfahrungen mit neuen Objekten machen und diese auch interpretieren, doch werden solche Objekte keine Generationsobjekte im engeren Sinne mehr sein, weil sie für die Definition des Charakters des Generationsbewußtseins nicht wesentlich sind. Diese Objekte sind weniger mentale Repräsentationen als vielmehr Deckerinnerungen, die das Wesen des psychischen Lebens einer Generation ausdrücken. Alle Generationsobjekte – für die Sechziger waren das die Beatles, Martin Luther King, Jr., das NASA-Luft- und Raumfahrt-Programm und anderes – eröffnen zeitspezifische, komplexe Erfahrungen. Auch wenn wir nicht an sie denken, stecken sie in uns, gehören sie zu unserem Unbewußten in einer inneren Welt, in der jedes Objekt als Verbindungsglied zu den anderen Menschen unserer Zeit dient.

Irgendwann in unserer Jugend werden wir uns bewußt, daß wir als Individuen an einem kollektiven Interpretationsprozeß beteiligt sind. In unseren Schlafzimmern, in unserer Kleidung, unseren musikalischen Vorlieben, Sprachschöpfungen und Helden *formulieren* wir, welche Interpretation unsere Generation ihrem historischen Augenblick gibt. Es bedarf keines gemästeten, strahlenden Mittvierzigers, der bei der Schulabschlußfeier den Jugendlichen sagt, daß sie ein bestimmtes kollektives Moment in der Geschichte sind: Die Jugendlichen können dieses Moment fühlen.

In unseren späten Teenager-Jahren werden wir uns bewußt, daß wir mit unserer Existenz an etwas teilnehmen: Jeder von uns ist ein Teil-Objekt – oder eher Teilsubjekt? – inmitten einer kollektiven Hermeneutik, denn die große Gruppe, der wir angehören, kommt mit Objekten, Momenten, Menschen, Ereignissen, Dingen als Anzeichen unseres Interesses in Berührung. Auch wenn wir sehr wahrscheinlich nicht wissen, was das alles bedeutet, werden wir uns doch bewußt, daß wir Bedeutungen schaffen, Bedeutungen die irgendwie, zum Beispiel in Form von Objekten, die wir im Laufe unseres Lebens gebrauchen, für uns da sind.

Generationsunterschiede

Generationen unterscheiden sich voneinander, und dieser Unterschied schärft den Blick für die eigene Zeit. Raskin läßt dazu ihre Gestalt Diana Sargeant sagen: „Die Unterschiede zwischen unserer Generation und der unserer Töchter ist extrem. Während wir ‚Die Aufzeichnungen aus dem Untergrund', geheime feministische Samisdat-Veröffentlichungen und Schweizer Armeemesser in unseren Gucci-Handtaschen mit uns herumtragen, müssen unsere Töchter Packungen glitschiger Kondome und widerliche medizinische Gummihandschuhe kaufen und bei sich haben." (Raskin, S. 366)

Das Auftauchen einer neuen Generation hilft uns, unsere eigene Generation genauer zu sehen, gerade weil es diese Unterschiede zwischen den Generationen und ihrer Wahl von Objekten gibt. Auch wenn sich in unseren Zwanzigern eine Generation herausbildet, so werden wir uns doch wahrscheinlich erst mit dreißig (und dann den Rest unseres Lebens) bewußter werden, wer wir sind und woher wir kommen.

Inwieweit gibt eine Generation ihre kulturelle Kraft an eine neue und kulturell neudefinierte Generation weiter? Gitlin sagt, die Generation, die sich während der Weltwirtschaftskrise formierte, habe mit den späteren Generationen, die in mittelständischen Komfort und Reichtum hineingeboren wurden, unmöglich einverstanden sein können. Wenn das stimmt, dann kann eine Generation es der nachfolgenden neiden, daß sie Annehmlichkeiten erbt, die die ältere Generation, nicht ohne Entbehrungen, überhaupt erst schaffen mußte. Tatsächlich kann Neid ein ureigener Zug der Zeugung von Generationen sein – in mancher Hinsicht ein paradoxes Neid-Äquivalent zum Neid der Mutter auf den Säugling, der an ihrer Brust trinkt. Bis zu einem gewissen Grad könnten die Schmähungen gegen die Yuppie-Generation einem Neid auf die bemerkenswerte Fähigkeit dieser Generation entspringen, das amerikanische kapitalistische System voranzutreiben. Die Yuppies sind wahrhaft Kinder Amerikas, und es ist vielleicht noch zu früh, um darüber zu urteilen, ob sie – wie häufig gesagt wird – infolge der Art und Weise, wie sie früher gefüttert wurden, gierig geworden sind, und zwar so gierig, daß sie nicht-narzißtische Ambitionen wie soziale Hilfe einfach ignorieren.

Wenn sich eine neue Generation formiert, dann sendet das unweigerlich Erschütterungswellen durch die früheren Generationen. Die Zeit vergeht, und wir selbst, unsere Freunde, unsere Lieben und unsere Ära nähern uns unserer eigenen Auslöschung; das weckt Ängste, die wir bisher gewöhnlich eher in Begriffen der Individualpsychologie – wie „Midlife-crisis" – zu fassen suchten als in sozial-psychologischen Kategorien. Denn es gibt Generationskonflikte, wenn die eigene kulturelle Zeugungskraft von nachfolgenden Generationen definiert wird, die eine andere Sicht auf die soziale Realität haben. Zweifellos gibt eine Generation wichtige Objekte an die nächste weiter, die deren Kultur sichtlich beeinflussen. James Dean, Marilyn Monroe und Elvis Presley verkörpern komplexe Visionen ihrer Zeit, die erhalten geblieben und für nachfolgende Generationen interessant sind. Welche Gestalten überdauern ihre Generation und werden von einer Epoche an die nächste überliefert? Das bestimmt allein die Zeit. Charlie Chaplin wurde zwar an andere Generationen weitergegeben, aber es ist fraglich, ob er die Jahrtausendwende überdauern wird.

Im Schicksal unserer eigenen Generationsobjekte spiegelt sich die Vergänglichkeit des Seins; wir sehen, wie unsere kostbaren Objekte ausrangiert und auf den Abfallhaufen der Geschichte geworfen werden, und in diesem Sinne hat die generative Zeugung etwas Kannibalisches: Die neue Generation schiebt die älteren Generationen beiseite und läßt sie, nachdem sie von ihnen gegessen hat, was ihr schmeckte, als Skelett zurück.

Wo sind die herrlichen Autos mit den Schwanzflossen? Wo sind die Drive-in-Kinos und die Hamburger-Buden? Wo sind die Kinder, die auf der Veranda vor dem Haus saßen? Wo sind diese Generationsobjekte? Sie sind verschwunden und existieren nur noch in der kollektiven Erinnerung von Millionen Menschen, die sie geschaffen und genutzt haben. Die nostalgische Erinnerung an die eigene Jugend enthält daher unvermeidlich die Trauer einer Generation: Unsere Zeit schreitet fort, und wir mit ihr, doch den Objekten, die wir geschaffen haben, ist nur ein kurzes Leben beschieden.

Generationsbewegung

Irgendwann in der Mitte unseres Lebens werden wir uns bewußt, wie unsere Generation sich mit der Zeit voranbewegt. Jede Generation interpretiert und kennzeichnet ihre Meilensteine. Ich bin mir zum Beispiel sehr bewußt, daß Erik Eriksons Buch *Vital Involvement in Old Age* für die Auseinandersetzung seiner Generation mit der Frage, was es heißt, ein Leben zu durchleben, typisch ist. In meiner Jugend gab mir mein Vater, um meine Bildung zu befördern, Simone de Beauvoirs *Das zweite Geschlecht* zu lesen. Wenn ich heute Erikson lese, dann spüre ich, daß ich mich an einem für meine Generation vertrauten Punkt befinde: Ich lese Werke von Menschen der älteren Generation, die in einer speziellen Weise über ihre Lebenszeit nachdenken.

An irgendeinem Punkt – ich denke in der Lebensmitte – wird man sich bewußt, daß man, wenn die Mütter und Väter nicht mehr da sind, selbst der letzte im Generationendreieck ist, zumal die Großeltern bis dahin gewöhnlich längst gestorben sind. Hat man zuvor wahrgenommen, wie die eigene Kultur von den folgenden Generationen weggeschoben und ersetzt worden ist, sieht man jetzt, wie ein ganzes Dreieck von der Auslöschung bedroht ist, es sei denn, man reicht diese Familiengeschichte und das Bewußtsein früherer Generationen weiter. Michael Ignatieff (1947 geboren) schreibt über die Geschichte seiner Familie:

> Mein Vater ist einer der letzten dieser Generation. Im Februar 1917 war er vier Jahre alt [...]. Seine Erinnerung überbrückt diese Kluft, die alles teilt, in Erinnerungen vor und Erinnerungen nach der Revolution. Ich wiederum gehöre zur letzten Generation, die diese Generation noch kennt, ihre Erinnerung ausloten, die Präsenz ihrer Vergangenheit im Timbre ihrer Stimmen und in ihrem Blick noch spüren kann. (Ignatieff, S. 16)

In Shirley Williams' Vorwort zu *Testament of Youth* lesen wir:

> Es ist eine Autobiographie und zugleich eine Elegie auf eine Generation [...]. Ich hoffe, daß eine neue Generation, die vom Ersten Weltkrieg weiter entfernt ist, die Ängste und Schmerzen im Leben dieser jungen Leute von vor sechzig Jahren entdecken wird, und daß sie, indem sie sie entdeckt, sie auch versteht. (Brittain, S. 11)

Mein Vater, der *Testament of Youth* noch einmal las, als er für seine Autobiographie, die er eigens für seine Kinder schrieb, recherchierte, schenkte das Buch meiner Frau mit folgender Widmung:

> Liebe Suzanne, dies mag Dir eine Vorstellung davon geben, was Deine Großeltern durchgemacht haben und wie sich das England von 1914 zum Guten oder Schlechten zu dem England von heute entwickelt hat. Wenn nicht all die prächtigen jungen Männer in Frankreich gestorben wären und alle Gefühle der Frauen so roh zerrissen worden wären, wie wäre es heute? Über eines kannst Du Dich freuen: Die Einstellung Oxfords zur Frauenbildung hat sich grundlegend geändert!
> Alles Liebe, Sascha.

Eine Generation reicht ein Buch an eine jüngere weiter, um ihr etwas vom Leben der Großeltern zu vermitteln, von denen viele schon gestorben sind. Aber solche Lobpreisungen beweisen auch, daß eine Generation sich mit dem beschäftigt, was jetzt verlorengegangen ist: „Im stillen erinnert" man sich an eine Generation, die vom Erdboden verschwunden ist. Die Übertragung von einer Generation zu einer anderen geschieht demnach in einzelnen Schritten:

1. Wenn Eltern sich und ihre Objekte ihren kleinen Kindern vorstellen, liefern sie eine Kultur von Objekten, aus denen die Heranwachsenden ihr Bewußtsein ihrer eigenen Zeit bilden.
2. Wenn eine Generation von einer sich neu bildenden Generation eingenommen wird, kann sie ihr generationshalber den Vortritt lassen oder der neuen Zeit feindselig und destruktiv begegnen.
3. Wenn die älteren Generationen abtreten, kann die vorletzte Generation den Geist der früheren Zeit an die Jugend vermitteln und damit die Vergangenheit mit der Gegenwart und mit einer Zukunft verbinden, die diesen Geist unvermeidlich nicht enthalten wird.

Potentieller Raum der Generationen

Jede Generation besitzt, um mit Winnicott zu sprechen, einen potentiellen Raum, in dem Generationsobjekte geschaffen und genutzt werden können, um die kollektiven Erfahrungen und Perspektiven der jungen Erwachsenen zu etablieren und in irgendeiner Weise zu durchdenken. Unter günstigen Umständen kann eine Generation mit Objekten „spielen", um ihre Kultur zu finden. Daß die Generation der sechziger Jahre derart radikal werden konnte, liegt daran, daß die ihr unmittelbar vorausgehende Generation die Beatniks geschaffen hat, Rebellen ohne Ziel (... denn sie wissen nicht, was sie tun), Rock and Roll, das Magazin *Mad*, Arthur Miller und C. Wright Mills. Auch wenn die Generation der sechziger Jahre die der Fünfziger nicht anerkannte, übernahm sie von dieser Epoche doch den Radikalismus; und das Recht, mit Generationsobjekten zu spielen, garantierte ihr die wahrscheinlich freizügigste Übertragung, die zwischen Generationen der Moderne je stattgefunden hat. Stellen wir uns eine Generation vor, der kein Spielraum, keine Zeit und keine Generationsautorität zur Verfügung steht. Die verlorene Generation von 1914 bis 1918 hatte keinen solchen Raum.

Würden wir diese Generationspsychologie näher untersuchen, wäre es interessant, die potentiellen Räume verschiedener Generationen einander gegenüberzustellen, um festzustellen, welche Objekte als Merkmale des jeweiligen

Generationsbewußtseins gewählt werden, und zu analysieren, welchen Bereich solche Objekte als unbewußte Vorstellungen, die generativ oder pathologisch sein können, einnehmen. Wir wissen von der Hitlerjugend, daß unter Umständen eine ganze Generation ein kollektives pathologisches Bewußtsein haben kann. Aber wir müßten über die Beziehung zwischen den Generationen in Deutschland mehr wissen, um beurteilen zu können, ob Generationsprozesse für den Aufstieg Hitlers zur Macht eine signifikante Rolle gespielt haben. Gibt es zum Beispiel eine strukturelle Verantwortlichkeit innerhalb des Generationendreiecks? Was passiert, wenn das Dreieck plötzlich innerlich zusammenbricht und die Generationen damit keine unterschiedliche Funktion mehr haben, während doch sonst in Zeiten gesellschaftlicher Not die eine Generation die Aufgabe hat, ein Gleichgewicht zu anderen Generationen herzustellen? Ist im Dritten Reich eine Generationsstruktur zusammengebrochen?

Wie Deckerinnerungen sammeln Generationsobjekte in einem konkreten Objekt (oder Ereignis) die Interpretation der Identität einer neuen Generation. Sie ist ein eigenartiges Gemisch von Gestaltetem und Vorgegebenem, denn die musikalischen Vorlieben und Sprachschöpfungen berühren Ereignisse, die unbeeinflußbar sind: ein Krieg, eine Wirtschaftskrise oder ähnliches. Dennoch sind Generationsobjekte Pop-art-Objekte oder Moden, gerade *weil* sie mit der historischen Zeit verwoben sind. Merkwürdigerweise ist es vor allem die Jugend, die der Dialektik zwischen dem Persönlichen und dem Sozialen, dem Verantwortlichen und dem Irrationalen, dem Vorsätzlichen und dem Zufälligen im Leben des Menschen treu ist. Die Realität unserer Welt und die Komplexität ihrer Ereignisse sind unerforschlich; ihr Chaos entzieht sich einfach immer irgendwie unserer Ordnung. Es ist der Jugendliche, der diese Spannung am intensivsten und vollständigsten auslebt und der, wenn er mit etwa zwanzig Jahren zu sich kommt, Vorstellungen von Kultur und Gesellschaft entwickeln kann, die die Lebenserfahrungen seiner Gruppe kennzeichnen.

Generationen bilden Objekte, die für die Geschichte von Kindheiten bezeichnend sind und die sich an den kollektiven Marsch durch die Zeit richten, den eine riesige Gruppe von Menschen unternimmt, die erwartet und von der erwartet wird, daß sie Geschichte macht, die aber weiß, daß die Verzahnung der Lebensereignisse dafür gar keinen Spielraum läßt.

Das Generationsbewußtsein reflektiert also die Interpretation, die eine Generation von ihrer Stellung in der Geschichte gibt – eine Reihe von Träumen, die sich aus den Tagesresten der tatsächlichen Ereignisse ableiten. Meiner Ansicht nach fördern historische Krisen – Kriege, wirtschaftliche Zusammenbrüche, Attentate oder Naturkatastrophen – die *Generationsarbeit*, denn die neue Generation flicht aufgrund unbewußter Interpretationen von Ereignissen, die plötzlich eintreten, ein bewußtes Generationsobjekt ins Leben ein. Krisen fördern die Bewußtheit.

Solange wir Kinder, Jugendliche und junge Erwachsene sind, wirkt die Realität in Gestalt von Weltführern, Weltereignissen und Weltprozessen auf uns ein und schärft die Sensibilität unserer Generation. Die unvermeidlich gedankenlosen Ansprüche, die die Ereignisse und Vorgänge an uns stellen, beziehen uns in die Geschichte ein und zwingen uns dazu, uns über unser mögliches Schicksal Gedanken zu machen. Jede Generation scheint in Krisenzeiten ihre Generationsobjekte (insbesondere in der Musik und Literatur) zu verstärken; damit tritt auch der Charakter der Generation klarer hervor, und sie unterscheidet sich deutlicher von der vorausgegangenen und der nachfolgenden Generation. Demgegenüber scheinen Generationen, die sich in Zeiten formieren, in denen keine solchen bewußtseinsfördernden Qualen ihre Spuren hinterlassen, auch keine derart scharfen Demarkationslinien zu besitzen. Deshalb ist es schwieriger die Generationen der siebziger und achtziger Jahre zu vergleichen als die der Fünfziger und Sechziger, denn die historischen Krisen der Fünfziger und Sechziger sorgten für eine intensivere Generationsarbeit und führten somit zu einem höheren Generationsbewußtsein. Man kann sich sogar fragen, ob die Übernahme von Musik, Filmidolen und anderen Dingen aus den fünfziger und sechziger Jahren in die Siebziger und Achtziger zum Teil damit zusammenhängt, daß diese späteren Generationen weniger klar definiert sind und sich daher leichter mit dem Bewußtsein einer anderen Generation identifizieren. Ich begebe mich hier auf sehr dünnes Eis, denn wir sind den Generationen der siebziger und achtziger Jahre noch zu nahe, um ein klares Bild von ihrer Generationsidentität zu haben, „sie zu sehen". Vielleicht drückt sich aber in der Tatsache, daß diese beiden Generationen Musikstile und Erinnerungen der fünfziger und sechziger Jahre wiederaufleben ließen, die außergewöhnliche Leuchtkraft der Sechziger aus, die nachfolgende Generationen verlockt hat, sie zum Teil zu ihren eigenen Generationsobjekten zu machen. Auf diese Weise bieten sich uns die sechziger Jahre als Generationsobjekt der Achtziger vornehmlich als Musikobjekt oder Modekollage, als politischer Stil und historisches Ereignis dar; im kritischen Vergleich mit der geordneten Gegenwart drücken die sechziger Jahre das „nicht wir"-Objekt aus, auch wenn sie von der Generation der achtziger Jahre als ein Generationsobjekt übernommen worden sind.

Für diejenigen von uns, die in den sechziger Jahren „volljährig" wurden, ist der Kult, den die jetzige Generation mit den Sechzigern betreibt, irritierend, wenngleich aufschlußreich. Wir können hier noch deutlicher sehen, wie Generationsobjekte als kollektive Akte unbewußter Nominierung gebildet werden, als Traumlandschaften, die das damalige Leben mythologisieren, indem sie historische Objekte in Deckerinnerungen verwandeln. Die Generation der achtziger Jahre schafft ein Bild der Sechziger, das merkwürdig kampflos ist.

Jede Generation erlebt, wie sie selbst zu Geschichte wird. Indem einige unserer Generationsobjekte (die von der Intensität gelebter Erfahrung und daher emotionaler Realität gekennzeichnet sind) zu historischen Objekten werden, ändern sie ihre Funktion. Wir, für die Martin Luther King oder die Beatles Generationsobjekte waren, können beobachten, wie unsere Objekte und wir selbst vor unseren eigenen Augen in historische Objekte verwandelt werden, einfach Momente von historischer Bedeutung. So werden wir, vor unserem Tod, zu Zeugen, wie die nachfolgenden Generationen uns zu Geschichte machen, und während dieses natürlichen Prozesses werden wir uns unausweichlich der Diskrepanz zwischen unseren Generationsobjekten und ihrem neuen Status als historische Objekte bewußt.

Während der jeweils neuen Generation (im Alter von etwa zwanzig Jahren) die Illusion zugestanden wird, ganz allein die heutige Kultur formen und definieren zu können, bleiben die mittleren Generationen (diejenigen, die jetzt vierzig und fünfzig Jahre alt sind) „ohne Illusionen", was ihre Möglichkeit angeht, die Kultur definitiv zu gestalten. Statt dessen sehen sie, wie sie durch eine neue Vorstellung von Kultur und sozialer Wirklichkeit ersetzt werden, genauso wie ihnen nun ein Platz *in der Geschichte* zugewiesen wird. Diese Tatsache kann uns helfen, die sozialpsychologischen Facetten der Midlife-crisis besser zu verstehen, denn eine solche Krise hat nicht nur endogene Ursachen, sie ist auch kulturell sanktioniert: Wir werden von den Generationen unserer Zeit unwillentlich in nationale Memorabilien verwandelt, wandelnde historische Daten, Oldtimer.

Vor einiger Zeit, als ich in Los Angeles in einem Hotel abstieg, das vielleicht unglücklicherweise zu nahe am Campus der Universität von Kalifornien lag, fühlte ich mich von einer Woge der Jugendkultur irgendwie überrollt. Mir fiel bei dieser Generation eine neue, kuriose Art auf, sich zu begrüßen. Man gibt sich nicht die Hand, man boxt den anderen leicht mit der Faust, dann greift man nach seiner Hand – wiederum leicht –, dann verhakelt man die Finger und greift noch einmal. Es ist möglich, daß ich mich an die Reihenfolge dieser

Begrüßung nicht ganz richtig erinnere, aber sie dient mir hier nur als Vergleichsmoment, denn sicherlich werden sich diejenigen unter uns, die die sechziger Jahre erlebt haben, noch an unsere Begrüßungsrituale erinnern, das notorische V-Zeichen für *victory* und ähnliches. Wo sind sie geblieben? Was ist mit der Kunst des Grüßens geschehen? Was mit den Zeichen der Generationssolidarität, die jetzt darin bestehen, den anderen zu packen?

Wenn man dreißig ist, lösen sich solche Begrüßungsrituale auf, und mit vierzig oder fünfzig kehrt man zum konventionellen Handschlag zurück, ebenso ändern sich sprachliche Eigenheiten („ich hab's geschnallt" oder „affengeil") weichen üblichen Ausdrücken der Bestätigung („ich verstehe" oder „wie schön"). Man wird immer konventioneller, je mehr man die Urheberrechte auf Generationsidiosynkrasie verliert, deren Lizenz jetzt an die kommende Generation übergegangen ist. Da, wo die Generationen entstehen, gibt es haufenweise Anzeichen für die kollektive Erfahrung der Subjektivierung der Wirklichkeit, denn eine Generation besteht aus „Brüdern" oder „Schwestern", die zeitlich verbunden sind. Doch wenn nach einer Weile, mit dem Auftauchen einer neuen Generation, das neue Bewußtsein neu definiert wird, werden die Grußformen der Brüder und Schwestern – diese geheime Freundschaft – durch eine gesellschaftliche Konvention ersetzt, wird man mit den früheren Generationen vereint.

Auf diese Weise ist jede neue Generation eine Periode intensiven subjektiven Lebens, eine Zeit, in der das einfache Selbst sich als Teil eines kollektiven Prozesses empfindet, von dem und in dem es sich forttragen läßt. Musik, Mode, sprachliche Ausdrücke, gesellschaftliche Idiome scheinen den Teilen des Selbst, die in der Fülle der Generationsobjekte ihren Platz haben, unmittelbar Ausdruck zu geben. Diese Periode, in der sich das Selbst in die Kultur versenkt, geht im Laufe der Zeit in die Periode des komplexen Selbst über, das diese Teilselbste in einem mehr oder weniger objektivierbaren Punkt versammelt, und zwar dann, wenn man über diese Selbste als Objekte reflektiert. Mit fortschreitender Generationsentwicklung reduziert sich das eigene Versunkensein in gesellschaftliche Kultur, man ist weniger idiosynkratisch und eher konventionell, und man neigt zunehmend dazu, das Selbst und seine Objekte klarer wahrzunehmen. Das gehört zu dem, was man Weisheit nennt: daß nämlich Wissen aus reflektierten Erfahrungen erwächst.

Für diejenigen der mittleren Generation, die nun weniger als einfache Selbste in den Kulturprozeß einbezogen sind als vielmehr als objektivierte Objekte in historischer Zeit, ist dies eine Zeit des Wandels – vom einfachen

Selbst innerhalb eines Prozesses, der die Teile des Selbst zu tragen scheint, zum komplexen Selbst, das sich als Selbst innerhalb historischer Zeit versteht. Diese Entwicklung scheint dem Übergang von der Schlaf- und Traumwelt zu ähneln, in der man ein einfaches, in den Prozeß integriertes Selbst ist, zum wachen und komplexen Selbst, das seine Erfahrungen als Objekte reflektiert. Aber Erfahrungen, die man im Traum macht, können niemals im Wachzustand gemacht werden, und wenn wir das bedenken, müssen wir schließen, daß die Erfahrung, Teil einer Generationsformation zu sein, ebenfalls dem bewußten Erzählen unzugänglich ist, obwohl sie den an dieser Generation Beteiligten im Laufe der Zeit als ein immer wertvolleres inneres Objekt erhalten bleibt.

Es gibt also in der Entwicklung einer Generation Stufen, die sich bestimmen lassen:

1. Eine neue Generation spielt in ihrer Kindheit mit Objekten, die von der Elterngeneration vorgegeben sind, und manche dieser Objekt spiegeln wider, womit sich die Erwachsenen zu ihrer Zeit beschäftigt haben; es handelt sich hier um eine Art unbewußter Übertragung kollektiver Identität, indem die Eltern ihre Kinder mit Objekten versorgen.
2. Zur gleichen Zeit erleben diese Kinder historische Krisen (oder bemerkenswerte Ereignisse und Personen), wobei ihre Peer-group-Kultur diese Episoden und Personen in gemeinsame, kollektive Ereignisse verwandelt. Das wären dann die frühesten Generationsobjekte.
3. In ihrer Jugend beginnt die neue Generation ihre kollektive Identität wahrzunehmen, und zwar in einer gewissen Opposition zur elterlichen Kultur.
4. Mit Anfang zwanzig ist die Person im generationstypischen Narzißmus befangen und teilt die Illusion, sie entwickle Ideen, die der Kultur den Stempel ihrer Generation aufdrücken. Das ist die Zeit, in der das einfache Generationsselbst in den Prozeß versunken ist.
5. In unseren Dreißigern erkennen wir dadurch, daß die neue Generation immer stärker den Generationsspielraum besetzt, mehr und mehr die Grenzen unserer eigenen Generation.
6. In unseren Vierzigern und Fünfzigern erkennen wir, daß unsere Generationsobjekte – die für die Bildung und das Verständnis unserer Generationsidentität so wichtig waren – zeitgebunden sind. Das Individuum erlebt jetzt, wie seine Generation in ein historisches Objekt ver-

wandelt wird, ein Übergang von einer ganz teilhabenden Subjektivität (dem einfachen Selbst) zu einer objektivierten Subjektivität.

7. In unseren Sechzigern und Siebzigern spüren wir, wie aus der lebendigen Erfahrung unserer Generation Geschichte wird; wir werden zu einem historischen Objekt, das unseren Platz einnimmt.

Wir wandern also gemeinsam als eine Einheit in der Zeit, eine Zeiteinheit, die Bedeutungen sammelt und in einem Umfeld lebt, das sich der hermeneutischen Integration entzieht. Während sich die Weltereignisse zu einer Art vertrautem Chaos entwickeln, wählen wir uns Objekte, um uns in einer bedeutungtragenden Gruppe zusammenzuschließen, auch wenn uns die Bedeutung, die wir da signalisieren, nicht wirklich klar ist. Ob uns das gefällt oder nicht, es ist das Schicksal einer jeden Generation, sich Bedeutung zuzuschreiben und ihre Signifikanten zu wählen. Wir nutzen solche Formen (Musik, Bücher, Mode), um unsere Generationsidentität zu bestimmen. Das Generationsbewußtsein ist daher eine kollektive Identifikation; das einzelne Individuum „lebt in" einem Umfeld von Generationsobjekten, die unbewußt die Ansichten dieser Person über ihr Erleben von Ort und Zeit interpretieren. Ich bin ein Teil meiner Generation, und die Generationsobjekte meiner Zeit bringen mich mit der Peer-group in Berührung, die diese Objekte weiterentwickelt. Kann sein, daß ich meine Generationsobjekte gar nicht besonders mag, aber, wie gesagt, die Wahl der Objekte – die als Gegenstände der Generationsidentität angenommen sind – hängt nicht von meinen Vorlieben ab, sondern ist das Ergebnis unbewußter Interpretation kollektiv gelebter Erfahrung.

Sind damit unausweichlich alle historischen Ereignisse Generationsobjekte? Ich glaube nicht. Manche „Ereignisse" regen die Phantasie einer Ära an oder fesseln sie. Die Invasion des Westens am Suez und der Abschuß der Rakete, die den sowjetischen Sputnik in die Erdumlaufbahn brachte, geschahen etwa zur selben Zeit. Sie sind Ereignisse in der Geschichte, aber der Sputnik evozierte in meiner Generation etwas, wohingegen die Intervention Frankreichs und Englands am Suez oder sogar der Aufstand in Ungarn das nicht taten.

Als Jugendlicher war ich auf einer Party und gerade mit meiner Freundin in enger Umarmung, als jemand den Raketenabschuß der Sowjets erwähnte. Die Party war zu Ende. Keiner wußte, was er davon halten sollte. Die Geschichte machte uns zu einer anderen Generation, von nun an betrachteten wir den Himmel mit neuen Augen: Dort gab es jetzt kleine, künstlich aussehende

Sterne, die um unsere Erde kreisten und einen Rüstungswettlauf bedeuteten. Niemals mehr sollte der Himmel so sein, wie er vorher war.

Der Sputnik war ein Ereignis. Er rangierte damals ganz oben. Meine Generation, die, mitten in der Adoleszenz, sich gerade formierte, verdankt ihm eine intensive Peer-group-Arbeit. Wir redeten und redeten und redeten über ihn. Auf der Party brach eines der Mädchen in Tränen aus: Eine Welt ging aus den Fugen. Ein zukünftiger Fußballprofi sagte, das sei nicht so schlimm, auch wir würden bald etwas in den Weltraum schicken.

Dennoch fühlten wir uns durch dieses Ereignis aufgerufen, der Zeit verpflichtet; wir wußten, daß etwas von uns erwartet wurde; aus den Zeitungen und Magazinen, aus dem Fernsehen sprach ein Amerika, das ins Hintertreffen geraten war; so teilte es mit hastiger Stimme mit, daß die neue Generation es nun in der Hand habe, dies wettzumachen.

Aber vom Tag der Party bleibt mir nur in Erinnerung, wie mich dieses Ereignis – auch wie es übermittelt wurde – buchstäblich ernüchterte. Die Leidenschaft zwischen meiner Freundin und mir – Liebesakt würde ich das nicht nennen: vielleicht eher ein undifferenziertes kinästhetisches Aufeinander-Bezogensein mit wachsendem geschlechtlichem Bedürfnis – wie auch immer, unser persönliches erotisches Universum wurde von der ereignisreichen Außenwelt durchkreuzt. Nicht durch das Auftauchen von Eltern, die hereinplatzen und wissen wollen, was in aller Welt hier vor sich geht, sondern durch das merkwürdige Auftreten von etwas Neuem und Ungewöhnlichem – die Geschichte selbst und unsere Zukunft traten ins Zimmer und unterbrachen uns.

Manchmal ist Kultur eine Form psychischer Arbeit, eine Darstellung gesellschaftlicher Fragen und historischer Ereignisse. Im Jahr 1957 kam Leonard Bernsteins *West Side Story* mit großem Erfolg am Broadway heraus: ein Kultobjekt, das die sozialen Konflikte in New York und Amerika zum Teil verschärfte. Der Song „Purple People Eater", 1958 Top-Hit, drückte die Angst der Weißen aus, zwar nicht von einem purpurnen Wesen gefressen, aber von den wütenden Schwarzen verschlungen zu werden, deren Unzufriedenheit immer spürbarer wurde. Ist es möglich, daß ein anderer Hit von 1958, „Catch a Falling Star", deswegen so populär war, weil dieses Kultobjekt die Sputnik-Erfahrung des vorangegangenen Jahres *reflektierte*? Können wir behaupten, daß gewisse Kultobjekte in diesem Sinne Reflexe sind, die das Tatsächliche mit dem Internalisierten verknüpfen und bearbeiten oder das Tatsächliche in das Phantastische hineinweben, worin sich dann die kollektive Denkleistung niederschlägt, die dem kollektiven Leben zugute kommt? Die Künste sind demnach manchmal Bereiche, die reflektierende Objekte hervorbringen, in denen sich die Arbeit der Kultur an der Wirklichkeit widerspiegelt.

So können wir unter den Kultobjekten von 1958 ein oder zwei Songs ausmachen, in denen sich die aktuelle Wirklichkeit in einem Objekt niederschlägt, und wir können noch spezifischere Kultobjekte feststellen – wie zum Beispiel „Catch a Falling Star", das die sich neu formierende Generation zu einer Gruppe mit zeitspezifischer Identität zusammenschließen wird: ein Generationsobjekt.

Einer Generation anzugehören nimmt nur einen Teil unseres kulturellen Lebens in Anspruch. Wie wir alle, wenngleich in unterschiedlichem Ausmaß, Teil unserer Zeit sein müssen, so müssen wir auch an der Kultur teilnehmen, die über die Generationen hinausgeht; darunter verstehe ich, daß wir uns kulturelle Objekte suchen – die oft Hunderte oder gar Tausende von Jahren alt sind –, gerade weil sie unsere Teilnahme an einer *universellen Ordnung* auszudrücken scheinen. Wenn wir uns in den Räumen der Uffizien oder im Louvre umsehen, wenn wir durch die Straßen Roms wandern, wenn wir Beethoven lauschen oder Sophokles lesen, dann halten wir uns in einem Raum jenseits der Generationen auf, der unserem Bedürfnis entspricht, einer universellen Ordnung anzugehören.

Das heißt, wenn es für Generationen einen potentiellen Raum mit entsprechenden Generationsobjekten gibt, die uns an unsere eigene Zeit binden, dann gibt es auch eine potentielle universelle Ordnung mit universellen Objekten, die es uns ermöglichen, an einem zeitlosen Raum teilzuhaben.

Jeder von uns sucht hinsichtlich seiner Investitionen als Beteiligter in seiner Generation ein Gleichgewicht zu finden. Manche von uns nehmen nur äußerst widerwillig am Generationsbewußtsein teil. Manche verschließen sich der Popmusik, der zeitgenössischen Literatur oder der Politik ihrer eigenen Zeit. Gewisse schizoide Persönlichkeiten scheinen sich ihrer eigenen Ära gar nicht bewußt zu sein; sie wirken eigenartig abgeschnitten von ihrer Zeit und bewegen sich nur in der universellen Ordnung. Einer meiner Patienten, ein Professor für Altphilologie, hatte noch nie ein modernes literarisches Werk gelesen, er las keine Zeitungen, wußte nichts über die heutige Kultur und besaß keinerlei Bezug zu seiner Generation. Oder zumindest schien es so. In der ihm eigenen Ernsthaftigkeit empfand er die moderne Kultur als abstoßend; seit seiner Kindheit hatte er die Kultur seiner Altersgenossen abgelehnt; er durchlief die Schule mit seiner ledernen Aktentasche und frühen Anzeichen der universellen Ordnung wie Gedichtbänden, griechischen und lateinischen Texten und wenig kleidsamen Anzügen, die ihn von seiner eigenen Zeit fernhielten. Hier ist nicht der Ort, weiter über ihn zu sprechen, ich wollte seinen Fall nur als Beispiel erwähnen; ich bin sicher, jeder kennt solche Menschen.

Es gibt also viele verschiedene mögliche Beziehungen zur eigenen Generation und zur eigenen Stellung in der Generationszeit – es gibt Menschen, die ganz zu ihrer Generation stehen und sie repräsentieren, aber auch solche, die sich vollständig in die universelle Ordnung flüchten.

Jede soziale Schicht, jede ethnische Gruppe und Männer wie Frauen werden sich auch im Verhältnis zum Bewußtsein der eigenen Zeit unterschiedlich definieren; das alles sind Faktoren, die den Sinn für die eigene Generation zusätzlich problematisieren, aber durch die Komplexität der Positionen, die dabei eine Rolle spielen, bereichern sie diese Form von Bewußtsein auch.

Die dialektischen Gegensätze zwischen den Generationen verwickeln uns alle in Akte der Gewalt, der Rezeption und Generation. Wir widersetzen uns den Älteren; sie widersetzen sich uns. Sie finden einen Weg (oder auch nicht), uns anzunehmen, uns Raum zu lassen, damit wir als Generation geboren werden können, während wir ihre Generationsobjekte nehmen, manche davon historisieren und sie für eine universelle Ordnung verfügbar machen, wodurch eine Generation in eine über ihren Generationsrahmen hinausgehende Stellung gerückt wird.

Solche dialektischen Gegensätze zwischen den Generationen, so schmerzhaft und unbarmherzig sie manchmal sind, können auch ein wirkliches Vergnügen sein. Vor ein paar Monaten dachte ich laut über eine Einladung zum Abendessen nach, auf die ich mich freute. „Also *wer* wird kommen?“, fragte meine fünfzehnjährige Stieftochter Nischa. Ich nannte ein paar Namen. „Oh, nein! Bloß nicht noch mehr Crusties“, rief sie aus. „Was ist ein Crusty?“, fragte ich sie und spürte die Wucht ihrer Ablehnung. „Du bist ein Crusty“, antwortete sie. „Was ist das?“ „Weißt du, solche Leute wie du“, lachte sie und ich antwortete: „Du meinst uns mittelalten Leute?“, und sie nickte. „Was gibt es noch?“ fragte ich. „Grufties“, antwortete sie, und mir wurde klar, daß die Grufties die wirklich Alten sind. „Und du, was bist du?“ gab ich zurück. „Wir haben keinen Namen“, sagte sie. „Doch, doch“, erwiderte ich, „bist du nicht ein Softy?“ Sie strahlte und erkannte damit den dialektischen Gegensatz zwischen den Generationen an, in dem sie sich nun in einer Reihe genannt fand mit Crusties und Grufties.

Literatur

Zitiert wird, soweit möglich, nach der jeweiligen deutschen Ausgabe, Anm. d. Übersetzerin.

Anzieu, Didier, *The Skin Ego* (New Haven: Yale University Press, 1989); deutsch: *Das Haut-Ich* (Frankfurt am Main: Suhrkamp, 1991).

– *Psychic Envelopes* (London: Karnac Books, 1990).

Arendt, Hannah, *The Origins of Totalitarism* (New York: Harcourt Brace Jovanovich, 1951); deutsch: *Elemente und Ursprünge totaler Herrschaft* (1951), (München: Piper, 1995).

Bakunin, Michail, „Revolutionärer Katechismus" (1866), in: ders., *Gesammelte Werke*, Bd. 3 (Berlin: Karin Kramer, 1975), S. 7–66.

Baldwin, James, *Giovanni's Room* (1956), (London: Black Swan, 1984); deutsch: *Giovannis Zimmer* (Reinbek bei Hamburg: Rowohlt, 1996).

Beetham, David (Hg.), *Marxists in Face of Fascism* (Manchester: Manchester University Press, 1983).

Bergson, Henri, *L'évolution créatrice* (Paris, 1907); deutsch: *Schöpferische Entwicklung* (1907), (Zürich: Coron, 1974).

Bettelheim, Bruno, *The Informed Heart* (1960), (London: Penguin, 1987); deutsch: *Aufstand gegen die Massen: Die Chance des Individuums in der modernen Gesellschaft* (München: Szczesny, 1960).

Bion, Wilfred, „Learnings from Experience" (1962), in: Ders., *Seven Servants* (New York: Aronson, 1977), S. 1–111; deutsch: *Lernen aus Erfahrung* (Frankfurt am Main: Suhrkamp, 1992).

– „Transformations" (1965), in: *Seven Servants* (New York: Aronson, 1977), S. 112–183; deutsch: *Transformationen* (Frankfurt am Main: Suhrkamp, 1997).

Bloom, Harold, *The Anxiety of Influence. A Theory of Poetry* (London, New York: Oxford University Press, 1973).

Bollas, Christopher, *The Shadow of the Object. Psychoanalysis of the Unthought Known* (London: Free Associations, 1987); deutsch: *Der Schatten des Objekts* (Stuttgart: Klett-Cotta, 1997).

– *Forces of Destiny. Psychoanalysis and Human Idiom* (London: Free Associations, 1989).

Brenman, Eric, „Cruelty and Narrow-mindedness", in: Spillius, Elizabeth Bott

(Hg.), *Melanie Klein Today*, Bd. 1 (London: Routledge, 1988), S. 256–270; deutsch: „Grausamkeit und Engstirnigkeit", in: Spillius, Elizabeth Bott (Hg.), *Melanie Klein Heute*, Bd. 1: Beiträge zur Theorie (München, Wien: Verlag Internationale Psychoanalyse, 1990), S. 320–338.

Brittain, Vera, *Testament of Youth. An Autobiographical Study of the Years 1900–1925* (1933) (London: Victor Gollancz, 1978).

Burn, Andrew Robert, *The Pelican History of Greece* (London: Penguin, 1966).

Calder, Alexander, „What Abstract Means to Me", in: *Theories of Modern Art*, hg. von Hershel B. Chipp (Berkeley: University of California Press, 1968), S. 561 f.

Casement, Patrick, *On Learning from the Patient* (London: Tavistock, 1985); deutsch: *Vom Patienten lernen* (Stuttgart: Klett-Cotta, 1989).

Chasseguet-Smirgel, Janine, *Creativity and Perversion* (London: Free Associations, 1985); deutsch: *Kreativität und Perversion* (Frankfurt am Main: Nexus, 1986).

Coltart, Nina, „‚Slouching Towards Bethlehem' … or Thinking the Unthinkable in Psychoanalysis", in: Kohon, Gregorio (Hg.), *The British School of Psychoanalysis: The Independent Tradition* (London: Free Associations, 1986), S. 185–199.

Cotta, Sergio, *Why Violence? A Philosophical Interpretation* (1978) (Gainesville: University of Florida, 1985).

Cowan, James G., *Mysteries of the Dream-Time: The Spiritual Life of Australian Aborigines* (Dorset: Prism, 1989, [2]1992).

Crane, Hart, „General Aims and Theories", in: Gibbons, Reginald (Hg.), *The Poet's Work* (Chicago: University of Chicago Press, 1979).

Derrida, Jacques, *De l'esprit. Heidegger et la question* (Paris: Editions Galilée, 1987); deutsch: *Vom Geist. Heidegger und die Frage* (Frankfurt am Main: Suhrkamp, 1988).

Duncan, Dennis, „The Feel of the Session", in: *Psychology and Contemporary Thought*, Jg. 13, S. 3–22.

– „The Flow of Interpretation", in: *International Journal of Psycho-Analysis*, Jg. 70, S. 693–700.

Ehrenzweig, Anton, *The Hidden Order of Art* (1967), (Berkeley: University of California Press, 1971); deutsch: *Ordnung im Chaos: Das Unbewußte in der Kunst. Ein grundlegender Beitrag zum Verständnis der modernen Kunst* (München: Kindler, 1974).

Einstein, Alfred, „Letter to Jacques Hadamard“, in: Ghiselin, Brewster (Hg.), *The Creative Process* (New York: Mentor, 1952), S. 43 f.
Erikson, Eric Homburger et al., *Vital Involvement in Old Age* (New York: Norton, 1986).
Fairbairn, Ronald, *Psychoanalytic Studies of the Personality* (London: Tavistock, 1952).
Federn, Ernst, „Some Clinical Remarks on the Psychopoathology of Genocide“ (1960), in: Ders., *Witnessing Psychoanalysis* (London: Karnac Books, 1990).
Foucault, Michel, „Sexual Choice, Sexual Act: An Interview with Michel Foucault“ (1982), in: *Salmagundi*, Nr. 58–59 (Herbst 1982 – Winter 1983), S. 10–24; deutsch: „Geschichte der Homosexualität“, in: *Von der Freundschaft. Michel Foucault im Gespräch* (Berlin: Merve, o. J.), S. 95–110.
Freud, Sigmund, *Studien über Hysterie* (1895d), in: *Gesammelte Werke* (Frankfurt am Main: S. Fischer, 1977), Bd. I, S. 75–312, Bd. Nachträge, S. 217 f., 221–310.
– *Die Traumdeutung* (1900a), in: *G.W.*, Bd. II/III.
– „Analyse der Phobie eines fünfjährigen Knaben“ [„Der kleine Hans] (1909b), in: *G.W.*, Bd. VII, S. 241–377.
– „Ratschläge für den Arzt bei der psychoanalytischen Behandlung“ (1912e), in: *G.W.*, Bd. VIII, S. 376–387.
– *Totem und Tabu* (1912–1913a), in: *G.W.*, Bd. IX.
– *Massenpsychologie und Ich-Analyse* (1921c), in: *G.W.*, Bd. XIII, S. 71–161.
– „Über einige neurotische Mechanismen bei Eifersucht, Paranoia und Homosexualität“ (1922b [1921]), in: *G.W.*, Bd. XIII, S. 195–207.
– *Das Ich und das Es* (1923b), in: *G.W.*, Bd. XIII, S. 237–289.
– *Die Zukunft einer Illusion* (1927c), in: *G.W.*, Bd. XIV, S. 325–380.
– *Werke aus den Jahren 1892–1899*, in: *G.W.*, Bd. 1.
Fussell, Paul, *The Great War and Modern Memory* (Oxford: Oxford University Press, 1975.
Gardner, Brian, *Up the Line to Death. The War Poets 1914–1918* (London: Methuen, 1976).
Gardner, Howard, *Frames of Mind: The Theory of Multiple Intelligences* (London: Paladin, 1984); deutsch: *Abschied vom IQ. Die Rahmen-Theorie der vielfachen Intelligenzen* (Stuttgart: Klett-Cotta, 1991).
Ghiselin, Brewster (Hg.), *The Creative Process* (New York: Mentor, 1952).
Gibbons, Reginald (Hg.), *The Poet's Work* (Chicago: University of Chicago Press, 1979).
Gitlin, Todd, *The Sixties: Years of Hope, Days of Rage* (New York: Bantam, 1987).

Gramsci, Antonio, „On Fascism“, in: Beetham, David (Hg.), *Marxists in Face of Fascism* (Manchester: Manchester University Press, 1983), S. 82–87.

Graves, Robert, *The Greek Myths*, Bd. 1 (London: Penguin, 1977); deutsch: Ranke-Graves, Robert, *Griechische Mythologie*. Quellen und Deutung (Reinbek bei Hamburg: Rowohlt, 1984).

Green, André, *On Private Madness* (London: Hogarth, 1986)

Greimas, Algirdas Julien, *On Meaning* (Minneapolis: Minnesota University Press, 1987.

Hamshire, Stuart, *Innocence and Experience* (London: Allan Lane, 1989).

Hartman, Heinz, *Ego Psychology and the Problem of Adaptation* (1939) (New York: IUP, 1958).

Heaney, Seamus, *Preoccupations. Selected Prose 1968–1978* (London: Faber, 1980, 1985, 1990).

Hedges, Lawrence, *Listening Perspectives in Psychotherapy* (New York: Aronson, 1983).

Heidegger, Martin, *Was heißt Denken?* (Tübingen [3]1971).

Hepworth, Barbara, „Some Statements by Barbara Hepworth“. *Pamphlet* (Barbara Hepworth Museum, St. Ives).

Hinshelwood, Robert D., *A Dictionary of Kleinian Thought* (London: Free Associations, 1989); deutsch: *Wörterbuch der Kleinianischen Psychoanalyse* (Stuttgart: Verlag Internationale Psychoanalyse, 1993).

Holland, Norman, *5 Readers Reading* (New Haven: Yale, 1975).

Holleran, Andrew, *Dancer from the Dance* (1978), (New York: Bantam, 1983); deutsch: *Tänzer der Nacht* (Berlin: bruno gmünder, 1985).

Hollinghurst, Alan, *The Swimmingpool Library* (London: Chatto, 1988); deutsch: *Die Schwimmbad-Bibliothek* (Köln: Kiepenheuer & Witsch, 1992).

Hughes, Henry Stuart, *Consciousness and Society. The Reorientation of European Social Thought 1890–1930* (New York: Vintage, 1958.

Ignatieff, Michael, *The Russian Album* (1987), (London: Penguin, 1988); deutsch: *Das russische Album. Geschichte einer Familie* (Köln: Kiepenheuer & Witsch, 1989).

John-Steiner, Vera, *Notebooks of the Mind. Explorations of Thinking* (New York: Perennial, 1985).

Khan, Masud, *Alienation in Perversions* (London: Hogarth, 1979); deutsch: *Entfremdung bei Perversionen* (Frankfurt am Main: Suhrkamp, 1983).

Kipling, Rudyard, „Common Form“, in: Gardner, Brian, *Up the Line to Death. The War Poets 1914–1918* (London: Methuen, 1976), S. 150.

Knox, Bernard, „Greece and the Theatre“ (1982). Introduction, in: *The Three Theban Plays by Sophocles* (London: Penguin, 1984), S. 13–30.

Kohon, Gregorio (Hg.), *The British School of Psychoanalysis: The Independent Tradition* (London: Free Associations, 1986).

Kovel, Joel, *White Racism* (1970), (London: Free Associations, 1988).

Kuper, Leo, *Genocide: Its Political Use in the Twentieth Century* (London: Penguin, 1981)

Lacan, Jacques, *The Four Fundamental Concepts of Psychoanalysis* (1973), (London: Hogarth, 1977); deutsch: *Die vier Grundbegriffe der Psychoanalyse* (Weinheim: Quadriga, [3]1987).

Lakoff, George, *Women, Fire and Dangerous Things* (Chicago: University of Chicago Press, 1987).

Lifton, Robert Jay, *The Nazi Doctors* (New York: Basic, 1986); deutsch: *Ärzte im Dritten Reich* (Stuttgart: Klett-Cotta, 1988).

Lowell, Amy, „The Process of Making Poetry“, in: Ghiselin, Brewster (Hg.), *The Creative Process* (New York: Mentor, 1952), S. 109–112.

Lukács, Georg, *Die Seele und die Formen* (Neuwied: Luchterhand, 1971).

Lyotard, Jean-François, „The Dream Work Does Not Think“, in: *The Lyotard Reader*, hg. von Andrew Benjamin (Oxford: Blackwell, 1989), S. 19–55; französ.: „Le Travail du rêve ne pense pas“, in: *Revue d'Esthétique* 21, 1968, S. 26–61.

Matte-Blanco, Ignacio, *The Unconscious as Infinite Sets* (London: Butterworth, 1975).

– *Thinking, Feeling, and Being* (London: Routledge, 1988).

McDougall, Joyce, *Plea for a Measure of Abnormalty* (New York: IUP, 1980); deutsch: *Plädoyer für eine gewisse Abnormalität* (Frankfurt am Main: Suhrkamp, 1985).

Meltzer, Donald, *Dream-Life* (Strath Tay: Clunie, 1983).

– und Meg Harris Williams, *The Apprehension of Beauty* (Strath Tay: Clunie, 1988).

Merrick, Gordon, *One for the Gods* (1971), (New York: Avon, 1972).

Miller, Arthur, *The Crucible* (1953), (London: Penguin, 1968); deutsch: *Hexenjagd* (Frankfurt: Fischer TB, 1988).

– *Timebends*, (London: Methuen, 1987); deutsch: *Zeitkurven: Ein Leben* (Frankfurt am Main: S. Fischer, [3]1987.

Miller, John William, *The Midworld of Symbols and Functioning Objects* (New York: Norton, 1982).

Milner, Marion, *The Suppressed Madness of Sane Men* (London: Tavistock, 1987).
Milosz, Czeslaw, „Ars Poetica“, in: Gibbons, Reginald (Hg.), *The Poet's Work* (Chicago: University of Chicago Press, 1979), S. 3 f.
Moore, Henry, „Notes on Sculpture“, in: Ghiselin, Brewster (Hg.), *The Creative Process* (New York: Mentor, 1952), S. 73–78; deutsch: „Der Bildhauer spricht“ (1937), in: Ders., *Über die Plastik. Ein Bildhauer sieht seine Kunst* (München: Piper, 1972), S. 55–62. (Übers. aus dem Engl. von „The Sculptor speaks“, aus: *The Listener*, Bd. XVIII, Nr. 449, 18. August 1937).
Mussolini, Benito, „Dottrina del Fascismo“ (1932), in: *Encyclopaedia Britannica* (Chicago: University of Chicago Press, 1983), Bd. 7, S. 182–188.
Newman, Kim, *Nightmare Movies* (1984), (London: Bloomsbury, 1988).
Nietzsche, Friedrich, *Ecce Homo* (1908), in: *Kritische Studienausgabe*, Bd. 6 (München: dtv, 1988).
Ong, Walter, J., *Interfaces of the Word* (Ithaca: Cornell University Press, 1977).
O'Sullivan, Noel, *Fascism* (London: Dent, 1983).
Pessôa, Fernando, „Toward Explaining Heteronymy“, in: Gibbons, Reginald (Hg.), *The Poet's Work* (Chicago: University of Chicago Press, 1979), S. 5–15.
Picasso, Pablo, „Conversation with Picasso“, in: Ghiselin, Brewster (Hg.), *The Creative Process* (New York: Mentor, 1952), S. 55–60.
Pine, Fred, *Drive, Ego, Object, and Self* (New York: Basic, 1990).
Poincaré, Henry, „Mathematical Creation“, in: Ghiselin, Brewster (Hg.), *The Creative Process* (New York: Mentor, 1952), S. 33–42.
Poirier, Richard, „Learning from the Beatles“ (1967), in: Ders., *The Performing Self* (New York: Oxford, 1971), S. 86–111.
Pontalis, Jean Bertraud, *Frontiers in a Psychoanalysis. Between the Dream and Psychic Pain* (London: Hogarth, 1981).
Raskin, Barbara, *Hot Fleshes* (New York: St. Martin's, 1987); deutsch: *Heiße Tage im September* (Frankfurt am Main: Ullstein, 1992).
Read, Herbert, „A Short Poem for Armistice Day“, in: Gardner, Brian, *Up the Line to Death. The War Poets 1914–1918* (London: Methuen, 1976), S. 151 f.
Rechy, John, *Numbers* (1967) (New York: Grove, 1981; deutsch: *Nummern* (Darmstadt: Melzer, 1967).
Robinson, Paul, „Dear Paul“, in: *Salmagundi* Nr. 58–59 (Herbst 1982 – Winter 1983), S. 22–41.
Rosenfeld, Herbert, *Impasse and Interpretation* (London: Tavistock, 1987); deutsch: *Sackgassen und Deutungen.* Therapeutische und antitherapeutische

Faktoren bei der psychoanalytischen Behandlung von psychotischen, Borderline- und neurotischen Patienten (München und Wien: Verlag Internationale Psychoanalyse, 1990).

Searles, Harold, *Collected Papers on Schizophrenia and Related Subjects* (New York: IUP, 1965); deutsch: *Der psychoanalytische Beitrag zur Schizophrenieforschung* (München: Kindler, 1974).

Snyder, Gary, „The Real Work" (excerpts from an interview), in: Gibbons, Reginald (Hg.), *The Poet's Work* (Chicago: University of Chicago Press, 1979), S. 283–294.

Sontag, Susan, *Illness as Metapher* (New York: Farrar, Straus, 1976).

Sophocles, *The Three Theban Plays by Sophocles*, hg. von Bernard Knox (London: Penguin, 1984), darin: *Oedipus the King*, S. 155–251 und *Oedipus at Colonus*, S. 279–388; deutsch: Sophokles, *Tragödien und Fragmente*. Griechisch und deutsch (München: Heimeran, 1966), darin: *König Oidipus*, S. 356–449 und *Oidipus auf Kolonos*, S. 642–751; (Zitatverweise nach der Zeilennumerierung des griechischen Textes, Anm. d. Übers.).

Spender, Stephen, „The Making of a Poem", in: Ghiselin, Brewster (Hg.), *The Creative Process* (New York: Mentor, 1952), S. 112–125.

Spillius, Elizabeth Bott (Hg.), *Melanie Klein Today. Developments in Theory and Practice*, Bd. 1: Mainly Theory (London: Routledge, 1988); deutsch: *Melanie Klein Heute. Entwicklungen in Theorie und Praxis*, Bd. 1: Beiträge zur Theorie (München und Wien: Verlag Internationale Psychoanalyse, 1990).

Stern, Fritz, *The Politics of Cultural Despair* (1961), (Berkeley: University of California Press, 1974); deutsch: *Kulturpessimismus als politische Gefahr. Eine Analyse nationaler Ideologie in Deutschland* (München: dtv, 1986).

Stokes, Adrian, *A Game That Must Be Lost* (Cheadle Hulme: Caranet, 1973).

Stoller, Robert, *Perversion: The Erotic Form of Hatred* (1976), (London: Quartet, 1977).

Symington, Neville, „The Analyst's Act of Freedom as Agent of Therapeutic Change", in: Kohon, Gregorio (Hg.), *The British School of Psychoanalysis: The Independent Tradition* (London: Free Associations, 1986), S. 253–270.

Thomson, Peter G., „On the Receptive Function of the Analyst", in: *International Review of Psycho-Analysis*, 7, S. 183–205.

Valéry, Paul, „The Course in Poetics: First Lesson", in: Ghiselin, Brewster (Hg.), *The Creative Process* (New York: Mentor, 1952), S. 92–106.

Vendler, Helen, *The Music of What Happens* (Cambridge: Harvard University Press, 1988).

Winnicott, Donald W., *Playing and Reality* (London: Tavistock, 1971); deutsch: *Vom Spiel zur Kreativität* (Stuttgart: Klett-Cotta, ³1985).

Wordsworth, William, „The Two-Part Prelude", in: *The Pedlar, Tintern Abbey, The Two-Part Prelude*, by William Wordsworth (1799), hg. von Jonathan Wordsworth (Cambridge: Cambridge University Press, 1990), S. 41–76.

Zibordi, Giovanni, „Towards a Definition of Fascism" (1922), in: Beetham, David (Hg.), *Marxists in Face of Fascism* (Manchester: Manchester University Press, 1983), S. 88–96.

Register